Georg Weimann

Neuromuskuläre Erkrankungen

FACHBUCHREIHE KRANKENGYMNASTIK
Physikalische Therapie – Prävention – Rehabilitation
Herausgeberin: Anneliese tum Suden-Weickmann

Georg Weimann

Neuromuskuläre Erkrankungen

Grundlagen – Krankengymnastik
Physikalische Therapie – Ergotherapie

Mit Beiträgen von:

Claus-Rüdiger Arnold

Ulricke Fecke

Raimund Forst

Martin Kemper

Claudia Schmid

Wolfgang Tackmann

Georg Weimann

Pflaum Verlag München

Die Deutsche Bibliothek – CIP-Einheitsaufnahme

Neuromuskuläre Erkrankungen : Grundlagen,
Krankengymnastik, physikalische Therapie, Ergotherapie /
Georg Weimann. Mit Beitr. von: Claus-Rüdiger Arnold … –
München : Pflaum, 1994
(Fachbuchreihe Krankengymnastik)
ISBN 3-7905-0679-6
NE: Weimann, Georg

ISBN 3-7905-0679-6

Gesamtherstellung: Pustet, Regensburg

Inhalt

Autoren

Dr. med. Claus-Rüdiger Arnold, Chefarzt der Abteilung Physikalische Therapie und komm. Leiter der I. Inneren Abteilung der Weserbergland-Klinik, D–37669 Höxter.

Ulrike Fecke, vorm. leitende Ergotherapeutin der Weserbergland-Klinik, Widukindstraße 23, D–33098 Paderborn.

Prof. Dr. med. Raimund Forst, komm. Direktor der Orthopädischen Klinik der Rheinisch-Westfälischen Technischen Hochschule Aachen, Pauwelsstraße 30, D–52057 Aachen.

Martin Kemper, Krankengymnast, Weserbergland-Klinik, D–37669 Höxter.

Claudia Schmid, leitende Ergotherapeutin der Weserbergland-Klinik, D–37669 Höxter.

Prof. Dr. med. Wolfgang Tackmann, Chefarzt der Neurologischen Abteilung der Weserbergland-Klinik, D–37669 Höxter.

Prof. Dr. med. Georg Weimann, vorm. Ärztlicher Direktor und Chefarzt der I. Inneren Abteilung der Weserbergland-Klinik, Im Hohen Felde 16, D–37671 Höxter 1.

Vorwort

Das vorliegende Buch will eine praktische, umsetzbare Hilfe für Menschen mit genetisch bedingten, bislang nicht heilbaren neuromuskulären Erkrankungen sein. Es richtet sich vor allem an Krankengymnasten und Physiotherapeuten, die diese Kranken behandeln und denen eine Anleitung für anzuwendende Übungen fehlt. Darüber hinaus enthält es Informationen und Anregungen für alle an der Therapie Beteiligten, also für Ärzte, Ergotherapeuten und die Patienten selbst.

Das Buch ist das Ergebnis einer langjährigen systematischen Beschäftigung mit Patienten mit neuromuskulären Erkrankungen, überwiegend mit Myopathien, im Rahmen einer von einem unmittelbar Betroffenen, Herrn Joachim Friedrich, angeregten und von der Deutschen Muskelschwund-Hilfe e.V., Hamburg, geförderten Studie. Sie wird seit 7 Jahren in der Weserbergland-Klinik, Höxter, durchgeführt mit dem Ziel, physikalische Therapieverfahren, vor allem krankengymnastische Programme zu entwickeln und in vergleichenden Untersuchungen auf ihre Eignung bei den verschiedenen neuromuskulären Erkrankungen Erwachsener zu prüfen. Geprüft wurde auch die Eignung zahlreicher Hilfsmittel für die zum Teil schwerbehinderten Patienten wie verstellbare Betten, Lifter und andere Umsetz-, Aufricht- bzw. Stehhilfen.

Die Erfahrungen unserer Arbeitsgruppe sind eingebunden in einen Überblick über den aktuellen Stand der Einteilung, Diagnostik und Therapie neuromuskulärer Erkrankungen. Eine derartige Übersicht erscheint uns wichtig, da infolge der nicht großen Häufigkeit dieser Kranken Kenntnisse der physikalisch-therapeutischen Möglichkeiten und ihrer Stellenwerte gering sind oder gänzlich fehlen. Besonders Krankengymnasten und Ergotherapeuten benötigen jedoch entsprechende Kenntnisse. Die Thematik ist daher vom Pflaum-Verlag aufgegriffen worden.

Mein Dank gilt vor allem allen Mitautoren. Sie waren oder sind fast ausnahmslos an der Studie beteiligt. An den Untersuchungen, der Entwicklung und Prüfung krankengymnastischer Übungen haben zudem Frau Diethild Niehoff, Frau Claudia Orbke und Frau Martina Schaper-Hörning wesentlich mitgewirkt, außerdem Frau Annelies Droste, Frau Sabine Glatz-Päkel und Frau Alexandra Neumann. Herr Martin Kemper hat zusätzlich zum Text die zahlreichen Abbildungen angefertigt. Da unsere Erfahrungen in der Behandlung kindlicher

Erkrankungsformen gering sind, hat Herr Prof. Dr. R. Forst, Aachen, dankenswerterweise einen Überblick über die Therapie und insbesondere die krankengymnastischen Aufgaben bei der Duchenne Muskeldystrophie gegeben. Ganz besonders danke ich dem Pflaum Verlag und der Herausgeberin dieser Buchreihe, Frau Anneliese tum Suden-Weickmann für die Initiative zu diesem Buch und die gute Zusammenarbeit. Nicht zuletzt danke ich der Deutschen Muskelschwund-Hilfe e.V., Hamburg, für die langjährige Förderung der Studie und ihrem Vorsitzenden, Herrn Joachim Friedrich für sein Engagement für unsere gemeinsame Aufgabe.
Die Autoren wünschen, daß dieses Buch möglichst vielen Krankengymnasten sowie an der Behandlung neuromuskulär Erkrankter Beteiligten und damit vor allem den Erkrankten selbst eine Hilfe werden möge.

Höxter, im Herbst 1993 *Georg Weimann*

1 Einführung

G. Weimann

Das Thema dieses Buches ist die physikalische und vor allem die krankengymnastische Behandlung von Menschen mit hereditären neuromuskulären Erkrankungen und besonders den hierzu zählenden Myopathien. Es handelt sich hierbei um erbbedingte, verhältnismäßig selten auftretende verschiedene Erkrankungen mit Befall der Muskulatur oder des Nervensystems mit konsekutiver Muskelschädigung. Abhängig vom Erbgang, von der Organmanifestation und dem Verlauf werden viele verschiedene Erkrankungen und Formen unterschieden, deren Kenntnis hilfreich ist, um diese Kranken bezüglich zu erwartender gesundheitlicher Probleme zu beraten und ihnen bei der Gestaltung ihres Lebens so weit wie möglich zu helfen.

Derzeit sind diese chronischen, unterschiedlich schnell verlaufenden Krankheiten nicht heilbar. Die Generforschung hat allerdings bei einer Anzahl von ihnen die Gendefekte und die Pathomechanismen, die zu den Krankheitsmanifestationen führen, aufdecken können. An Möglichkeiten, hier, an der Ursache der Erkrankung therapeutisch einzugreifen, wird gearbeitet. Diese Bemühungen einer Anzahl von Arbeitsgruppen in verschiedenen Ländern geben Hoffnung darauf, daß eine grundlegende Hilfe, eventuell auch eine Heilung möglich werden kann. Zur Zeit ist dieses jedoch noch nicht der Fall, und es ist nicht abzusehen, wann es so weit sein wird.

Diese Kranken müssen daher derzeit mit ihren Leiden leben und ihr Leben trotz bestehender Behinderungen gestalten. Die Therapie ist symptomatisch, d. h. es wird versucht, die Folgen der ursächlichen Störung zu beeinflussen und zu bessern. Bei neuromuskulären Erkrankungen zielt eine derartige Therapie auf das Erhalten eines der jeweiligen Erkrankung entsprechend optimalen Funktionszustandes der Bewegungsorgane und gegebenenfalls auf eine Kompensation von Bewegungsbeeinträchtigungen, um den Alltagsanforderungen gerecht zu werden oder in fortgeschritteneren Stadien eine größtmögliche Erleichterung

zu erfahren. Eine derartige Therapie schließt auch vorbeugende Maßnahmen ein, damit jedwede vermeidbare Beeinträchtigung, beispielsweise als Sekundärfolge vorhandener Störungen, verhindert wird.
Die Möglichkeiten, hierbei medikamentös zu helfen, sind gering. Bessere Chancen bietet die Physikalische Therapie und besonders die Krankengymnastik sowie eine rechtzeitige Versorgung mit Hilfsmitteln, eine Aufgabe der Ergotherapie. Auch operative Maßnahmen haben an Bedeutung gewonnen und dienen gleichfalls dem Erhalten eines bestmöglichen Funktionszustandes und dem Vorbeugen vermeidbarer Schäden, wie sie durch Überlastung vermehrt beanspruchter Muskelgruppen und Gelenke entstehen können.
Obwohl die Aufgabe der Krankengymnastik und Physikalischen Therapie klar umrissen zu sein scheint, gibt es für die Behandlung neuromuskulärer Erkrankungen nur vereinzelt Behandlungskonzepte und -anleitungen. Allerdings ist ihre Wirksamkeit bisher nicht systematisch überprüft worden.
Das liegt nicht zuletzt daran, daß in Anbetracht der geringen Häufigkeit dieser Kranken nur wenige Institutionen und Zentren die Möglichkeit haben, größere Krankengruppen zu behandeln und zu untersuchen. In Praxen wird der Therapeut nur vereinzelt mit diesen Aufgaben konfrontiert. Genauere Angaben über die Anzahl erkrankter Personen in der Bundesrepublik liegen nicht vor. Es dürfte sich schätzungsweise um etwa 150.000, unter Berücksichtigung der neuen Bundesländer etwa 200.000 handeln. Allerdings werden Frühformen oft nicht erkannt und nicht erfaßt.
Die größte Gruppe betrifft Knaben, die an der Duchenne-Muskeldystrophie, die verhältnismäßig schnell fortschreitet, leiden. Über diese Kranken liegen die meisten Beobachtungen und Therapieerfahrungen vor, auch bezüglich einer krankengymnastischen Behandlung. Jedoch können sie nicht auf Erwachsene mit verschiedenen Formen der progressiven Muskeldystrophie, die viel langsamer und blander verlaufen, und auch andere neuromuskuläre Erkrankungen ungeprüft übertragen werden. So besteht derzeit eine weitgehende Unsicherheit hinsichtlich der Art und Intensität krankengymnastischer und physikalischer Therapiemaßnahmen sowie ihrer Erfolgsaussichten.
Seit 7 Jahren bemühen wir uns um eine systematische Prüfung der Wirksamkeit, aber auch eventueller Gefahren einer krankengymnastischen und physikalischen Behandlung bei diesen – nahezu ausschließlich erwachsenen – Patienten mit verschiedenen neuromuskulären Erkrankungen, bevorzugt mit Myopathien. Die Untersuchungen sind zwar nicht abgeschlossen, sie erlauben jedoch einige wichtige Aussagen, die eine Orientierung und Hilfe für den Therapeuten sein können.
Derzeit übersehen wir 570 stationäre, dokumentierte Behandlungen und ihren Verlauf. Eine Gruppe von Krankengymnasten behandelt und untersucht die

Patienten auf ihren Funktionszustand. Im Verlauf der Jahre wurden von ihr Übungen erarbeitet, die wir für diese Kranken als besonders geeignet halten. Die Studie wird von der Deutschen Muskelschwund-Hilfe e. V., Hamburg, gefördert. Dank ihr konnte sie über diese Zeit durchgeführt und die so wichtige personelle Kontinuität gewahrt werden.
Im folgenden sollen nach einer Übersicht über die Erkrankungsformen und ihre Klinik die derzeitigen Behandlungskonzepte und die praktischen Möglichkeiten der Physikalischen Therapie, ganz besonders der Krankengymnastik, dargestellt werden. Wir haben uns hierbei um einen aktuellen Überblick bemüht. Im Vordergrund stehen jedoch die eigenen langjährigen Erfahrungen in der krankengymnastischen Behandlung, die weitervermittelt werden sollen.

2 Klassifikation und Klinik

W. Tackmann

2.1 Klassifikation

Neuromuskuläre Erkrankungen umfassen Krankheiten der motorischen Vorderhornzellen im Bereich des Hirnstammes und des Rückenmarks, der peripheren Nerven, der Endplattenstrukturen und der Muskelfasern selbst.

Krankheiten der Nervenwurzeln oder primär sensibler Nervenfasern sind in dieser Übersicht nicht berücksichtigt. Nur solche Krankheiten werden erwähnt, bei denen Paresen und/oder Muskelatrophien Leitsymptome bilden.

Bei der überwiegenden Zahl der hier erwähnten Krankheitsbilder ist die zugrunde liegende Ursache bisher nicht geklärt. Eine Klassifikation kann deshalb nicht optimal sein. Sie ist vielfach auch in der Nomenklatur der einzelnen neuromuskulären Erkrankungen an historische Beschreibungen angelehnt. In der vorliegenden Arbeit haben wir die von *Walton* (1991) publizierte Klassifikation übernommen (*Tabelle 1*). Es wird bewußt nur auf die häufigeren Erkrankungen Bezug genommen; die Vielzahl der aus der Literatur nur in Einzelfällen bekannten neuromuskulären Erkrankungen wurde weggelassen oder nur in Tabellen aufgeführt. Bei den Polyneuropathien werden die neuralen Muskelatrophien erwähnt, da sie gelegentlich Anlaß zu Verwechslungen mit anderen neuromuskulären Erkrankungen geben können. Alle übrigen, zum Teil wesentlich häufigeren Polyneuropathien sowie die Nervenwurzelkompressionssyndrome werden nicht erwähnt.

Tabelle 1

Klassifikation neuromuskulärer Erkrankungen

Spinale Muskelatrophien und Motoneuronerkrankungen

Infantile Spinale Muskelatrophie (Werdnig-Hoffmann)
Intermediäre Form
Juvenile oder Adulte Form (Kugelberg-Welander)
Distale Formen
Skapuloperoneale Formen
Motoneuronerkrankungen
  Amyotrophe Lateralsklerose
  Amyotrophe Lateralsklerose – Parkinson-Demenz-Komplex
  Progressive Bulbärparalyse
Andere

Hereditäre und idiopathische periphere Neuropathien

Hereditäre motorische und sensible Polyneuropathien
I Neurale Muskelatrophie (synonym: Peroneale Muskelatrophie, Charcot-Marie-Tooth Erkrankung)
  hypertrophischer Typ = HMSN I
II Neurale Muskelatrophie (synonym: Peroneale Muskelatrophie, Charcot-Marie-Tooth Erkrankung)
  neuronaler Typ = HMSN II
III Infantile hypertrophische Neuropathie (Dejerine-Sottas)

Amyloid Neuropathien
M. Refsum
Neuropathien bei hereditären Ataxien
Neuropathien bei angeborenen Stoffwechselstörungen
Neuropathien mit Neigung zu Druckparesen
Andere

Entzündliche Neuropathien

Polyneuropathien bei toxischen Schädigungen und bei Autoimmunerkrankungen

Erkrankungen des Neuromuskulären Übergangs

Myasthenia gravis
Neonatale Myasthenie
Medikamentös induzierte Myasthenie
Lambert-Eaton-Syndrom
Botulismus
Andere

(Fortsetzung nächste Seite)

Muskelerkrankungen

Kongenitale Muskeldystrophien
Morphologisch determinierte kongenitale Myopathien
Muskeldystrophien

- Typ Duchenne
- Typ Becker
- Typ Emery-Dreifuss
- Skapuloperoneale Form
- Fazioskapulohumerale Form
- Gliedergürtel-Form
- Okuläre Form
- Okulopharyngeale Form
- Andere

Myotone Muskelerkrankungen

- Myotone Muskeldystrophie (Curschmann-Steinert)
- Myotonia congenita
  - Dominant vererbter Typ (Thomsen)
  - Rezessiv vererbter Typ (Becker)
- Paramyotonia congenita (Eulenburg)
- Chondrodystrophische Myotonie (Schwartz-Jampel-Syndrom)

Toxische Myopathien
Familiäre periodische Lähmungen
Endokrine Myopathien
Erbliche metabolische Myopathien

- Glykogenspeicherkrankheiten
- Lipidspeicherkrankheiten
- Mitochondriale Myopathien
- Andere

Entzündliche Myopathien (Myositiden)

- Infektiös bedingte Myositiden
  - Viren, Bakterien, Pilze, Parasiten
- Autoimmunerkrankungen
  - Polymyositis
  - Dermatomyositis
  - Polymyositis bei Kollagenerkrankungen
  - Einschlußkörperchenmyositis
  - Eosinophile Myositis
  - Myositis bei Sarcoidose
  - Polymyalgia rheumatica

Andere Myopathien ungeklärter Ätiologie

- Arthrogryposis multiplex congenita
- Lokalisierte Myositis ossificans
- Andere

2.2 Allgemeine klinische Symptome und Zusatzdiagnostik

2.2.1 Leitsymptome

Trotz der Vielzahl neuromuskulärer Erkrankungen ist das Spektrum klinischer Symptome sehr begrenzt. Leitsymptome sind Muskelatrophie, Muskelhypertrophie und Pseudohypertrophie, Schwäche, Ermüdbarkeit, Schmerzen. Keines der genannten Symptome ist für eine der in *Tabelle 1* aufgeführten neuromuskulären Erkrankungen spezifisch.

Muskelatrophien sind bei den meisten Muskeldystrophien proximal und symmetrisch angeordnet, jedoch finden sich auch bei den genetisch determinierten spinalen Muskelatrophien, Werdnig-Hoffmann, Kugelberg-Welander, dem Polymyositis/Dermatomyositis-Komplex, endokrinen Myopathien, einigen kongenitalen Myopathien mit Strukturanomalien auch proximale Akzentuierungen.

Distale Atrophien und Paresen weisen meist auf eine neurogene Ursache hin. Ausnahmen stellen die im Erwachsenenalter häufige myotone Muskeldystrophie Curschmann-Steinert und die seltenen distalen Myopathien dar.

Echte **Muskelhypertrophien** kommen generalisiert bei den kongenitalen Myotonien, wesentlich ausgeprägter bei der Thomsen-Form als bei der Becker-Form, vor; sie werden aber auch bei Glykogenspeichererkrankungen (Typ III Forbes, Typ V McArdle), zentronuklärer Myopathie, gelegentlich bei der Sarkoidose, einer entzündlichen Muskelerkrankung, sowie bei endokrinen Myopathien angetroffen.

Umschriebene Hypertrophien sowie Pseudohypertrophien, meist im Wadenbereich, finden sich dagegen vorwiegend bei den Muskeldystrophien Typ Duchenne und Typ Becker, können jedoch ebenfalls bei Muskeldystrophien vom Gliedergürteltyp und spinalen Muskelatrophien beobachtet werden. Pseudohypertrophien entstehen durch vermehrte Bildung von Binde- und Fettgewebe im Bereich degenerierter Muskelfasern.

Klagen über eine **rasche Ermüdbarkeit** nach Belastung werden von Patienten mit amyotropher Lateralsklerose geäußert, häufig lange bevor andere Symptome in Erscheinung treten. Bei Patienten mit mitochondrialen Myopathien stehen diese Beschwerden ganz im Vordergrund. Eine rasche Ermüdbarkeit wird auch von Patienten mit Glykogenspeichererkrankungen angegeben.

Bei der Myasthenia gravis klagen die Patienten weniger über eine abnorme Ermüdbarkeit, vielmehr über eine fluktuierende, meist zum Abend hin zunehmende Muskelschwäche.

Muskelschmerzen finden sich beim Polymyositis-Dermatomyositis-Komplex, Karnitin-Palmityl-Transferase-Mangel, Myoglobinurie, Enzymdefekten des Glykogenstoffwechsels oder der mitochondrialen Atmungskette, seltener bei Hypothyreose, Hypokaliämie. Auch Patienten mit spinalen Muskelatrophien, amyotropher Lateralsklerose und Muskeldystrophien können über Myalgien klagen.

Abzugrenzen von den muskelkaterartigen Schmerzen sind **Muskelkrämpfe (Krampi)**. Hierbei handelt es sich um spontan oder nach Willkürbewegungen auftretende, oft sehr schmerzhafte Kontraktionen einzelner Muskeln oder Muskelgruppen. Krampi finden sich bei amyotropher Lateralsklerose, spinalen Muskelatrophien, Enzymdefekten des Glykogenstoffwechsels, Carnitin-Stoffwechselstörungen, maligner Hyperthermie, Myotonien sowie recht charakteristisch bei der progressiven Muskeldystrophie Typ Becker.

2.2.2 Zusatzdiagnostik

Serumenzyme

Hierbei handelt es sich um Enzyme, die in Muskelzellen, aber auch in anderen Geweben vorkommen und durch den Untergang oder durch eine pathologische Undichtigkeit der Zellwände ins Blut gelangen. Als wesentlich für die Diagnostik neuromuskulärer Erkrankungen hat sich die Bestimmung der Serumkonzentration der Creatinkinase (CK), eines Enzyms, das ganz überwiegend in der Muskelzelle vorkommt, erwiesen. Exzessiv hohe CK-Werte beobachtet man bei progressiver Muskeldystrophie Typ Duchenne in den Anfangsstadien, aber auch bei anderen Muskeldystrophien, maligner Hyperthermie, paroxysmaler Myoglobinurie. Bei Muskeldystrophien kann man während des Krankheitsverlaufes eine Abnahme der CK-Werte als Folge der reduzierten Gesamtmuskelmasse beobachten.
Eine Erhöhung der CK-Werte ist jedoch auch z. B. bei Hypothyreose und neurogenen Muskelatrophien zu beobachten. Permanent, oft deutlich erhöhte CK-Werte findet man jedoch auch bei einigen Menschen ohne jeglichen Hinweis auf eine neuromuskuläre Erkrankung, meist nach forcierter körperlicher Arbeit, ohne daß diesen Veränderungen ein Krankheitswert zukommt. Die Ursache dieser Veränderungen ist bislang unklar.

Elektromyographie (EMG)

Die Elektromyographie kann bei der Untersuchung neuromuskulärer Erkrankungen hilfreich zur Unterscheidung neurogener Prozesse von Myopathien sein.
Bei neurogenen Läsionen (spinale Muskelatrophien, amyotropher Lateralsklerose, Polyneuropathien) degenerieren primär die motorische Vorderhornzelle oder das Axon und es kommt zu einem sekundären Untergang der Muskelfasern. Anders ist bei Myopathien die Muskelzelle selbst primär betroffen. Neurogene Läsionen und Myopathien führen zu unterschiedlichen Veränderungen motorischer Einheiten im Muskel – man versteht unter einer motorischen Einheit den Komplex »motorische Vorderhornzelle, die aus ihr hervorgehende periphere Nervenfaser und die Gesamtzahl der von ihr innervierten Muskelfasern«. Bei neurogenen Prozessen kommt es infolge von Regeneration vielfach zu einer

Vergrößerung motorischer Einheiten, bei Myopathien dagegen durch den Untergang von Muskelfasern innerhalb der einzelnen motorischen Einheit zu einer Verkleinerung derselben. Elektrophysiologisch führen diese Veränderungen bei neurogenen Prozessen zu einer Amplitudenzunahme und Potentialverlängerung, bei Myopathien zu einer Verkürzung und Aufsplitterung sowie zur Amplitudenreduktion der Muskelaktionspotentiale. Anzumerken ist, daß diese Veränderungen unspezifisch sind, nicht mit dem Schweregrad der Erkrankung einhergehen müssen und nur im Zusammenhang mit der klinischen Symptomatik interpretiert werden können.

Muskelbiopsie

Die morphologische Untersuchung eines entnommenen Stückchen Muskels (histologischer Befund) ist notwendig, um klinisch sehr ähnliche, ätiologisch aber sehr unterschiedliche Myopathien voneinander zu unterscheiden. So lassen sich die verschiedenen Formen der Muskeldystrophien von erblichen metabolischen Myopathien, kongenitalen (angeborenen) Myopathien mit speziellen Strukturanomalien sowie entzündlichen Muskelerkrankungen trennen. Damit sind entscheidende Aussagen über Prognose und eventuelle Therapieansätze möglich. Neurogene Muskelatrophien sind ebenfalls erkennbar; jedoch läßt sich bei den spinalen Muskelatrophien und Motoneuron-Erkrankungen, die im Erwachsenenalter vorkommen, die Diagnose mit Hilfe der Elektromyographie stellen, so daß eine Muskelbiopsie häufig überflüssig wird.

Bildgebende Verfahren

In den letzten Jahren wurde der Aussagewert moderner bildgebender Verfahren – Sonographie, Computertomographie und Magnetresonanztomographie (NMR-Tomographie) – bei neuromuskulären Erkrankungen untersucht. Man kann mit Hilfe dieser Techniken die Verteilung von Muskelatrophien und Hypertrophien, das Ausmaß von Umbauvorgängen im Muskel, Verkalkungen sehr gut darstellen sowie den optimalen Ort für eine Muskelbiopsie herausfinden. Diese Techniken erlauben es auch, Verlaufsuntersuchungen durchzuführen. Spezifische Veränderungen sind jedoch damit nicht zu erfassen.

Genetische Untersuchungen

Durch Verbesserung molekularbiologischer Techniken konnte bei einer Vielzahl neuromuskulärer Erkrankungen der für diese verantwortliche Gendefekt lokalisiert werden. Dadurch ist es möglich, bei einzelnen Familienmitgliedern eine Erkrankung bereits vor Auftreten klinischer Symptome in einem hohen Prozentsatz zu erkennen oder klinisch gesunde Familienmitglieder als wahrscheinliche Überträger zu identifizieren bzw. einen zugrundeliegenden genetischen Defekt weitgehend auszuschließen.

2.2.3 Einige therapeutische Gesichtspunkte

Eine gezielte medikamentöse Behandlung ist nur bei einem Teil neuromuskulärer Erkrankungen möglich. Dies gilt für den Myositis-Dermatomyositis-Komplex, Myasthenia gravis, Myopathien bei endokrinen Störungen, periodische Lähmungen, Carnitin-Stoffwechselstörungen. Ansonsten wird man sich darauf beschränken müssen, Symptomenkomplexe wie Schmerzen oder Krämpfe zu behandeln. Bei einigen Myopathien lassen sich durch Änderungen der Lebensgewohnheiten Symptome vermeiden, so bei der Rhabdomyolyse und beim Carnitin-Palmityltransferase-Mangel durch Vermeiden ausgeprägter muskulärer Belastungen, wie z. B. längere Märsche, bei der Carnitin-Mangel-Myopathie durch Unterlassen längeren Fastens, bei familiärer hypokaliämischer Lähmung durch Meiden kohlenhydratreicher Mahlzeiten. Patienten mit myotonen Erkrankungen sollten darauf hingewiesen werden, daß Kälte die »Muskelsteifheit« verstärkt. Auf die Anwendung von Hilfsmitteln soll hier nicht eingegangen werden (s. Kap. 8).

2.3 Spezielle Krankheitsbilder

2.3.1 Spinale Muskelatrophien und Erkrankungen der Motoneurone

Hierunter werden Erkrankungen zusammengefaßt, bei denen es zu einer Degeneration des zweiten Motoneurons (spinale Muskelatrophien) oder zu einer kombinierten Erkrankung des ersten und zweiten Motoneurons (amyotrophe Lateralsklerose) kommt.

Spinale Muskelatrophien

Diesen Erkrankungen liegt eine ursächlich bisher unbekannte Degeneration der Vorderhornzellen zugrunde, die zu Muskelatrophien, Paresen, Faszikulationen und Areflexie führt. Bei den meisten Formen findet man proximal-betonte Muskelatrophien. Vielfach läßt sich eine Heredität nachweisen. Der Erbgang ist meist autosomal rezessiv, seltener autosomal dominant. X-chromosomal rezessive Formen wurden ebenfalls beschrieben. Ferner kommen sporadisch auftretende Fälle vor.

Aufgrund der klinischen Symptomatik und des Verlaufes lassen sich bei den hereditären autosomal rezessiv vererbten spinalen Muskelatrophien drei Formen voneinander abgrenzen. Für alle drei wurde ein alleler Gendefekt auf dem 5. Chromosom im Bereich q11–13 nachgewiesen.

Infantile spinale Muskelatrophie (Werdnig-Hoffmann)

Es handelt sich um die häufigste spinale Muskelatrophie mit einer Inzidenz von etwa 1:25 000 Lebendgeburten. Bei etwa 30% der Kinder fallen bereits intrauterin verminderte Kindsbewegungen auf; bei 95% wird die Krankheit vor dem 4. Lebensmonat manifest. Die Kinder weisen eine generalisierte Muskelhypotonie (*Abb. 1 a, b*) mit fehlender Kopfkontrolle, verminderten Spontanbewegungen, Trinkschwäche und ein nur leises schwaches Schreien auf. Die Schwäche betrifft zu Anfang die Beckengürtel- und Beinmuskulatur stärker als die Schulter- und Armmuskeln. Proximale Muskeln sind stärker betroffen als distale. Im Verlauf weniger Monate sind die Paresen dann generalisiert. Der Befall der Interkostal- und Bulbärmuskulatur führt zu ausgeprägten Atem- und Schluckstörungen. Atrophien werden durch Überlagerung von subkutanem Fettgewebe häufig verdeckt. Aus diesem Grunde werden auch Faszikulationen vielfach an den Rumpf- und Extremitätenmuskeln nicht erkennbar und können nur an der Zunge beobachtet werden. Die Muskeleigenreflexe fehlen. Der Verlauf ist durch eine rasche Progredienz gekennzeichnet. Ca. 95% der Kinder sterben in den ersten 18 Lebensmonaten an Atemwegserkrankungen.

Die *Diagnose* läßt sich im EMG durch den Nachweis eines generalisierten Denervierungsprozesses sichern. Darüber hinaus können im relaxierten Muskel über Stunden Spontanentladungen motorischer Einheiten registriert werden. Histologisch findet sich eine felderförmige Atrophie. Die CK und andere Muskelenzyme sind im Serum meist normal.

a)

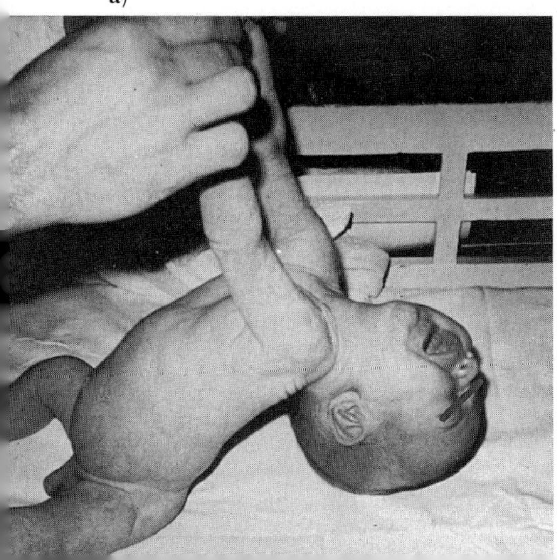

Abb. 1a und b: Säugling mit spinaler Muskelatrophie Werdnig-Hoffmann. a) Im Vordergrund stehen der schlaffe Muskeltonus mit fehlender Kopf- und Körperkontrolle. b) Im Liegen imponieren die im Schultergelenk nach außen fallenden Arme und in den Hüftgelenken nach außen rotierten Beine.

b)

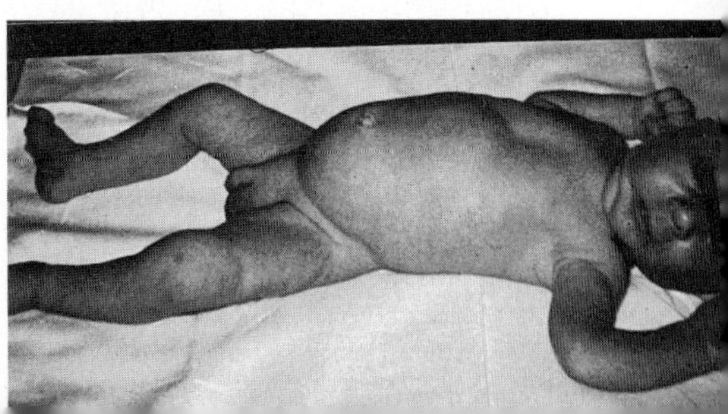

Intermediäre Form

Erstsymptome manifestieren sich zwischen dem 6. und 18. Lebensmonat. Etwa ¼ aller Kinder kann ohne fremde Hilfe sitzen. Nur ein geringer Prozentsatz lernt jedoch selbständig laufen. Betroffen sind zunächst vorwiegend die Becken- und Schultergürtelmuskulatur, im weiteren Verlauf dann auch die distale Extremitäten-, Rumpf- und Atemmuskulatur. Muskeleigenreflexe fehlen oder sind abgeschwächt. Wadenhypertrophien kommen gelegentlich vor. Bei ⅔ der Patienten können Faszikulationen an der Zunge beobachtet werden. Nicht selten findet sich ein Tremor der Hände. Der Verlauf ist durch das Auftreten von Skoliosen und Kontrakturen kompliziert. Die Lebenserwartung ist deutlich verkürzt. Elektromyographie, Histologie und Serumenzyme weisen die gleichen Veränderungen auf wie beim Typ Werdnig-Hoffmann.

Juvenile oder adulte Form (Wohlfart-Kugelberg-Welander)

Eine Heredität läßt sich bei ⅔ aller Fälle nachweisen. Der Krankheitsbeginn ist jedoch sehr variabel. Er reicht vom Kindes- und Jugendalter bis zum 40. Lebensjahr. Die Häufigkeit beträgt etwa 1:75 000 Lebendgeburten. Das männliche Geschlecht ist häufiger als das weibliche betroffen. Charakteristisch ist der Beginn der Paresen im Bereich der Beckengürtelmuskulatur mit Schwierigkeiten beim Aufrichten aus der Hocke, Aufstehen vom Stuhl und beim Treppensteigen. Etwa 25% der Patienten entwickeln eine Pseudohypertrophie der Wadenmuskulatur (*Abb.* 2). Ohne Zuhilfenahme von EMG oder Muskelbiopsie wurde deshalb das Krankheitsbild fruher als Muskeldystrophic vom Gliedergürteltyp fehl-

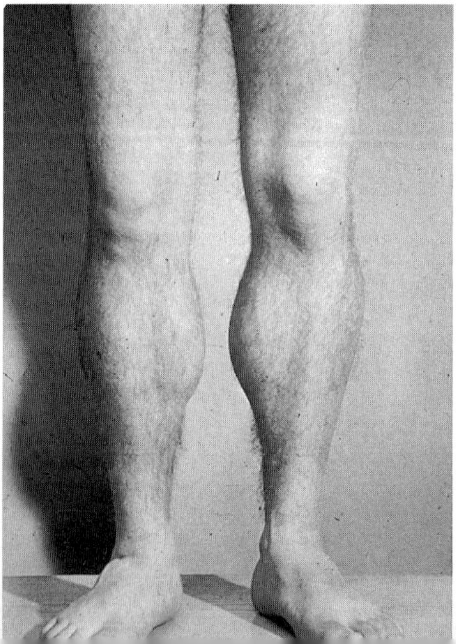

Abb. 2: Ausgeprägte Wadenhypertrophie bei einem 25 Jahre alten Patienten mit spinaler Muskelatrophie Kugelberg-Welander.

interpretiert. Bei genauerer klinischer Betrachtung kann man jedoch Hinweise gewinnen, die eher an die Diagnose einer spinalen Muskelatrophie als an eine Muskeldystrophie denken lassen. So sind bei 30 bis 50% aller Kugelberg-Welander-Erkrankungen Faszikulationen erkennbar, häufiger im Zungen- als im Extremitätenmuskelbereich. Bei etwa 30% findet man einen Fingertremor, bei 3% ein positives Zeichen nach Babinski. Die Muskeleigenreflexe an den Beinen sind abgeschwächt oder fehlen. Der Verlauf ist sehr unterschiedlich; je früher der Beginn desto rascher progredient ist der Verlauf und desto kürzer ist die Lebenserwartung.

Diagnostik

Die Serumenzyme sind bei etwa der Hälfte der Patienten mit einer Wohlfart-Kugelberg-Welander-Erkrankung leicht bis mäßig, in Einzelfällen jedoch auch extrem erhöht. Elektromyographisch können in über 95% Zeichen einer generalisierten neurogenen Läsion nachgewiesen werden. Histologisch ist ein Muster mit Atrophie von Fasergruppen charakteristisch, denen Gruppen normaler oder hypertrophierter Fasern gegenüberliegen.

Andere spinale Muskelatrophien

Neben den proximalbetonten, autosomal rezessiv vererbten Formen sind spinale Muskelatrophien mit distaler Lokalisation beschrieben worden, die teils sporadisch, teils autosomal dominant oder autosomal rezessiv auftreten und sich bereits während der Kindheit oder im Erwachsenenalter manifestieren können. Es handelt sich um den Peronealtyp, den Unterarmtyp (Aran-Duchenne). Seltener sind Manifestationsformen im skapulären Bereich (skapulohumeraler Typ (Vulpian-Bernhard), fazioskapulohumeraler Typ, skapuloperonealer Typ) sowie im bulbospinalen Bereich.

Amyotrophe Lateralsklerose (ALS)

Die Ursache dieser Erkrankung ist unklar. Es handelt sich um eine Degeneration des 1. und 2. motorischen Neurons. Nur in 5% läßt sich eine Heredität mit einem dann autosomal dominanten Erbgang nachweisen.
Man rechnet mit etwa 0,5 bis 1,8 Neuerkrankungen pro 100 000 Einwohner pro Jahr. Männer sind etwas häufiger betroffen als Frauen. Die Krankheit kann bereits im Jugendalter auftreten. Ein Häufigkeitsgipfel findet sich zwischen dem 50. und 60. Lebensjahr. Bezieht man die Zahl der ALS-Fälle auf die Populationen der einzelnen Lebensdekaden, so läßt sich jedoch ein deutlicher Anstieg mit steigendem Lebensalter erkennen.

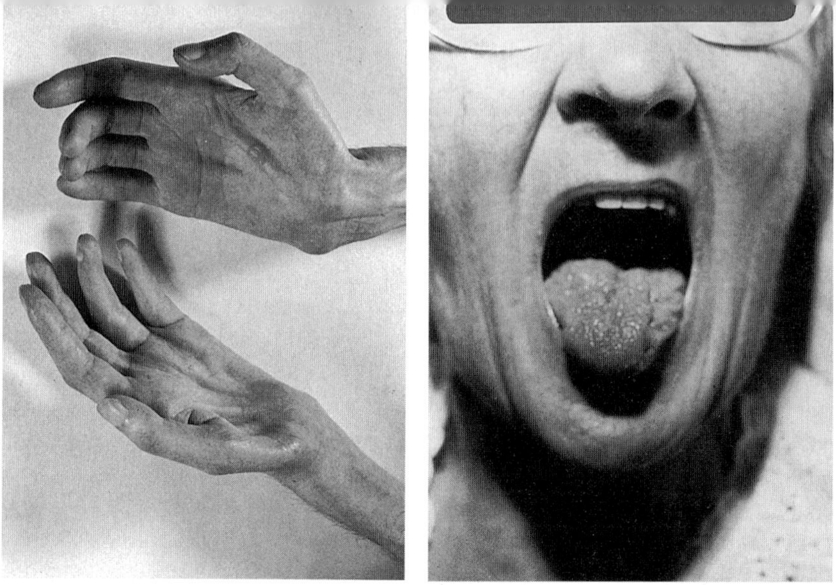

a) b)

Abb. 3: a) Ausgeprägte Atrophie der Handmuskeln beidseits bei einem 65jährigen Patienten mit amyotropher Lateralsklerose.
b) Zungenatrophie bei einer 64 Jahre alten Frau.

Die Erkrankung beginnt vielfach mit Krampi bei bestimmten Bewegungen; diese Symptome können dem Auftreten von Paresen und Atrophien oft um viele Monate vorausgehen. Bei nahezu der Hälfte der Patienten stellen sich Muskelatrophien und Paresen zuerst im Arm-Hand-Bereich ein (Hand-Unterarm-Typ) (*Abb. 3a*). Die Patienten bemerken dies an einer zunehmenden Störung der Feinmotorik, z. B. beim Knöpfen und Schreiben. Im typischen Fall dehnen sich Paresen und Atrophien auf proximale Muskelgruppen derselben Extremität aus, wobei die Flexoren eher betroffen sind als die Extensoren. Etwas später ist dann mit ähnlichem Muster der Gegenarm betroffen. Im weiteren Verlauf kommt es zu Lähmungen und Atrophien der Beinmuskeln, zuletzt sind Schlund-, Gaumen- und Zungenmuskulatur betroffen.
Bei ca. 20% beginnt die Erkrankung im Bereich der Unterschenkelmuskulatur mit Paresen der Fuß- und Zehenheber (peronealer Typ). In ähnlicher Weise, wie oben beschrieben, werden im weiteren Verlauf Muskeln der kontralateralen Extremität, dann die der Arme und zuletzt die bulbäre Muskulatur befallen.
Von diesen Extremitätentypen läßt sich eine Form abgrenzen, bei der sich initial Sprech- und Schluckstörungen zeigen. Sie wird als *Bulbärparalyse* bezeichnet und findet sich in etwa 25% aller Fälle. Es kommt zu Atrophien und Paresen der Gaumensegel-, Schlund- und Zungenmuskulatur (*Abb. 3b*). Die Sprache klingt verwaschen, näselnd und wird im weiteren Verlauf völlig unverständlich. Die Nahrungsaufnahme wird ebenfalls zunehmend schwieriger. Es kommt zum

häufigen Verschlucken und Aspiration. Im weiteren Verlauf bieten auch diese Patienten das Vollbild einer ALS mit Atrophien und Paresen der Extremitätenmuskeln. Charakteristisch sind bei allen Formen der ALS eine spastische Tonuserhöhung, eine Steigerung der Muskeleigenreflexe und das Auftreten von Pyramidenbahnzeichen. Diese Symptome können jedoch bei rasch progredienten Verläufen mit ausgeprägten Atrophien auch fehlen. Sensibilitätsstörungen gehören typischerweise nicht zum Krankheitsbild, können jedoch in Einzelfällen nachgewiesen werden.
Der Verlauf dieser Erkrankung ist immer fatal. Etwa 50% der Patienten sterben nach Auftreten der Erstsymptome im Verlauf von 2 bis 3 Jahren, 20 bis 40% innerhalb von 5 Jahren. Nur in 10% wurden Verläufe über 10 bis 20 Jahre beobachtet.

Die **Diagnose** ist aus der klinischen Symptomatik und dem Verlauf zu stellen. Die Serumenzyme sind normal oder nur leicht erhöht.
Die Elektromyographie dient zum Nachweis eines generalisierten Denervierungsprozesses auch in klinisch scheinbar nicht betroffenen Muskeln.

2.3.2 Polyneuropathien

Von der Vielzahl der Polyneuropathien sollen hier nur die hereditären motorisch-sensiblen Polyneuropathien dargestellt werden, da sie häufiger Anlaß zu Verwechslungen mit spinalen Muskelatrophien geben können.

Hereditäre motorisch-sensible Polyneuropathien (HMSN)

Im deutschen Sprachraum werden diese Erkrankungen häufig als neurale Muskelatrophien bezeichnet, synonym ist für die Typen HMSN I und HMSN II auch die Bezeichnung Charcot-Marie-Tooth-Erkrankung zu gebrauchen. Im angloamerikanischen Schrifttum ist die Bezeichnung *peroneale Muskelatrophie* gebräuchlich. Nach *Ludin* und *Tackmann* (1984) lassen sich 3 verschiedene Gruppen unterscheiden:

- die hypertrophische Form der hereditären motorisch-sensiblen Neuropathie (HMSN I),
- die neuronale Form der hereditären motorischen und sensiblen Neuropathien (HMSN II) sowie
- die hypertrophische Neuritis Dejerine-Sottas (HMSN III).

HMSN I

Der Erbgang ist entweder autosomal dominant oder autosomal rezessiv; auch sporadische Fälle kommen vor. Die Erkrankung beginnt im 1. oder 2. Lebensjahrzehnt. Erstsymptome sind Schwierigkeiten beim Gehen infolge meist schon

länger bestehender Skelettdeformitäten im Bereich der Füße. Sehr häufig besteht ein Hohlfuß oder eine Hammerzehenbildung. Sehr früh kommt es zu symmetrisch angeordneten Atrophien und Paresen der peronealen Muskulatur. Die Oberschenkelmuskulatur bleibt in den proximalen zwei Dritteln weitgehend verschont, wodurch die unteren Extremitäten ein storchenbeinähnliches Aussehen bekommen (*Abb. 4a*).
Atrophien und Paresen an den distalen Partien der Arme entwickeln sich erst im späteren Verlauf (*Abb. 4b*). Es findet sich ein Verlust oder eine Abschwächung der Muskeleigenreflexe an den Beinen. Störungen des Berührungs- und Vibrationsempfindens, des Lagesinns, des Schmerzempfindens treten gegenüber den motorischen Ausfällen deutlich in den Hintergrund. Diese Veränderungen beschränken sich in der Regel auf die distalen Partien der Hände und Füße. In etwa 25 bis 50% aller Fälle findet man sichtbare oder palpable Verdickungen peripherer Nerven, deshalb wird diese Erkrankung als hypertrophische Form der neuralen Muskelatrophien bezeichnet.
Der Verlauf der Erkrankung ist langsam progredient mit über viele Jahre erhaltener Gehfähigkeit. Elektrophysiologisch ist dieser Typ durch eine deutliche Reduktion der Nervenleitgeschwindigkeiten gekennzeichnet. Histologisch

Abb. 4: Neurale Muskelatrophie (Charcot-Marie-Tooth-Erkrankung): 43jähriger Patient mit neuraler Muskelatrophie vom hypertrophischen Typ (HMSN I).
a) Deutliche Atrophie der Fuß- und Unterschenkelmuskulatur.
b) Fortgeschrittene Atrophien finden sich auch im Bereich der Handmuskeln.

a) b)

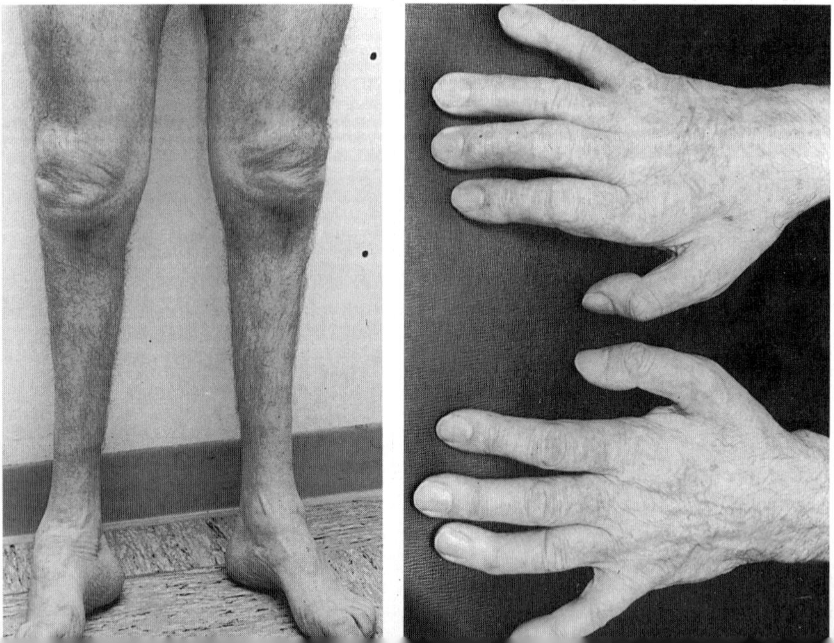

findet man in Biopsaten peripherer Nerven eine Verminderung der Zahl myelinisierter Nervenfasern mit ausgeprägter Zwiebelschalenbildung (Hypertrophie der Schwann-Zellen).

HMSN II

Der Erbgang ist wie bei HMSN I. Der Erkrankungsbeginn reicht jedoch von der zweiten bis zur fünften Lebensdekade. Das klinische Bild gleicht im wesentlichen der hereditären motorisch-sensiblen Neuropathie Typ I, jedoch werden häufiger asymmetrische Verteilungsmuster gefunden. Elektrophysiologisch sind die Nervenleitgeschwindigkeiten normal oder nur geringfügig vermindert. Histologisch findet man eine Herabsetzung der Zahl myelinisierter Nervenfasern, jedoch ohne jegliche Zwiebelschalenbildung. Verlauf wie bei HMSN I.

HMSN III

Diese Erkrankung manifestiert sich in frühester Kindheit mit verzögerter statomotorischer Entwicklung. Es bestehen ausgeprägte Muskelatrophien und Paresen an den Unterschenkeln und Unterarmen; hinzu kommen deutliche Sensibilitätsstörungen, die über die Füße und Hände herausreichen. Die peripheren Nerven sind palpabel verdickt. Häufig finden sich Skelettdeformitäten, Pupillenstörungen, ferner wird ein Nystagmus beobachtet. Der Liquor cerebrospinalis weist immer eine deutliche Erhöhung des Eiweißgehaltes auf. Elektroneurographisch findet sich eine extreme Reduzierung der Nervenleitgeschwindigkeiten. Im N. suralis-Biopsat ist eine ausgeprägte Verminderung der Nervenfasern mit Zwiebelschalenformationen zu finden. Der Verlauf ist wesentlich ungünstiger als bei HMSN I und II, so daß die Patienten sehr früh immobil werden.

2.3.3 Erkrankungen im Bereich der motorischen Endplatte

Myasthenia gravis

Es handelt sich um eine Autoimmunerkrankung. Der postsynaptische Anteil der Endplatte der quergestreiften Muskulatur wird nicht mehr als körpereigen erkannt und toleriert. Wodurch eine Autoantikörperbildung gegen die postsynaptische Membran der Endplatten und damit deren Zerstörung hervorgerufen wird, ist bis heute ungeklärt. Man vermutet jedoch, daß die Thymusdrüse dabei eine entscheidende Rolle spielt.
Pathophysiologisch kommt es im Muskel an einzelnen Endplatten zu einer Blockierung der Impulsübermittlung.
Die Häufigkeit dieser Erkrankung wird auf 4 bis 7 pro 100 000 Einwohner geschätzt. In der Gruppe der bis zu 40 Jahre alten Patienten sind Frauen deutlich

häufiger betroffen als Männer, bei den über 50jährigen findet sich ein umgekehrtes Verhältnis. Kardinalsymptom der Myasthenie ist eine lokalisierte oder generalisierte Muskelschwäche, die nach körperlicher oder psychischer Belastung zunimmt.
Entsprechend des Verteilungsmusters der Paresen lassen sich nach *Ossermann* 4 verschiedene Formen unterscheiden, die jedoch nicht streng voneinander getrennt werden dürfen, sondern zum Teil während des Krankheitsverlaufs Übergänge erkennen lassen.

I Okuläre Form: Bei etwa 40% aller Myasthenie-Patienten finden sich Erstsymptome im Bereich der äußeren Augenmuskeln; sie klagen über intermittierend auftretende Doppelbilder, die sich besonders nach längerem Lesen oder abends beim Fernsehen einstellen und verstärken. Hinzu kommt eine ein- oder doppelseitige Ptose. Bei 60% der zunächst rein okulären Form kommt es im weiteren Krankheitsverlauf zu einer Generalisierung der Symptome.

II a und II b: Bei ca. 30 bis 40% aller Myasthenie-Fälle tritt die Erkrankung mit leichten bis mittelschweren Paresen der okulären, bulbären und Extremitätenmuskulatur in Erscheinung. Die Patienten sprechen bei der Form IIa gut auf Cholinesterasehemmer, bei der Form IIb jedoch nur mäßig auf diese Medikamente an. Bei beiden Formen ist die Mortalität gering.

III: Etwa 10% aller Patienten weisen einen akuten generalisierten Beginn mit Einbeziehung der Atemmuskulatur auf. Bei ihnen kommt es zu einem raschen Fortschreiten der Erkrankung. Cholinesterasehemmer wirken kaum. In dieser Gruppe treten häufig myasthene Krisen auf. Vielfach findet sich eine Thymom. Die Mortalität ist hoch.

IV: Hierbei handelt es sich um Patienten mit rasch progredienten und schweren Paresen, die etwa 1 bis 2 Jahre nach Erkrankungsbeginn auftreten, nachdem zuvor eine rein okuläre Form oder eine Form IIa oder IIb bestanden hatte. Die Symptome sprechen schlecht auf Cholinesterasehemmer an. Die Prognose ist ungünstig, auch in dieser Gruppe finden sich häufig Thymome.

Die *Diagnose* einer Myasthenie ist aus der klinischen Symptomatik, dem Auftreten gegen Endplattenstrukturen gerichteter Antikörper im Serum, elektrophysiologisch durch den Nachweis eines pathologischen Amplitudenabfalls evozierter Muskelaktionspotentiale nach repetitiver Nervenstimulation oder einer gestörten Endplattenfunktion in der Einzelfasermyographie zu stellen.
Serologisch und elektrophysiologisch sind jedoch besonders bei der okulären Form häufig falsch negative Befunde anzutreffen.
Die Therapie besteht in der Gabe von Cholinesterasehemmern, bei mittelschwe-

ren und schweren Formen in der Applikation von Immunsuppressiva (Kortikoide, Azathioprin, Cyclosporin A). Eine operative Entfernung der Thymusdrüse sollte bei allen Patienten erwogen werden, deren Symptome nicht länger als 2 Jahre bestanden haben.

2.3.4 Primäre Erkrankungen der Muskulatur

MUSKELDYSTROPHIEN

Muskeldystrophie Typ Duchenne

Vorkommen und Genetik

Diese Erkrankung stellt die häufigste hereditäre Muskeldystrophie des Kindesalters dar. Die Inzidenz wird mit etwa 1 auf 3500 Knabengeburten angegeben. Die Erkrankung wird X-chromosomal rezessiv vererbt. Das erkrankte Gen wurde auf dem kurzen Arm des X-Chromosoms in der Region p21 lokalisiert. Bei etwa einem Drittel der Erkrankten soll es sich um Neumutationen handeln. Nahezu alle Patienten sind männlichen Geschlechts. Nur selten sind Mädchen betroffen, die dann Chromosomenanomalien im Sinne eines Turner-Syndroms (X/O; X/XX) aufweisen.

Klinik

Die frühkindliche Entwicklung ist meist normal. Das Laufenlernen kann jedoch verspätet sein. Erste Symptome machen sich ab dem 3. Lebensjahr bemerkbar. Die Knaben fallen durch häufiges Hinfallen auf. Die Bewegungen werden ungeschickt. Die Eltern bemerken zunehmende Schwierigkeiten beim Gehen und Treppensteigen. Die Patienten entwickeln einen »Watschelgang«, ein positives Trendelenburg-Zeichen sowie eine Hyperlordose. Der Bauch wird vorgewölbt. Vielfach besteht ein Pes planus mit einer deutlichen Tendenz, auf der Innenseite des Fußes zu stehen. Die Knie sind oft rekurviert und weisen eine Valgusstellung auf (*Abb. 5*). Im weiteren Verlauf fällt auf, daß die Knaben beim Aufstehen aus liegender oder sitzender Position an sich hochklettern müssen (Zeichen nach *Gowers*) (*Abb. 6*). Sie entwickeln abstehende Schulterblätter. Neben Muskelhypertrophien findet man häufig Pseudohypertrophien. Hiervon sind besonders die Wadenmuskulatur, die Mm. glutaei sowie die Mm. deltoidei betroffen. In fortgeschrittenen Stadien können derartige Symptome aber fehlen. Ab dem 8. bis 10. Lebensjahr wird meist eine rasche Verschlechterung bemerkt. Es kommt zum Auftreten von Kontrakturen im Bereich der Wadenmuskeln, des M. tensor fasciae latae, der Adduktoren, der Hüft- und Ellenbogenbeuger. Bei nahezu allen

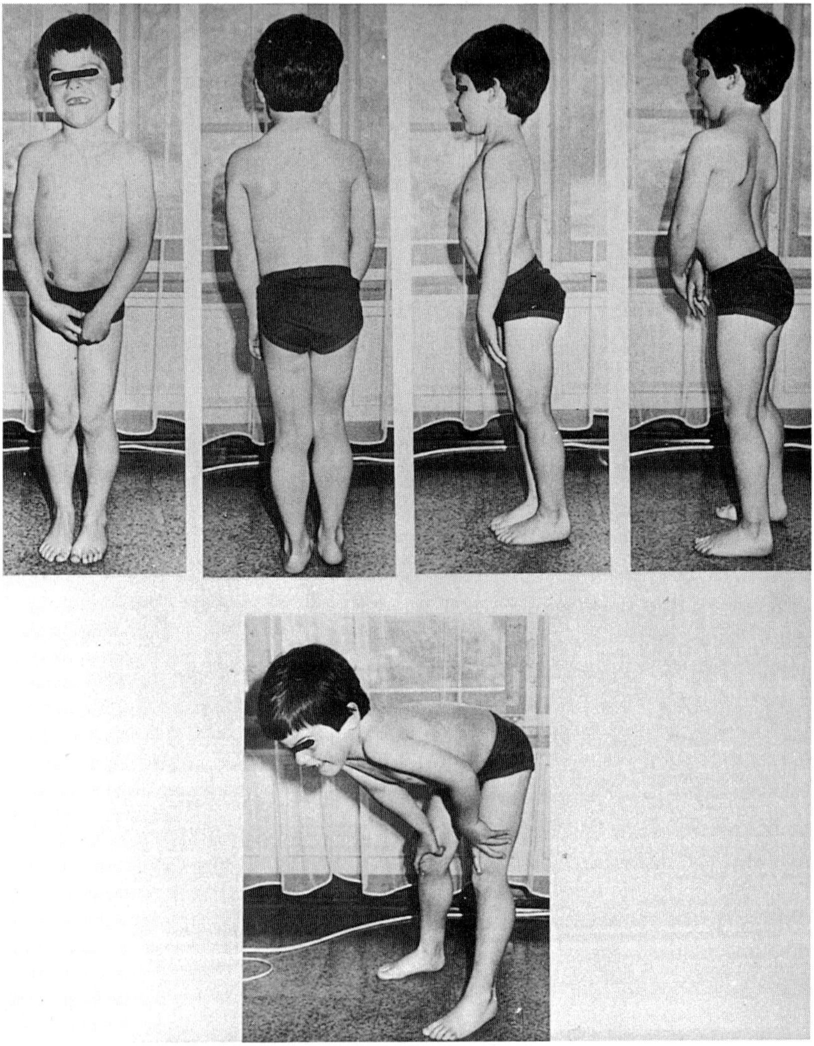

△ *Abb. 5: X-chromosomale, rezessiv vererbte, progressive Muskeldystrophie Typ Duchenne. Bei dem Jungen fallen eine Hyperlordose, eine Wadenhypertrophie, eine Scapula alata, ein leichtes Genu valgum beiderseits sowie ein Pes planus auf. Zum Aufrichten muß er bereits beide Arme zu Hilfe nehmen.*

Abb. 6: 7 Jahre alter Knabe mit progressiver Muskeldystrophie Typ Duchenne. In der Bildsequenz sind die verschiedenen Phasen des erschwerten Aufrichtens wiedergegeben (aus H. Heyck und G. Laudahn: »Die progressiv-dystrophischen Myopathien«). ▷

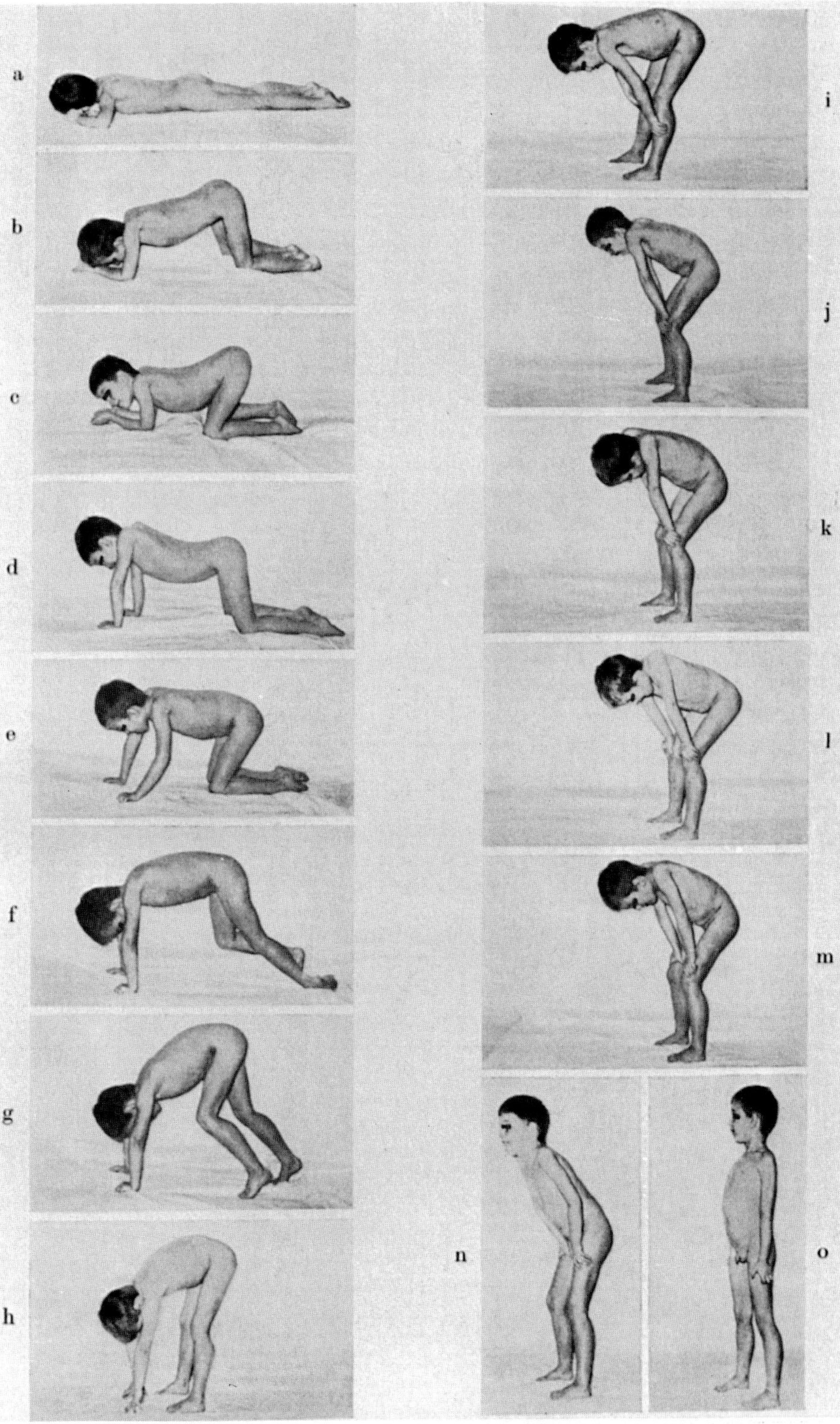
a
b
c
d
e
f
g
h
i
j
k
l
m
n
o

Patienten sind zum Teil ausgeprägte Skoliosen zu finden. Die Muskeleigenreflexe fehlen in fortgeschrittenen Stadien immer. Bei 90% aller Fälle läßt sich eine kardiale Mitbeteiligung nachweisen. Im EKG erkennt man Veränderungen des Kammerkomplexes, ferner bestehen Sinustachykardien und Arrhythmien. Echokardiographisch wurde eine verminderte Beweglichkeit des li. Ventrikels gefunden, in späteren Stadien entwickelt sich meist eine dilatative Kardiomyopathie mit einer stark eingeschränkten Herzleistung bis zur Ruheinsuffizienz. Zwischen dem 10. und 15. Lebensjahr kommt es zu einer Herabsetzung der Lungenfunktion mit einer Verminderung der Vitalkapazität und Abnahme des exspiratorischen und inspiratorischen Drucks. Bei ca. 40% aller Duchenne-Knaben besteht eine genetisch determinierte Intelligenzminderung. Die Lebenserwartung ist durch die kardialen und pulmonalen Funktionsstörungen deutlich beeinträchtigt, die Patienten werden selten älter als 25 Jahre.

Diagnostik

Im Serum findet sich eine oft exzessive Erhöhung der Creatinkinase (CK) mit Werten von über 10 000 U/l. Diese Veränderungen sind besonders in präklinischen und Frühstadien zu finden. Auch andere Serumenzyme (ALD, GOT, GPT, LDH) sind oft deutlich erhöht. Im Verlauf der Erkrankung nehmen diese Veränderungen ab. Elektromyographisch findet man eine Verkürzung der Muskelaktionspotentiale, eine Zunahme polyphasischer (aufgesplitterter) Potentiale. Typisch ist eine Erhöhung der Entladungsfrequenz motorischer Einheiten. Spontanpotentiale (Fibrillationspotentiale) finden sich bei 50 bis 80%. In der Muskelhistologie werden große Variationen des Durchmessers einzelner Muskelfasern mit einer echten Hypertrophie einzelner Fasern, einer Vermehrung binnenständiger Kerne, eine Zunahme des Bindesgewebes im Endomysium gesehen, daneben werden Areale mit deutlichen Muskelfaserdegenerationen neben solchen mit Regenerationen angetroffen. Typisch sind ferner sogenannte hypertrophierte, kalziumüberladene Fasern, die sich in der Hämatoxylin-Eosin-Färbung basophil darstellen. Mit fluoreszenzmikroskopischen Techniken läßt sich ein nahezu vollständiges Fehlen des Dystrophins, eines Eiweißkörpers in der Muskelfasermembran, nachweisen. Typisch ist im weiteren Verlauf der zunehmende Ersatz des Muskelgewebes durch Binde- und Fettgewebe.
In den letzten Jahren wurden mit bildgebenden Verfahren (Computer-, NMR-Tomographie, Sonographie) Veränderungen der Textur des Muskelgewebes, Hypertrophien neben Atrophien sowie ein kompletter fettiger Umbau einzelner Muskeln nachgewiesen.
Die **genetische Beratung** von Frauen aus Familien mit »Duchenne-Kranken« spielt eine wichtige Rolle. Sie kann in entsprechenden Zentren, die vorwiegend

an Universitätskliniken bestehen, erfolgen. Man unterscheidet mögliche, wahrscheinliche und sichere Konduktorinnen.

Als *mögliche Konduktorinnen* werden solche Frauen angesehen, die einen erkrankten Sohn haben oder Frauen mit einem an einer Muskeldystrophie Duchenne erkrankten Bruder, Neffen oder Onkel in der mütterlichen Linie. Als *wahrscheinlich* ist der Konduktorinnenstatus anzusehen, wenn eine Mutter zwei oder mehr erkrankte Knaben hat, alle übrigen männlichen Familienmitglieder in mütterlicher Linie jedoch gesund sind. *Sichere Konduktorinnen* sind solche Frauen mit einem Sohn, der an einer Muskeldystrophie Duchenne erkrankt ist, und im Stammbaum mütterlicherseits wenigstens einem weiteren erkrankten männlichen Verwandten; Mütter mit zwei erkrankten Söhnen, die von verschiedenen Vätern stammen; Mütter mit einem erkrankten Sohn sowie einer Schwester, die ebenfalls einen an einer Muskeldystrophie Duchenne erkrankten Sohn hat.

Klinisch können bei etwa 5 bis 10% der Konduktorinnen meist nur leichte Symptome einer Muskelerkrankung gefunden werden in Form von leichten proximalen Paresen und Wadenhypertrophien. Die CK ist in 70 bis 80% erhöht. In einem deutlich kleineren Prozentsatz lassen sich histologisch oder elektromyographisch ebenfalls Veränderungen nachweisen. Die molekulargenetische Untersuchung mit Hilfe der Restriktions-Fragmentlängen-Polymorphismen-Analyse zum Nachweis eines DNS-Defektes kann ebenfalls zum Nachweis des Konduktorinnenstatus dienen. Diese Technik ermöglicht auch eine pränatale Diagnostik durch DNS-Untersuchung der Chorionzellen, die mittels Biopsie gewonnen werden können.

Muskeldystrophie Typ Becker-Kiener

Die Häufigkeit dieser Erkrankung wird mit etwa 1 auf 30 000 männliche Neugeborene angegeben. Sie wird wie die Muskeldystrophie Typ Duchenne X-chromosomal rezessiv vererbt. Das erkrankte Gen liegt auf dem kurzen Arm des X-Chromosoms ebenfalls in der Region p21.

Die Erkrankung manifestiert sich zwischen dem 5. und 20. Lebensjahr, im Mittel um das 10. Lebensjahr herum; auch ein späteres Auftreten wurde beschrieben. Erstsymptome machen sich in der Becken- und Oberschenkelmuskulatur bemerkbar. Im weiteren Verlauf kommt es zu Paresen im Bereich der Schultergürtel- und Armmuskeln. Ferner sind, wenn auch geringer, die Halsmuskeln betroffen. Eine Pseudohypertrophie der Wadenmuskulatur findet man bei 80% aller Patienten. Die Muskeleigenreflexe sind im Verlauf abgeschwächt oder fehlen. Kontrakturen in den Sprung- und Hüftgelenken werden bei der Hälfte der Patienten gefunden. Recht charakteristisch sind Krampi der Wadenmuskeln,

die bei etwa 90% aller Patienten erfragt werden können. Eine kardiale Mitbeteiligung besteht bei 50% der Kranken, diese ist jedoch klinisch über lange Zeit weniger ausgeprägt als bei der Muskeldystrophie Typ Duchenne.
Die Progredienz der Symptome ist wesentlich geringer, so daß erst nach einem Verlauf von 25 bis 30 Jahren mit einer Gehunfähigkeit zu rechnen ist. Die Lebenserwartung ist mit einem Alter von unter 50 Jahren jedoch deutlich vermindert. Häufigste Todesursachen sind pulmonale oder kardiale Komplikationen.

Diagnostik

Man findet besonders in den Anfangsstadien eine deutliche Erhöhung der CK-Werte und anderer Serumenzyme, die im Verlauf abnehmen und sogar später normal sein können. Im EMG werden neben »myopathischen« Veränderungen motorischer Einheiten auch Spontanpotentiale in Form von Fibrillationspotentialen und hochfrequenten bizarren Entladungen beschrieben. Histologisch finden sich ähnliche Veränderungen wie bei der Muskeldystrophie Typ Duchenne, daneben können Faseruntergänge und Regenerate auch gruppenförmig angeordnet sein und so an eine neurogene Schädigung erinnern. Der Dystrophingehalt der Muskelfasermembranen ist ebenfalls vermindert.

Muskeldystrophie vom Gliedergürteltyp

Es wird mit einer Häufigkeit von 1 auf 20 000 Geburten gerechnet. Die Erkrankung wird in der überwiegenden Zahl autosomal rezessiv vererbt. Möglicherweise handelt es sich um eine genetisch inhomogene Gruppe von Muskeldystrophien aufgrund der sehr heterogenen Merkmale wie Manifestationsalter, Prognose und Verlauf.

Klinik

Der Beginn dieser Gliedergürtelformen schwankt zwischen dem 2. und 50. Lebensjahr; die Mehrzahl der Patienten erkrankt jedoch vor der Pubertät. In 90% sind zunächst die Beckengürtel- und Oberschenkelmuskulatur betroffen; nach mehreren Jahren treten dann auch Paresen im Bereich der Schultergürtelmuskulatur auf, asymmetrische Verteilungen sind nicht selten. Pseudohypertrophien findet man bei nicht ganz einem Drittel. Kontrakturen treten in der Spätphase der Erkrankung auf. Betroffen sind besonders die Wadenmuskeln, Knie- und Hüftbeuger sowie Ellenbogenflexoren und der M. erector trunci. Skoliosen sind vielfach zu beobachten. Kardiale Manifestationen sind selten. Die Progredienz und Prognose dieser Erkrankung sind sehr unterschiedlich. Im Einzelfall können nur schwer Voraussagen gemacht werden. Als Faustregel kann jedoch gelten, daß je früher die Erkrankung beginnt, desto eher mit einer Immobilisierung zu rechnen und desto kürzer die Lebenserwartung ist.

Diagnostik

CK und andere Serumenzyme sind meist erhöht, können in Einzelfällen aber auch normal sein. Elektromyographisch finden sich Veränderungen wie bei den anderen Myopathien beschrieben; bei einem Viertel aller Kranken können aber normale Befunde gesehen werden. Histologisch sind die Veränderungen oft geringer als bei anderen Myopathien; die Befunde können jedoch sehr wechselnd sein.

Fazioskapulohumerale Muskeldystrophie

Diese auch nach *Landouzy, Dejerine* und *Duchenne de Boulogne* benannte Muskeldystrophie kommt in einer Häufigkeit von 4 auf 1 Million Einwohner vor. Diese Muskeldystrophieform wird autosomal dominant vererbt. Das defekte Gen konnte auf dem langen Arm des 4. Chromosoms (4q) lokalisiert werden.

Klinik

Der Erkrankungsbeginn liegt zwischen dem 10. und 20. Lebensjahr und ist häufig wegen der initial nur spärlichen Symptomatik schwer festzulegen. Paresen der mimischen Muskulatur, nicht selten asymmetrisch, sind ein Erstsymptom. Die Patienten können nicht mehr pfeifen oder aus einem Strohhalm saugen. Der Augenschluß wird unvollständig. Bei anderen Patienten treten zuerst Atrophien und Paresen im Schultergürtelbereich auf; wobei die Mm. deltoidei weitgehend verschont bleiben. Der dystrophische Prozeß betrifft vorwiegend die Mm. serratus anterior, rhomboidei, pectorales und trapezius (*Abb. 7*). Die Muskeldehnungsreflexe an den Armen fehlen meist, der Quadrizepsreflex kann ebenfalls abgeschwächt sein oder fehlen, während der Trizeps surae-Reflex lange Zeit erhalten ist. Eine klinisch relevante Mitbeteiligung der Herzmuskulatur findet sich bei dieser Erkrankung nicht. Die klinische Symptomatik ist von Fall zu Fall, auch in den betroffenen Familien, sehr unterschiedlich. Die Beteiligung der Gesichtsmuskulatur kann bei einigen Patienten nur gering ausgeprägt sein, deshalb kann die Diagnosestellung schwierig sein. Die Erkrankung zeigt meist einen gutartigen Verlauf mit nur langsamer Progredienz, so daß die Patienten lange Zeit gehfähig bleiben. Die Lebenserwartung ist normal oder nur geringfü-

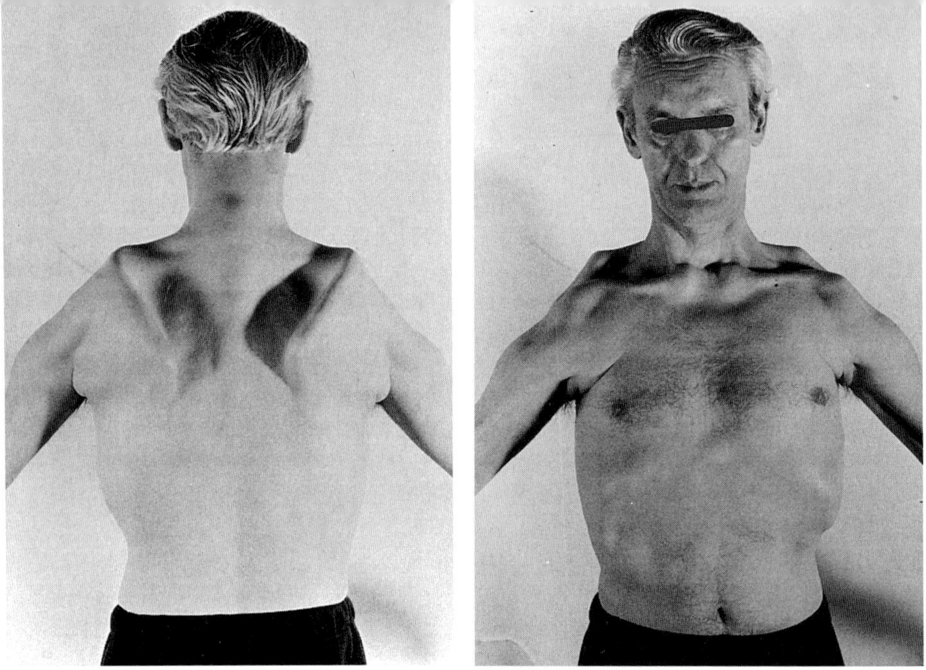

Abb. 7: Autosomal dominant vererbte Muskeldystrophie vom fazioskapulohumeralen Typ. Es bestehen eine ausgeprägte Scapula alata beiderseits, Atrophien der Schultergürtelmuskulatur und des M. biceps brachii beiderseits sowie der mimischen Muskulatur.

gig herabgesetzt. Rasch progrediente Verläufe sind in Einzelfällen jedoch auch bekannt geworden.

Diagnostik

Die Serumenzyme sind nur leicht erhöht, in nahezu der Hälfte sogar normal. Im EMG findet man typische myopathische Veränderungen. Histologisch wurden sehr unterschiedliche Veränderungen beschrieben, wahrscheinlich davon abhängend, welcher Muskel biopsiert wurde. Zum Teil bestehen ausgeprägte Faserhypertrophien, daneben können entzündliche Infiltrate gefunden werden, die die Abgrenzung von einer Myositis erschweren können.

Muskeldystrophie Emery-Dreifuss

Es besteht eine X-chromosomale rezessive Vererbung. Der Gendefekt konnte auf dem langen Arm des X-Chromosoms im Abschnitt q27–q28 nachgewiesen werden. Die Erkrankung ist sehr selten. Der Beginn liegt vielfach im Alter von 4 bis 10 Jahren, gelegentlich aber auch noch im Jugend- und frühen Erwachsenenalter. Charakteristisch sind Lähmungen der Mm. biceps brachii, triceps brachii, gastrocnemius und tibialis anterior. Frühzeitig treten Kontrakturen der Ellenbogen und Sprunggelenke auf. Ferner wird eine verminderte Beweglichkeit der Wirbelsäule gefunden. Vielfach besteht ein Pectus excavatum. Eine Kardiomyopathie mit Störungen der atrioventrikulären Überleitung ist in nahezu allen Fällen in fortgeschrittenen Stadien nachweisbar. Die Lebenserwartung kann hierdurch limitiert sein. Der muskeldystrophische Prozeß ist im Gegensatz dazu eher benigne. Nächtliche Hypoventilationsstörungen können vorkommen. Diagnostisch findet man eine leicht bis mäßig erhöhte Creatinkinase; in der Histologie sind geringe Zeichen einer Dystrophie, im EMG myopathische, gelegentlich auch neurogene Veränderungen nachweisbar.

Andere, seltene Muskeldystrophien

Hierzu gehören die *Quadrizepsmyopathie*, die *okuläre Muskeldystrophie*, die autosomal dominant vererbte, im späten Lebensalter auftretende *oculopharyngeale Muskeldystrophie* und die *distalen Myopathien*. Die zuletzt genannten Erkrankungen stellen aufgrund der ganz überwiegend in den distalen Extremitätenabschnitten auftretenden Atrophien und Paresen eine Besonderheit dar, da bei den übrigen Myopathien sich diese Symptome in den proximalen Extremitäten- und Gliedergürtelmuskeln manifestieren. Man kann aufgrund des unterschiedlichen Manifestationsalters eine *Myopathia distalis infantilis, Myopathia distalis juvenilis hereditaria (Biemond) und eine Myopathia distalis tarda hereditaria (Welander)* unterscheiden. Die distalen Myopathien werden meist autosomal dominant vererbt.

MUSKELERKRANKUNGEN MIT MYOTONIE

Myotone Dystrophie (Curschmann-Steinert)

Diese Erkrankung stellt die häufigste Muskeldystrophie des Erwachsenenalters dar. Sie kommt in einer Häufigkeit von 1 auf 20 000 Einwohner vor und wird autosomal dominant vererbt. Das defekte Gen wurde auf dem langen Arm des Chromosoms 19 (Region q13) lokalisiert.

Klinik

Die Erkrankung beginnt im Jugend- oder frühen Erwachsenenalter mit einer Schwäche und Atrophie der distalen Arm- und Beinmuskeln. Betroffen sind ferner die mimische Muskulatur, Kaumuskeln, Mm. sternocleidomastoidei. Häufig besteht eine Ptosis. Die Atemmuskulatur kann ebenfalls betroffen sein. Neben diesen Symptomen findet sich eine *Myotonie*, eine fehlende Relaxation der Muskeln nach Kontraktion, der Gesichtsmuskulatur. Die geschlossenen Augen werden verzögert geöffnet. Beim Versuch, die maximal geöffneten Augen zu schließen, bleibt das Oberlid kurzzeitig zurück (myotoner Lid-Lag). Die Finger können nach Faustschluß auf Kommando nur verzögert geöffnet werden. Besonders gut im Bereich des Daumenballens und der Zunge kann mit dem Reflexhammer eine sogenannte Perkussionsmyotonie nachgewiesen werden (*Abb. 8*). Die Myotonie läßt sich durch mehrfach wiederholte Bewegungen »wegüben«; durch Kälte wird sie verstärkt. In späteren Krankheitsstadien findet sich in über 50% eine kardiale Mitbeteiligung mit Reizleitungsstörungen, die eine Schrittmacherimplantation notwendig machen können. Kardiomyopathien kommen seltener vor. Weitere typische Befunde sind eine Stirnglatze bei über 80% der Männer und nahezu 20% aller erkrankten Frauen. In nahezu 100% besteht eine Linsentrübung, die bei der Spaltlampenuntersuchung bereits in einem präklinischen Stadium zu sehen ist. Bei einem Teil der Patienten lassen sich Hörstörungen nachweisen. Häufig ist eine verminderte Peristaltik mit Dilatation der Hohlorgane (Speiseröhre, Magen, Gallenblase, Colon) zu finden. Ein Viertel aller Patienten läßt im Verlauf eine Demenz erkennen. Bei nahezu 80% männlicher Patienten bestehen Libido- und Potenzstörungen sowie eine Hodenatrophie. Ovarielle Dysfunktionen wurden in nicht ganz der Hälfte aller betroffenen Frauen gefunden. Röntgenologisch ist bei einem Teil der Patienten eine Hyperostosis frontalis oder eine verkleinerte Sella zu erkennen. Die Lebenserwartung ist durch kardiale Komplikationen deutlich reduziert.

Abb. 8: Myotone Delle und Wulstbildung im Bereich der Zunge bei myotoner Dystrophie (Curschmann-Steinert) nach Beklopfen mit dem Reflexhammer.

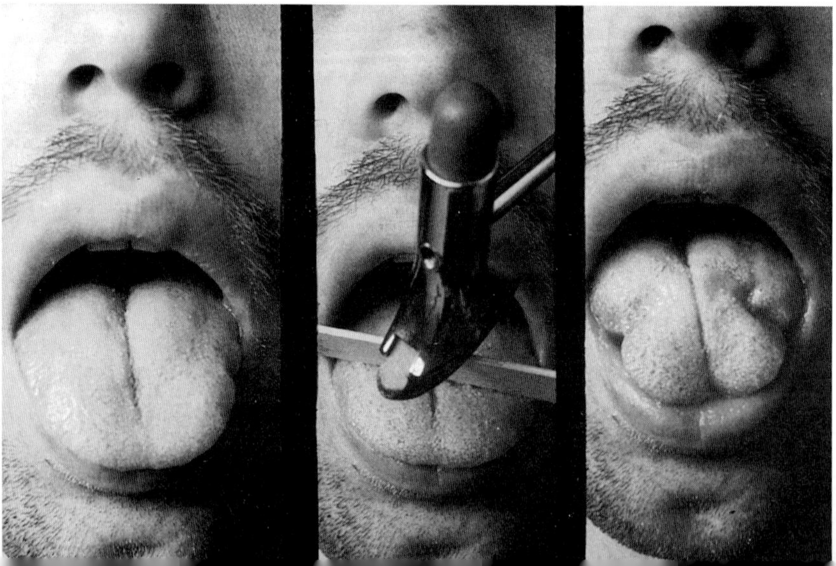

Als Besonderheit muß die *kongenitale myotone Dystrophie* angesehen werden. Sie wurde bisher nur bei Kindern von Müttern mit myotoner Muskeldystrophie beobachtet. Die Kinder sind bei Geburt hypoton, trinken schlecht und weisen auch eine Schwäche der Atemmuskulatur auf. Die Hypotonie ist intrauterin bereits durch mangelnde Kindsbewegungen auffällig. Häufig besteht ein Hydramnion. Wenn die Störungen der Fetalperiode überlebt werden, kommt es zu einem allmählichen Rückgang der Muskelhypotonie, die weitere motorische und intellektuelle Entwicklung ist jedoch verzögert. Häufig bestehen Sprachstörungen. Eine Myotonie läßt sich bei den Kindern in der Frühphase klinisch nie nachweisen, elektrophysiologisch gelingt dies nur in Ausnahmefällen.

Diagnostik

Bei erwachsenen Patienten sind elektromyographisch sogenannte myotone Entladungssalven nachweisbar; die Potentiale motorischer Einheiten können verkürzt oder aufgesplittert sein. Histologisch werden myopathische Gewebsmuster gefunden, die jedoch nicht krankheitsspezifisch sind. Histochemisch wurde eine typische Typ I-Faser-Atrophie gesehen.
Therapeutisch kann bei ausgeprägter Myotonie diese durch die Gaben von Diphenylhydantoin oder Mexitil günstig beeinflußt werden.

Myotonia congenita

Der Erbgang ist bei der Myotonia congenita Thomsen autosomal dominant, bei einer zweiten, von Becker beschriebenen Form, autosomal rezessiv. Die Erkrankung ist selten.
Die **dominante Form** beginnt meist im Säuglingsalter. Die Kinder fallen durch eine verzögerte motorische Entwicklung auf. Die Bewegungen wirken plump und ungeschickt. Man findet eine Perkussions- und Aktionsmyotonie. Durch Wiederholung der Bewegungen läßt sich die Myotonie vermindern, bei einigen Patienten ist jedoch auch ein gegenteiliger Effekt beobachtet worden. Die Myotonie wird durch Kälte und Hunger verstärkt. Sie betrifft die gesamte quergestreifte Muskulatur. Eine Muskelhypertrophie fällt meist im Bereich der Nackenmuskulatur, im M. deltoideus, M. biceps brachii, M. triceps brachii, M. quadriceps femoris, M. triceps surae auf. Sie kann in einzelnen Fällen auch generalisiert sein.
In der Labordiagnostik findet man normale oder nur leicht erhöhte Serumenzyme. Elektromyographisch ist eine typische myotone Reaktion zu hören und zu registrieren. Histologisch fällt eine Faserhypertrophie auf.

Die **autosomal rezessive Form** (*Becker*) beginnt in der Kindheit nach dem 4. Lebensjahr. Knaben sind häufiger betroffen als Mädchen. Zunächst sind die Beinmuskeln, im weiteren Verlauf auch Armmuskeln und die übrige Muskulatur betroffen. Die Myotonie ist bei der autosomal rezessiven Form stärker ausgeprägt als bei der autosomal dominanten Form. Bei einigen Kranken finden sich auch Muskelatrophien und Paresen, was die Differenzierung von der myotonen Dystrophie erschweren kann. Die Serumenzyme sind normal oder leicht erhöht. Elektrophysiologisch und histologisch findet man gleiche Veränderungen wie bei der Thomsen-Form.

Anders als bei der dystrophischen Myotonie finden sich bei den beiden Formen der Myotonia congenita jedoch nie weitere zusätzliche Symptome wie Linsentrübungen, Hörstörungen, Funktionsstörungen im Bereich des Magen-Darm-Traktes und eine Demenz. Die Lebenserwartung ist bei den kongenitalen Myotonien nicht verkürzt.

Paramyotonia congenita Eulenburg

Die Erkrankung ist wesentlich seltener als die übrigen Myotonien. Sie wird autosomal dominant vererbt. Erste Symptome finden sich in der frühen Kindheit in Form vorübergehender myotoner Reaktionen der Gesichts-, Hals- und Handmuskulatur, die in der Kälte wesentlich verstärkt werden. Im Gegensatz zur dystrophischen Myotonie und den congenitalen Myotonien Thomsen und Bekker verstärken Wiederholungen rascher Bewegungen die Myotonie. Muskeldystrophien oder Hypertrophien wurden nur vereinzelt beschrieben. Neben diesen Symptomen wurden auch episodische schlaffe Lähmungen mitgeteilt. Die CK ist erhöht. Histologisch finden sich meist Normalbefunde.

KONGENITALE MYOPATHIEN

Es handelt sich um eine Gruppe von Muskelerkrankungen, die histologisch durch spezifische Strukturanomalien gekennzeichnet sind (*Tab. 2*). Diese Erkrankungen weisen einen autosomal rezessiven oder autosomal dominanten Vererbungsmodus auf. Sporadische Fälle kommen ebenfalls vor. Erstsymptome finden sich bereits bei der Geburt; die Kinder weisen einen schlaffen Muskeltonus und eine Schwäche auf. Es besteht ein sogenanntes Floppy baby- oder Floppy infant-Syndrom. Bei einigen Erkrankungen liegt der Beginn im frühen Kindesalter. Die Beckengürtelmuskulatur ist in der Regel etwas stärker betroffen als die des Schultergürtels. Die Muskeln sind verschmächtigt. Die motorische Entwicklung ist deutlich verzögert. Auffällig sind Skelettanomalien wie Hüftgelenkluxationen, Hohlfüße, Kyphoskoliosen und ein hoher Gaumen. Der Verlauf ist meist

Tabelle 2

Kongenitale Myopathien

Central-Core-Krankheit
Multi-Core-Krankheit
Nemaline Myopathie
Zentronukleäre Myopathie
Kongenitale Fasertyp-Dysproportion
Fingerprint Myopathie
Sarkotubuläre Myopathie
Reducing-body Myopathie
Myopathie mit Auflösung der Myofibrillen
Myopathie mit tubulären Aggregaten
Myopathie mit zytoplasmatischen Körperchen
Zebra-body Myopathie
Spheroid-body Myopathie
Trilaminäre Myopathie
Spiral-Körperchen Myopathie
Mallory-Körperchen Myopathie

gutartig. Eine rasche Progredienz wurde dagegen bei Fällen mit Nemaline-Krankheit, zentronukleärer Myopathie, kongenitaler Fasertyp-Dysproportion, Reducing-body-Myopathie beschrieben. Das EMG und die Bestimmung der Serumenzyme tragen wenig zur Diagnosefindung bei, diese wird bei vorgegebener Klinik einzig und allein durch histologische, insbesondere elektronenmikroskopische Untersuchungen der Muskelfasern möglich.

ERBLICHE METABOLISCHE MYOPATHIEN

Störungen des Kohlenhydratstoffwechsels (Glykogenosen)

Es handelt sich um seltene autosomal- oder X-chromosomal rezessiv vererbte Muskelerkrankungen mit gestörter Glukose-Versorgung des Muskels. Die Glukose, Abbauprodukt des Glykogens, ist ein wichtiges Energiesubstrat der Muskelzelle. Bei den verschiedenen Glykogenosen (*Tab. 3*) ist der Abbau des Glykogens auf unterschiedlichem Niveau, bedingt durch verschiedene Enzymdefekte, gehemmt, wodurch es zu einer Anhäufung von Glykogen in der Muskelzelle kommt.

Tabelle 3
Glykogen-Speicher-Krankheiten

	Betroffenes Enzym	Erkrankung benannt nach dem Erstbeschreiber	
I	Glukose-6-Phosphatase	von Gierke	1929
II	Saure Maltase	Pompe	1932
III	Amylo-1,6-Glukosidase	Forbes	1953
IV	Amylo-1,4-1,6-Transglukosidase	Andersen	1956
V	Muskelphosphorylase	Mc Ardle	1951
VI	Leberphosphorylase	Hers	1959
VII	Phosphofruktokinase	Tarui	1965
VIII	Phosphoglycerat-Kinase	Rosa	1982
IX	Phosphoglycerat-Mutase	Di Mauro	1981
X	Lactatdehydrogenase	Kanno	1980

Charakteristische klinische Symptome dieser Glykogenosen sind Muskelschwächen, verbunden mit einer Hypotonie, die sich mehr oder minder rasch entwikkeln wie bei den verschiedenen Formen der Pompe-Erkrankung, der Forbes- und der Andersen-Erkrankung. Paresen sind proximal-betont, Wadenhypertrophien kommen vor, weshalb die Erkrankungen mit Muskeldystrophien verwechselt werden können. Eine Ateminsuffizienz ist häufig; ebenso kommt es zu einer Kardiomegalie, Makroglossie und Vergrößerung von Leber und Milz.
Bei anderen Glykogenosen – McArdle-Krankheit, Morbus Tarui, Phosphoglycerat-Kinase-Mangel, Phosphoglycerat-Mutase-Mangel – stehen belastungsabhängige Muskelschmerzen, Kontrakturen, verbunden mit belastungsabhängiger Myoglobinurie im Vordergrund.

Periodische Lähmungen

Diese Erkrankungen sind mit einer Störung des Kaliumstoffwechsels vergesellschaftet, der erblich oder erworben sein kann. Aufgrund der im Anfall im Serum anzutreffenden Kaliumwerte werden hypokaliämische von hyperkaliämischen Lähmungen unterschieden. Die *familiäre hypokaliämische Lähmung* wird autosomal dominant vererbt. Erste Lähmungsattacken treten im 2. Lebensjahrzehnt auf, meist nach kohlenhydratreichen Mahlzeiten, Alkohol, Kälte, in der Ruhephase nach forciertem Muskeltraining. Die Symptome manifestieren sich meist in den frühen Morgenstunden. Die Lähmungen betreffen einzelne Extremitätenabschnitte oder sind generalisiert. Die Dauer der paralytischen Attacken reicht von Stunden bis zu einer Woche. Bei einigen Patienten kommt es im Laufe der Erkrankung zu bleibenden, meist jedoch nicht sehr ausgeprägten Lähmungen.

Die *familiäre hyperkaliämische Lähmung* (Adynamia episodica hereditaria, Gamstorp) wird autosomal dominant vererbt. Der Gendefekt liegt auf dem Chromosom 17. Erste Attacken werden in früher Kindheit manifest. Sie treten während des Tages auf. Die Paresen betreffen die Extremitätenmuskeln, besonders die proximalen Partien der Beinmuskeln. Die Attacken können durch Kälte, Fasten, Ruhe nach forcierter Muskelarbeit, Kortikoide, Kaliumzufuhr provoziert werden. Sie dauern meist nur Minuten bis zu 2 Stunden.

ENTZÜNDLICHE MUSKELERKRANKUNGEN

Unter dieser Rubrik sind Autoimmun-Myositiden sowie infektiöse Myositiden zusammengefaßt. Die Erkrankungen sind im einzelnen in Tabelle 1 aufgeführt.

Autoimmun-Myositiden

Hauptgruppe dieser auf dem Boden pathologischer Immunprozesse zustandegekommener entzündlicher Muskelerkrankungen ist der Polymyositis-Dermatomyositis-Komplex (PDMK). Je nachdem, ob nur die Muskulatur oder Muskulatur und Haut entzündliche Veränderungen aufweisen, wird von einer Polymyositis oder von einer Dermatomyositis gesprochen. Die Übergänge zwischen den beiden Erkrankungen sind jedoch fließend, weshalb viele Autoren von einem Polymyositis-Dermatomyositis-Komplex sprechen und keine strikte Trennung zwischen beiden Krankheiten durchführen.

Die Erkrankung kann sich in jedem Lebensalter manifestieren. Sie kann akut bzw. subakut oder chronisch verlaufen. Bei nahezu allen Patienten findet man über wenige Tage, manchmal auch über mehrere Wochen oder Monate sich entwickelnde Paresen, die fast immer symmetrisch und proximal angeordnet sind. Häufig sind Hals-, Stamm- und Schlundmuskulatur mit in den Krankheitsprozeß einbezogen. Atrophien manifestieren sich erst später und sind nur bei etwas über 50% aller Patienten vorhanden. Spontane, dumpfe, muskelartige Schmerzen treten bei etwa 60% aller Patienten auf. Hinzu kommt oft eine diffuse Druckempfindlichkeit der Muskulatur. Die Muskeln können auch geschwollen sein. Arthralgien, Raynaud-Phänomen, Fieber, Gewichtsverlust, gastrointestinale Beschwerden können ebenfalls auftreten. Bei der Dermatomyositis treten Hautveränderungen im Gesicht als schmetterlingsähnliches Erythem, an Hals, Schultern, Stamm und vorwiegend den Streckseiten der Extremitäten auf.

Typisch sind lila Verfärbungen im Bereich der Oberlider, kleine Blutungen und Mikroaneurysmen im Bereich des Nagelfalzes. Eine kardiale Mitbeteiligung kann bei über zwei Dritteln gefunden werden. Diese reichen von leichten Arrhythmien bis hin zu kongestiven Kardiomyopathien.
Der *Verlauf* ist sehr variabel. Etwa bei einem Viertel der Patienten treten Verschlimmerungen nach zunächst eingetretener Remission innerhalb der ersten 3 Jahre nach Krankheitsbeginn auf. Bei 20% zieht sich der Verlauf über mehr als 10 Jahre hin; die Krankheit brennt dann langsam aus. Ein Fünftel bis ein Drittel aller Patienten verstirbt innerhalb von 10 bis 12 Jahren häufig an kardialen oder pulmonalen Komplikationen.
Besonders bei Kindern mit Polymyositis oder Dermatomyositis können sich Verkalkungen im Bereich der Muskulatur entwickeln, man spricht dann von einer Myositis ossificans.

Die *Diagnose* läßt sich anhand der klinischen Symptome, Labor, EMG und bioptischer Befunde stellen. Die Blutkörperchensenkungsgeschwindigkeit ist nur bei ca. 50% erhöht, die Werte korrelieren nicht mit dem Schweregrad der Erkrankung. Ein Anstieg der Serumenzyme wird bei 90%, des Myoglobins bei 75% aller Patienten beobachtet.
Therapeutisch ist die Gabe von Kortikoiden, die lange und hoch genug appliziert werden müssen, die Therapie der Wahl. Eine Kombination der Kortikoide oder die alleinige längerdauernde Gabe vom Immunsuppressiva kommt dann in Frage, wenn Kortikoide nur unzureichend oder gar nicht wirken.

MYOPATHIEN BEI ENDOKRINEN STÖRUNGEN

Diese können bei Hypo- oder Hyperthyreose, bei Hypo- oder Hyperparathyreoidismus, Akromegalie, Morbus Addison, Morbus Cushing und nach exogener Kortisonzufuhr auftreten.

ARTHROGRYPOSIS MULTIPLEX CONGENITA

Die Erkrankung tritt meist sporadisch, selten familiär auf. Die Häufigkeit wurde mit 1:3000 Geburten angegeben. Es handelt sich um eine pränatale Anlagestörung mit Muskelatrophien, die neurogen oder myogen bedingt sein können. Hinzu kommen meist symmetrische, distalbetonte Gelenkkontrakturen, Kyphoskoliosen, Spina bifida, Subluxationen einzelner Gelenke, Fußdeformitäten, tiefer Ohransatz, flache Nase, Mikrognathie, hoher Gaumen, Herzfehler. Die Erkrankung ist nicht progredient. Andere Erkrankungen, die ebenfalls bereits bei Geburt zu Kontrakturen führen können, wie die kongenitale Fasertypendysproportion, kongenitale Muskeldystrophie, kongenitale myotone Muskeldystrophie, HMSN III, müssen durch EMG und Muskel- bzw. Nervenbiopsie abgegrenzt werden.

Literatur

1. *Bethlem, J., C. E. Knobbout*: Neuromuscular diseases. Oxford University Press, Oxford 1987.

2. *Dubowitz, V.*: Muscle disorders in childhood. Saunders, London 1978.

3. *Dubowitz, V.*: Atlas der Muskelerkrankungen des Kindesalters. Hippokrates, Stuttgart 1991.

4. *Engel, A. G., B. Q. Banker*: Myology. McGraw-Hill, New York 1986.

5. *Heyck. H., G. Laudahn*: Die Progressiv-dystrophischen Myopathien. Springer, Berlin – Heidelberg – New York 1969.

6. *Jerusalem, F., St. Zierz*: Muskelerkrankungen. 2. Aufl. Thieme, Stuttgart – New York 1991.

7. *Ludin, H. P., W. Tackmann*: Polyneuropathien. Thieme, Stuttgart 1984.

8. *Pongratz, D. E.*: Atlas der Muskelkrankheiten. Urban u. Schwarzenberg, München 1990.

9. *Tackmann, W.*: Hereditäre Polyneuropathien. Internist 25 (1984), 642–647.

10. *Walton, J.*: A simple classification on neuromuscular diseases. Neuro Muscular Diseases News Bulletin 9–10, 1991.

3 Behandlungskonzepte der Physikalischen Therapie

G. Weimann

Eine ursächliche Behandlung der verschiedenen genetisch bedingten neuromuskulären Erkrankungen ist bislang nicht möglich. Die in den letzten Jahren gewonnenen Erkenntnisse in der Ätiopathogenese vor allem der jugendlichen Myopathieformen (Muskeldystrophien vom Typ Duchenne und Kiener-Becker) lassen jedoch darauf hoffen, daß künftig die ätiopathogenetischen Faktoren und Zusammenhänge bei weiteren neuromuskulären Erkrankungen geklärt und dann neue differenzierte Therapieansätze möglich werden.

Derzeit beschränkt sich die Therapie auf überwiegend symptomatische, funktionserhaltende und funktionsfördernde Maßnahmen, besonders in Form physikalischer, krankengymnastischer Behandlungen, die auf den Krankheitsprozeß selbst keinen unmittelbaren Einfluß nehmen, die jedoch die zu erwartenden Beeinträchtigungen und Behinderungen zu verzögern vermögen. Für den Kranken bedeutet eine derartige Therapie eine wichtige Hilfe, um seine Beeinträchtigungen möglichst gering zu halten und einen für ihn bestmöglichen Bewegungs- und Funktionsstatus zu bewahren und damit auch die verschiedenen Alltags- und Berufsanforderungen zu bewältigen.

Der Stellenwert einer physikalischen Behandlung, aber auch anderer funktionsverbessernder und -entlastender Maßnahmen wie Versorgungen mit Orthesen bzw. Hilfsmitteln und operative Eingriffe, wie sie in der Therapie der Duchenne-Muskeldystrophie an Bedeutung gewonnen haben, wird wie immer von der Art der Erkrankung, ihrem Verlauf und ihrer Prognose bestimmt. Sowohl die Kenntnis der ärztlichen Diagnose und Unterscheidung der verschiedenen Erkrankungen als auch die Beobachtung des Kranken und seines individuellen Krankheitsverlaufes geben Rückschlüsse auf die Behandlungschancen und u. U.

auf die Auswahl und Intensität der physikalischen Therapiemaßnahmen. Je größer die Progredienz der Erkrankung ist, d. h. je schneller sie fortschreitet und somit schwerer verläuft, desto weniger erfolgversprechend sind palliative und funktionsübende und -erhaltende Behandlungen. Je langsamer und daher gutartiger der Krankheitsverlauf ist, um so besser sind die Aussichten, Verschlechterungen durch Sekundärfolgen wie Gelenkkontrakturen und Bewegungsbehinderungen hintanzuhalten.

Allerdings besteht bezüglich der einzusetzenden physikalischen Methoden vielfach Unsicherheit, zumal über systematische Untersuchungen, mit denen verschiedene Arbeitsgruppen begonnen haben, bisher in nur sehr geringer Zahl berichtet worden ist (*Arnold* u. Mitarb., 1987, 1988; *Mc Cartney* u. Mitarb., 1988; *Mielke*, 1992; *Milner-Brown* u. *Miller*, 1988; *Weimann* u. Mitarb., 1992). Mitteilungen über klinische Erfahrungen beschränken sich zumeist auf die besonders schwer verlaufende und prognostisch ungünstige Muskeldystrophie vom Typ Duchenne, an der nahezu nur Knaben erkranken. Bei dieser Erkrankung ist in der letzten Zeit ein aktuelles Therapiekonzept erarbeitet worden, bei dem funktionserhaltenden operativen Maßnahmen eine führende Bedeutung beigemessen wird. Es wird im Kapitel 5 gesondert dargestellt.

Schwerpunkt der physikalischen Therapie ist die Krankengymnastik, die übereinstimmend empfohlen und am häufigsten eingesetzt wird. Den Mittelpunkt der Diskussion bildet die Frage nach den hierbei einzusetzenden Verfahren und ihrem Nutzen sowie der Behandlungsintensität. Bis vor kurzem wurden in unserem Land Myopathiekranke ausschließlich oder weitgehend isometrisch nach dem von *Teirich-Leube* inaugurierten Konzept der »Ganzkörperisometrie« behandelt (*Beckmann u. Teirich-Leube*; *Stiefel*, 1989). Dynamische Übungen wurden zwar von zahlreichen Autoren empfohlen (*Eickhof*, 1984; *Forst* u. Mitarb., 1984, 1990; *Mielke*, 1992; *Morscher*, 1965; *Müller-Stephan* u. *Schmidt-Peter*, 1969; *Senn*, 1978), fanden zunächst jedoch nicht die entsprechende Verbreitung. Neuerdings sind sie krankengymnastischerseits wieder aufgegriffen worden (*Conze*, 1990; *Kemper* u. Mitarb., 1991; *Thiemens*, 1990), jedoch bleiben ihre Auswahl und Intensität ungeklärt. Die Überlegungen nach der Auswahl der Methoden und ihrer Intensität sind auch insofern wichtig, als sowohl tierexperimentellen Befunden wie auch Beobachtungen am Menschen Hinweise zu entnehmen sind, daß unter bestimmten Voraussetzungen wie langfristigen statischen und funktionellen Überlastungen bzw. Mehrbelastungen erkrankter dystrophischer Muskelgruppen Funktionseinbußen derselben und gegebenenfalls Degenerationsprozesse sowie Schwäche eintreten (*Bonsett*, 1963; *Dangain* u. *Vrbová*, 1986; *Fowler* u. *Taylor*, 1982; *Wagner* u. Mitarb., 1986).

3.1 Behandlungsziele

3.1.1 Funktionelle Ansätze

Die Funktionsbeeinträchtigungen, vor allem Bewegungsbehinderungen, werden entweder durch primäre Muskelveränderungen (Myopathien, Muskeldystrophien) oder durch Innervationsstörungen (spinale und neurale Muskelatrophien) hervorgerufen. Weitere Folgen können Veränderungen an den Gelenken, an Sehnen, Bändern und dem Skelettsystem sein.
Die physikalische Therapie setzt unmittelbar an der Muskulatur und ihrer Innervation an. Bei den Muskeldystrophien bestehen die Veränderungen der Muskulatur in einem bindegewebigen Umbau, einer fettigen Degeneration sowie einem mehr oder weniger starken Verlust an gesunden Muskelfasern und damit der Muskelmasse. Auch der Stoffwechsel der Muskelzelle ist gestört. Bei den spinalen und neuralen Erkrankungen wird die ungenügend innervierte Muskulatur atrophisch mit hieraus resultierenden Kraftverlust und Bewegungsbeeinträchtigungen. In all diesen Fällen entstehen zusätzlich Sekundärfolgen, wie eine Schwäche und Atrophie anatomisch intakter, aber wegen der Funktionseinbußen wenig oder nicht beanspruchter Muskelfasern bzw. Muskeln sowie Gelenkkontrakturen mit den hieraus resultierenden Fehlhaltungen und Mehrbeanspruchungen von Muskelgruppen. Die Folge sind zusätzliche Behinderungen in der Fortbewegung, der Statik und bei den täglichen Verrichtungen, die dem Kranken zunehmend größere Anstrengungen abverlangen und zu Ausgleichbewegungen führen. Die Koordination der im Alltag erforderlichen Bewegungsabläufe kann gestört bzw. erschwert sein und dadurch der Einsatz der Muskulatur unökonomisch werden.
Aus der zunehmenden Muskelschwäche und Immobilität resultieren Rückwirkungen auf innere Organe wie Durchblutungsstörungen und Beeinträchtigungen der Herz-Kreislauf- und Atemfunktion bzw. eine Minderung der funktionellen Reserven. Die Atemmuskulatur kann zudem durch die Grundkrankheit selbst mitbetroffen sein, die Atmung eventuell auch durch Skoliosen und Thoraxdeformierungen eingeschränkt werden, u. U. lebenslimitierend.

3.1.2 Aufgaben

Ziel der physikalischen Therapie ist es, derartige Folgen der dystrophischen oder atrophischen Muskelveränderungen so gering wie möglich zu halten und sie gegebenenfalls zu korrigieren. Im besonderen stellen sich folgende Aufgaben:

1. Krafterhalten bzw. Kräftigung der vorhandenen funktionsfähigen und anatomisch intakten Muskulatur;

2. Optimierung der Funktionen der Bewegungsorgane wie der Koordination, aber auch von Durchblutung und Stoffwechsel;
3. Verzögerung von Deformitäten, vor allem von Gelenkkontrakturen oder Skoliosen;
4. Erleichterung von Alltagsanforderungen;
5. Erhalten einer Orthostase bei Immobilität;
6. Erhalten eines ausreichenden Gasaustausches bei Ateminsuffizienz.

Schließlich wird auch die Möglichkeit diskutiert, den dystrophischen Verschlechterungsprozeß der Muskelfasern zu verlangsamen bzw. die Regeneration von Muskelfasern bei jungen Duchenne-Kranken zu beschleunigen und ihr Wachstum zu vermehren (*Vrbová* u. *Ward*, 1981; *Scott* u. Mitarb., 1986).

Welche Aufgaben jeweils im Vordergrund stehen und welche therapeutischen Schwerpunkte zu setzen sind, ergibt die genaue Untersuchung und der Funktionsstatus der Betroffenen. Eine grobe Klassifizierung, die auf den erhaltenen Funktionen basiert, haben *Vignos* und *Archibald* gegeben *(Tabelle 1)*. Aus ihr

Tabelle 1

Einteilung von Muskelkranken nach Behinderungsgraden
(nach *Vignos* u. *Archibald*)

Behinderungspunkte	Motorische Leistungsfähigkeit
0	Normale motorische Aktivität.
1	Normaler Gang. Behinderung beim Rennen.
2	Leichte Anomalie der Körperhaltung oder des Ganges. Treppensteigen ohne Geländerhilfe.
3	Treppensteigen nur mit Geländerhilfe. Schwäche im Schultergürtel, z. B. beim Kämmen.
4	Gehen ohne Hilfe. Treppensteigen nicht möglich. Erheben von Gegenständen über die Schulterhöhe nicht möglich.
5	Gehen ohne Hilfe. Aufrichten vom Sitzen nicht möglich.
6	Gehen nur mit Schienen oder Gehhilfen. Erheben der Arme bis zur Horizontalen nicht möglich.
7	Gehunfähig. Sitzt aufrecht. Essen und Trinken selbständig.
8	Sitzt aufrecht. Beim Essen und Trinken nicht selbständig.
9	Sitzen ohne Stütze und Hilfe nicht möglich. Beim Essen und Trinken nicht selbständig.
10	Bettlägerig, voll pflegebedürftig.

wird deutlich, wie in verschiedenen Krankheitsstadien unterschiedliche therapeutische Möglichkeiten und Aufgaben bestehen.
Im folgenden werden Methoden aufgezeigt, die geeignet sind, diese Ziele zu erreichen bzw. ihnen näherzukommen.

3.2 Methoden

3.2.1 Kräftigung der erhaltenen und funktionsfähigen Muskulatur

Üblicherweise werden hierzu statische (isometrische) und auch dynamische (auxotonische) krankengymnastische Übungen eingesetzt, unterstützend auch niederfrequente und mittelfrequente elektrische Reizstrombehandlungen.
In der Bundesrepublik Deutschland ist die von *Teirich-Leube* konzipierte »Ganzkörperisometrie« sehr verbreitet. *Teirich-Leube* empfiehlt Krankengymnastik mit ausschließlich isometrischen Anspannungsübungen in Nullstellung der Gelenke und der Muskulatur, ergänzt durch Stimulierungstechniken wie die »Klopf-Druck-Massage« bei Dystrophien und eine der Bindesgewebsmassage ähnliche »Unterhauttechnik« bei Atrophien, die zusätzlich die Muskeldurchblutung steigern sollen. Dynamische Übungen sollen nach *Teirich-Leube* gemieden werden, da erkrankte Muskeln infolge ihrer besonderen Dehnungsempfindlichkeit durch Überdehnung und nachfolgende Muskelschwäche gefährdet sein sollen. Dieses Verfahren wurde speziell für Myopathiekranke entwickelt, vor allem an Duchenne-Knaben. Auf diese Weise sollen intakte und noch leistungsfähige Muskelfasern, die infolge geringer Aktivität, schlechter Durchblutung und eines schlechten Stoffwechsels an Leistungsvermögen verloren haben, gekräftigt werden. Ist eine Kräftigung erreicht, so bessern sich auch die Muskelfunktionen und die Ausdauerleistung.
Ob eine derartige einseitige isometrische und monotone Therapie notwendig und optimal ist, erscheint zweifelhaft. Um seinen Alltagsanforderungen gerecht zu werden, führt der Kranke vielfach auxotonische Bewegungen durch. Auch mit ihrer Hilfe kann ein Kraftzuwachs der Muskulatur geübt und erreicht werden. Der Vorteil hierbei ist die Verbesserung komplexer Funktionen, wie sie im Alltag benötigt werden, zu denen auch das Zusammenspiel von Agonisten und Antagonisten gehört. Außerdem werden mittels dynamischer Übungen der Muskelstoffwechsel und die Durchblutung gefördert. *Senn* (1978) geht davon aus, daß infolge der Alltagsbeanspruchungen ein unausweichliches Training der erhaltenen intakten Muskelfasern und ihre spontane Hypertrophie erfolgen. Er hält daher eine zusätzliche statische (isometrische) Behandlung für überflüssig. Allerdings dürften statische Übungen dann Aussicht auf Erfolg haben, wenn die

Alltagsbeanspruchungen der Muskeln zu gering sind, d.h. unter 20–30% der maximalen statischen Kraft liegen.

Daß dynamische Übungen für erkrankte Muskelfasern schädlich seien, ist nicht erwiesen. Überdehnungen und hieraus resultierende Schädigungen können durch geeignete Übungen vermieden werden. Andere Autoren (*Müller-Stephan* und *Schmidt-Peter*, 1969) halten auch die geschädigte Muskulatur für unbeschränkt beübbar.

In Anbetracht von Beobachtungen, die dafür sprechen, daß bei langfristigen Überbeanspruchungen und Dehnung bestimmter Muskelgruppen Funktionsverschlechterungen und Schwäche auftreten, stellt sich zudem die Frage nach der Intensität und Dauer therapeutischer Maßnahmen. Eine Dauerkorrektur gedehnter Muskelgruppen kann mittels Orthesen oder operativ erfolgen. In Tierversuchen konnte gezeigt werden, daß nach Behebung derartiger Überlastungen die Muskelfunktion sich wieder besserte (*Dangain* u. *Vrbová*, 1988).

Aus den genannten Gründen bevorzugen wir eine krankengymnastische Behandlung mit vorwiegend dynamischen Übungen unter Einbeziehung statischer.

Eine Elektrotherapie mit niederfrequenten Impulsströmen ist bei hereditären neuromuskulären Erkrankungen erst versuchsweise an wenigen Institutionen aufgenommen worden und befindet sich im Versuchsstadium (s. Kap. 10).

3.2.2 Optimierung von Funktionen der Bewegungsorgane

Im Alltag werden Komplexfunktionen wie Stehen, Gehen, Betätigung der Arme usw. benötigt. Ein Optimum der jeweils erreichbaren Bewegungsfunktion beinhaltet neben der Kraftentwicklung einen möglichst normalen Bewegungsradius, Koordination, Ausdauer und zuletzt Schnelligkeit. Eine dynamische Krankengymnastik ist hierbei zur Förderung und Optimierung unerläßlich. Hervorzuheben ist das Erreichen eines ökonomischen Einsatzes der benötigten Muskulatur durch Koordinationsschulung. Eine Minderung der Schwerkraft im Bewegungsbad oder im Schlingentisch ermöglicht Bewegungen und Übungen geschwächter Muskeln, wie sie sonst nicht möglich sind. Ein Ausdauertraining, das u. U. auch ergometrisch erfolgen kann, verbessert den Muskelstoffwechsel und die Durchblutung. Ob derartige Übungen bzw. ein Training bezüglich der Intensität dem Kranken überlassen werden können, erscheint uns problematisch. Bei zu großer Intensität sind Verschlechterungen der Muskelfunktion möglich und beschrieben. Unter allen Umständen muß die Behandlung fachkundig eingeleitet und bei Selbstübungen überwacht werden.

Weitere flankierende Maßnahmen, die die Funktion optimieren können, sind Wärmeanwendungen zur Stoffwechselsteigerung. Da der Muskelkranke zudem oft vermehrt kälteempfindlich ist, sollten Kälteeinwirkungen vermieden werden zugunsten einer warmen Umgebung. Eine behutsame Muskelpflege und Anregung des Stoffwechsels und der Durchblutung kann auch in Form vorsichtiger Massagen erfolgen, außerdem durch Druck-Klopf-Techniken in Verbindung mit Krankengymnastik.

Zur Optimierung der Funktion werden auch entlastende Operationen durchgeführt (s. Kap. 5).

Wenn der Krankheitsverlauf merkbar progredient ist, kann längeres Erhalten eines Funktionsstatus bereits ein Therapieerfolg sein.

3.2.3 Verzögerung von Deformitäten

Deformitäten wie Gelenkkontrakturen und Skoliosen, die stets mit Funktionseinbußen einhergehen und die Entwicklung von Behinderungen beschleunigen, müssen soweit irgend möglich vermieden bzw. rechtzeitig korrigiert werden. Besonders früh sind Kranke mit einer Duchenne-Muskeldystrophie gefährdet, aber auch Erwachsene mit weniger rasch fortschreitendem Krankheitsverlauf. Der Prävention dienen die üblichen Methoden wie Lagerungen, günstige Alltagsstellungen, isometrische Übungen der Antagonisten (Extensoren) und auxotonische Übungen. Einige Autoren (*Forst* u. Mitarb., 1984, 1990) setzen – besonders bei Kindern – auch neurophysiologische Verfahren wie PNF (*Kabat*) sowie die Methoden nach *Bobath* und *Vojta* ein, die allerdings nicht obligat sind.

Bei bereits vorhandenen Kontrakturen erfolgen Dehnlagerungen, vorsichtiges passives Dehnen, sofern möglich das Aktivieren der Antagonisten und Wärmebehandlungen. Hinzu kommen gegebenenfalls Versorgungen mit Schienen und Orthesen sowie operative Korrekturen.

Auch die Skolioseprophylaxe und -behandlung werden vorwiegend krankengymnastisch durchgeführt mit entsprechenden Haltungsübungen, u. U. wird auch operativ korrigiert.

3.2.4 Erleichterungen für den Alltag

Die durch Schwäche und Lähmungen bedingten Verluste des selbständigen Geh- und später Stehvermögens sind häufige Alltagsbeeinträchtigungen bei neuromuskulären Kranken. Während der Einsatz der Hände und der Finger lange zufriedenstellend bleibt, ist die Armbeweglichkeit gegen die Schwerkraft oft herabgesetzt bzw. aufgehoben. Halten sowie An- und Ausziehen fallen zunehmend schwerer.

Krankengymnastisch stehen wiederum dynamische Übungen im Vordergrund. Geschicklichkeit, Kompensationsbewegungen und Transfertechniken werden eingeübt. Wichtig und hilfreich sind eine Ergotherapie und eine rechtzeitige Versorgung mit Hilfsmitteln für den Alltag. Zusätzlich zu der Eignungsprüfung und Versorgung mit Rollstühlen, Liftern etc. muß das Einüben ihrer Handhabung (s. Kap. 8) erfolgen. Wichtig ist auch die Einweisung und Schulung der Angehörigen bzw. Pflegepersonen.

3.2.5 Erhalten der Orthostase

Sind Patienten mit neuromuskulären Erkrankungen nicht mehr gehfähig und in ihrer Fortbewegung auf einen Rollstuhl angewiesen, so soll das Stehvermögen so lange wie möglich erhalten und geübt werden. Das Stehen ist nicht nur eine unerläßliche Übung der statischen Muskulatur und ihrer Kontrolle, es ist auch eine wichtige präventive Maßnahme gegen Gelenkkontrakturen. Vor allem können durch Stehübungen wichtige vegetative Funktionen angeregt und gefördert werden wie die Herz-Kreislauftätigkeit und damit die Durchblutung zahlreicher Organe wie z. B. des Gehirns und der Beine. Angeregt und gefördert werden auch die Atmung und der Stoffwechsel. Die Vigilanz, Leistungsgefühl und Leistungsfähigkeit sowie Konzentration, Merkfähigkeit etc. werden so gebessert bzw. erhalten.
Stehübungen können besonders gut im Bewegungsbad durchgeführt werden oder mit Hilfe geeigneter Kipptische, Stehtische bzw. Stehpulte, die eine gleichzeitige Betätigung der Arme z. B. im Rahmen der Krankengymnastik erlauben.

3.2.6 Erhalten eines ausreichenden Gasaustausches bei Ateminsuffizienz

Ein Befall der Atemmuskulatur mit einer zunehmenden Funktionsschwäche sowie zusätzliche skoliosebedingte Thoraxdeformierungen können die Ventilation und den Gasaustausch zwischen Alveolen und Lungenkapillaren beeinträchtigen. Mögliche Folgen sind ein zu niedriger Sauerstoffgehalt im arteriellen Blut (Hypoxämie) mit einer erschwerten Sauerstoffversorgung der Organe und bei schweren Beeinträchtigungen zudem das verminderte Abatmen von Kohlendioxyd (Hyperkapnie). Bereits frühzeitig kann das Abhusten von Bronchialsekret erschwert sein, so daß liegenbleibender, nicht abhustbarer Schleim die Atmung und den Gasaustausch zusätzlich einschränken. Sowohl die Ventilationsgrößen als auch die Sauerstoff- und Kohlendioxydspannungen im Blut sind meßbar und erlauben eine zuverlässige Beurteilung der Atemfunktion.
Wieweit die geschwächte Atemmuskulatur, die ja durch die Atemsteuerung ständig spontan beansprucht wird, durch geeignete atemgymnastische Übungen

noch gekräftigt werden kann, ist ungewiß. Rechtzeitig soll jedoch auf eine möglichst unbehinderte Atmung geachtet werden durch Haltungsschulung, Atemübungen mit tiefem Durchatmen und Abhusttechniken, gegebenenfalls mit Unterstützung durch entsprechende Reize wie Vibration, Klopfen, Lagerung usw. (s. Kap. 12).
Wird die arterielle Sauerstoffspannung ungenügend, so bieten sich heute verschiedene apparative Beatmungsmöglichkeiten an. Nächtliche Überdruckbeatmungen über eine Maske verbessern den Gasaustausch und entlasten die Atemmuskulatur, so daß die Verbesserung auch tagsüber anhält. Bei schweren Störungen können eine mit Sauerstoff angereicherte Luft angeboten und andere Respiratoren eingesetzt werden. Es handelt sich hierbei um eine besondere ärztliche Aufgabe.

3.2.7 Allgemeine methodische Gesichtspunkte

Ein geschlossenes, für die einzelnen Krankheitsphasen differenziertes Behandlungskonzept bei der Duchenne-Muskeldystrophie wird in Kapitel 5 dargestellt. Für die vielen anderen Formen der Myopathien bzw. spinalen und neuralen Atrophien können derart geschlossene Konzepte nicht gegeben werden, vor allem infolge der sehr unterschiedlichen Krankheitsverläufe und Schweregrade. Generell muß bei rascher Progredienz mit krankengymnastischen und belastenden Maßnahmen vorsichtig verfahren werden, bei geringer Progredienz oder einem weitgehend stationären Verlauf kann die Behandlung intensiver sein. Sinnvoll und erstrebenswert ist eine langfristige begleitende, eventuell intermittierende Therapie und Dauerbetreuung mit Überwachung des funktionellen Status sowie eine ärztliche Supervision. Die ärztliche Behandlung geht über die besprochenen Aufgaben hinaus. Sie umfaßt eine gegebenenfalls erforderliche medikamentöse Therapie und eine diätetische Führung. Infolge der körperlichen Inaktivität neigen viele Kranke zum Übergewicht, das durch eine geeignete Ernährung vermieden werden muß.
In Anbetracht der relativ geringen Erkrankungshäufigkeit fehlen vielfach Ärzten und Therapeuten größere Erfahrungen mit diesen Kranken. Zentren, wie sie an vielen Universitätskliniken, aber auch außerhalb derselben bestehen, verfügen über die apparativen Voraussetzungen für eine Diagnosestellung, vor allem aber über Mitarbeiter mit langjährigen umfangreichen Erfahrungen für die Aufstellung eines individuellen Therapieplanes. Die komplexen physikalischen Maßnahmen und die Erprobung von Hilfsmitteln können am besten unter stationären Bedingungen in geeigneten Kliniken erfolgen, um dann ambulant fortgeführt

zu werden. Für eine effektive langfristige ambulante Behandlung sind die Mitarbeit des Patienten und eine Unterstützung durch Angehörige und Pflegepersonal unerläßlich und müssen stets angestrebt werden. Hierzu sind Informationen, Anleitung, Schulung und Supervision notwendig. Kontrolluntersuchungen durch Ärzte und Institutionen mit entsprechender Erfahrung sollten daher in Abständen erfolgen, auch unter dem Gesichtspunkt einer erforderlichen Änderung der Therapie. Überall ist die kompetente Betreuung der Kranken wichtig. Ob sie ambulant möglich ist oder in Form wiederholter stationärer Behandlungen durchgeführt werden muß, ist eine Frage der individuellen und örtlichen Voraussetzungen.

Bei Muskelkranken mit ausgeprägten oder fortgeschrittenen Funktionsausfällen sind nach unserer Erfahrung mehrwöchige (etwa sechs- bis achtwöchige) stationäre Behandlungen in ein- bis zweijährigen Abständen angezeigt. Bei bereits weitgehend immobilen Patienten, die dauernd auf Fremdhilfe angewiesen sind, ist zumeist eine wirksame physikalische Behandlung nur unter stationären Voraussetzungen möglich und notwendig.

Literatur

1. *Arnold, C.-R., M. Kemper, K. Struppeck, G. Weimann*: Zur Wirkung statischer und dynamischer Krankengymnastik bei Patienten mit progressiver Muskeldystrophie. Z. Phys. Med. Baln. Med. Klim. 16 (1987), 269.

2. *Arnold, C.-R., M. Kemper, G. Weimann*: Intraindividuelle Verlaufsbeobachtungen bei Patienten mit progressiver Muskeldystrophie während Behandlung mit statischer und dynamischer Krankengymnastik. Z. Phys. Med. Baln. Med. Klim. 17 (1988), 305.

3. *Beckmann, R., H. Teirich-Leube*: Krankengymnastik bei progressiver Muskeldystrophie. Deutsche Gesellschaft »Bekämpfung der Muskelkrankheiten e. V.« Freiburg, Merkblatt.

4. *Bonsett, C.-A.*: Pseudohypertrophic muscular dystrophy. Neurology 13 (1963), 728–736.

5. *Conze, I.*: Krankengymnastik bei Muskelkrankheiten. Informationsschrift Deutsche Gesellschaft »Bekämpfung der Muskelkrankheiten e. V.« Freiburg 1990.

6. *Dangain, J., G. Vrbová.*: Response of normal and dystrophic muscles to increased functional demand. Exp Neurol 94 (1986), 796–801.

7. *Dangain, J., G. Vrbová*: Response of dystrophic muscles to reduced load. J Neurol Sci 88 (1988), 277–285.

8. *Eickhof, C.*: Krankengymnastische Therapie bei Myopathien. Z. Krankengymnastik 36 (1984), 86–90.

9. *Forst, R., J. Forst*: Krankengymnastik nach operativer Kontrakturbehandlung bei Duchenne-Muskeldystrophie. Z. Krankengymnastik 42 (1990), 138–142.

10. *Forst, R., B. Hausmann, B. Rienäcker*: Zur krankengymnastischen Behandlung der Duchenne-Muskeldystrophie. Z. Krankengymnastik 36 (1984), 81–85.

11. *Fowler, W. M., Jr., M. Taylor*: Rehabilitation management of muscular dystrophy and related disorders: I. The role of exercise. Arch Phys Med Rehabil 63 (1982), 319–321.

12. *Mc Cartney, N., D. Moroz, S. H. Garner, A. J. Mc Comas*: The effects of strength training in patients with selected neuromuscular disorders. Med Sci Sports Exerc 20 (1988), 362–368.

13. *Mielke, U.*: Kontrolliertes dynamisches Krafttraining bei neuromuskulären Krankheiten. In: *Kunze, Arlt u. Thayssen* (Hrsg.): Neuromuskuläre Erkrankungen. Gustav Fischer, Stuttgart – Jena – New York 1992, S. 187–191.

14. *Milner-Brown, H.S., R. G. Miller*: Muscle strengthening trough high-resistance weight training in patients with neuromuscular disorders. Arch Phys Med Rehabil 69 (1988), 14–19.

15. *Morscher, E.*: Orthopädische Maßnahmen bei Muskeldystrophie und anderen Myopathien. In: Myopathien, hrsg. v. *R. Beckmann*. Thieme, Stuttgart 1965.

16. *Müller-Stephan, H., P. Schmidt-Peter*: Orthopädie und physikalische Behandlung der progressiven neuromuskulären Erkrankungen. In: Die progressiv-dystrophischen Myopathien, hrsg. v. *H. Heyck u. G. Laudahn*. Springer, Berlin – Heidelberg – New York 1969.

17. *Scott, O. M., G. Vrbová, S. A. Hyde, V. Dubowitz*: Responses of muscles of patients with Duchenne muscular dystrophy to chronic electrical stimulation. J Neurol Neurosurg Psychiatry 49 (1986), 1427–1434.

18. *Senn, E.*: Ziel und Prinzipien der physiotherapeutischen Behandlung von Muskeldystrophien. Der Physiotherapeut 1978, 17–18.

19. *Stiefel, M.*: Krankengymnastik bei Muskelkrankheiten nach *Dr. Teirich-Leube*. Z. Krankengymnastik 32 (1980), 691–695.

20. *Thiemens, U.*: Krankengymnastik. In: Muskelerkrankungen, 2. Aufl., hrsg. v. *F. Jerusalem u. St. Zierz*. Thieme, Stuttgart – New York 1991, S. 359–381.

21. *Vrbová, G., K. Ward*: Observations on the effects of low frequency electrical stimulation on fast muscles of dystrophic mice. J Neurol Neurosurg Psychiatry 44 (1981), 1002–1006.

22. *Wagner, M. B., P. J. Vignos Jr., D. C. Fonow*: Serial isokinetic evaluations used for a patient with scapulo-peroneal muscular dystrophy. A case report. Phys Ther 66 (1986), 1110–1113.

23. *Weimann, G., C.-R. Arnold, M. Kemper*: Zur Wirksamkeit verschiedener krankengymnastischer Programme bei erwachsenen Myopathiekranken. Phys Rehab Kur Med 2 (1992), 15–18.

4 Therapieerfahrungen mit statischer und dynamischer Krankengymnastik

C.-R. Arnold

Ausgehend von dem dargestellten Behandlungskonzept sind wir seit 1985 dabei, bei den in der Weserberglandklinik von uns stationär behandelten Patienten mit hereditären neuromuskulären Erkrankungen die Wirksamkeit verschiedener krankengymnastischer Methoden systematisch zu prüfen. Im Vordergrund stehen die folgenden Fragen:

1. Bei welchen Kranken bzw. Krankengruppen sind mit Krankengymnastik und physikalischer Therapie Funktionsbesserungen erreichbar?
2. Sind bestimmte Funktionen besser, andere weniger gut beeinflußbar?
3. Bestehen Unterschiede in der Wirksamkeit verschiedener krankengymnastischer Methoden? Im besonderen sind statische Übungen wie »Ganzkörperisometrie« den dynamischen überlegen oder umgekehrt? Bestehen bei dynamischen Übungen Vorteile, wenn unter Reduzierung der Schwerkraft im Bewegungsbad oder im Schlingentisch geübt wird?
4. Besteht die Gefahr einer Übermüdung der beübten Muskulatur und einer durch die krankengymnastische Therapie bedingten kurz- oder langfristigen Verschlechterung von behandelten Funktionen – wie das immer wieder diskutiert wird?

Einerseits sollen nach *Teirich-Leube* Dehnungen und Ermüdung der Muskulatur vermieden werden, um Verschlechterungen zu vermeiden. Andererseits kommen im Alltagsleben betroffener Menschen zwangsläufig zumindest zeitweilig Muskelermüdungen wie auch Muskeldehnungen vor. Bekannt ist, daß nach Immobilisation (also Ausbleiben dynamischer Bewegungsabläufe) nicht selten erhebliche funktionelle Verschlechterungen resultieren.
Letztlich ist das Ziel der Untersuchung die Erfassung der Effekte unterschiedlich ausgerichteter Krankengymnastikprogramme und damit der Vergleich der Therapieverfahren. Im Rahmen langfristiger Beobachtungen soll überprüft werden,

inwieweit in bestimmten Krankheitsphasen unterschiedliche physikalische Therapieprogramme angezeigt und bei bestimmten Erkrankungen besonders geeignet sind.
In diese Studie werden Patienten mit den verschiedenen Formen der progressiven Muskeldystrophie, mit myotoner Dystrophie sowie spinaler und neuraler Muskelatrophie aufgenommen. Es handelt sich ganz überwiegend um Erwachsene. Derzeit übersehen wir 570 Therapieverläufe.
Die Studie wird von der Deutschen Muskelschwund-Hilfe e. V., Hamburg, gefördert.

4.1 Therapieprogramme

Bei Beginn der Therapiestudie wurde zunächst mit 3 Therapieprogrammen (*Tab. 1, Progr. 1–3*) begonnen. Im weiteren Verlauf wurden die Untersuchungen auf insgesamt 7 Therapieprogramme erweitert.
In den Therapiegruppen 1 und 2 wird nach dem Konzept der Ganzkörperisometrie in Verbindung mit der Klopf-Druck-Massage nach *Teirich-Leube* behandelt. Die unterschiedliche Zeitdauer der Krankengymnastik/Tag wurde gewählt, um zu überprüfen, ob eine längere tägliche Behandlungsdauer zu besseren funktionellen Ergebnissen führt oder eventuell Hinweise auf eine muskuläre Überforderung und Ermüdung resultieren würden. Aus Gründen der Therapieorganisation sowie der -kapazität wurde die Gruppe 2 nach dem zweiten Studienjahr nicht mehr angesetzt.
In der Therapiegruppe 3 erfolgt eine dynamisch ausgerichtete Krankengymnastik im Trockenen, d. h. auf der Behandlungsbank oder der -matte.
Die seit 1986 bzw. 1987 aufgenommenen Therapiegruppen 4 und 5 beinhalten ebenfalls wie in Gruppe 3 eine dynamische Krankengymnastik, jedoch bei Gruppe 4 im Bewegungsbad und in Gruppe 5 im Schlingentisch.
Zur Aufnahme der Therapie im Bewegungsbad veranlaßten uns Berichte (*Krafft*, 1984) über besonders positive Ergebnisse durch die sogenannte »Meerwasserauftriebstherapie«. Zwar verwenden wir kein Meerwasser, nutzen im Bewegungsbad jedoch die nach unserer Meinung wesentlichen physikalischen Effekte des Auftriebes und der Muskellockerung infolge der Wärme des Bewegungsbades (34–35° C).
Die dynamische Krankengymnastik im Schlingentisch in Gruppe 5 wird bei Patienten durchgeführt, bei denen zu hochgradige Behinderungen, ausgeprägte kardiale (z. B. Kardiomyopathien) oder pulmonale (hochgradige Restriktion) Funktionsstörungen oder Angst vor dem Wasser bestehen.

Tabelle 1

Therapieprogramme

Krankengymnastik

Therapie-gruppe. 1	Ganzkörperisometrie mit Klopf-Druck-Massage	tgl. 2mal 15 Min. (5mal/Woche)
Therapie-gruppe 2	Ganzkörperisometrie mit Klopf-Druck-Massage	tgl. 2mal 30 Min. (5mal/Woche)
Therapie-gruppe 3	Dynamische Übungen im Trockenen	tgl. 1mal 30 Min. (5mal/Woche)
Therapie-gruppe 4	Dynamische Übungen im Bewegungsbad	tgl. 1mal 30 Min. (5mal/Woche)
Therapie-gruppe 5	Dynamische Übungen im Schlingentisch	tgl. 1mal 30 Min. (5mal/Woche)
Therapie-gruppe 6	»Kontrollgruppe« ohne feste Vorgaben	1mal 30 Min. (3–5mal/Woche)
Therapie-gruppe 7	Teils isometrische, teils dynamische KG 3mal/Woche im Trockenen 2mal/Woche im Bewegungsbad	tgl. 1mal 30 Min. (5mal/Woche)

Weitere physikalische Maßnahmen

Alle Gruppen	Streichmassagen	3mal/Woche
Alle Gruppen	Warme Bäder	2mal/Woche
Therapiegr. 4 und 5	Mittelfrequenzstrom	5mal/Woche
Alle Gruppen	Hochfrequenz	nach Bedarf
Alle Gruppen	Ultraschall	nach Bedarf
Alle Gruppen	Andere passive physik. Behandlungen	nach Bedarf
Alle Gruppen	Sauna (falls auch zu Hause ausgeübt)	1mal/Woche
Alle Gruppen	Schwimmen (falls auch zu Hause ausgeübt)	1–2mal/Woche

Die Therapiegruppe 6 wird seit 1988 als sogenannte »Kontrollgruppe« dann angesetzt, wenn aus Gründen der Therapiekapazität die vorgenannten Programme nicht möglich sind oder Vorbehalte gegen die anderen Programme

bestehen. Vorgaben bezüglich dynamisch oder isometrisch durchzuführender Übungen erfolgen nicht. Sowohl die Häufigkeit und Art der Krankengymnastik (dynamische oder isometrische Übungen) als auch der übrigen physikalischen Maßnahmen sind völlig freigestellt. Die Therapieintensität ist meist geringer.
Aus den Auswertungen der ersten Jahre ergab sich seit 1990 die Therapiegruppe 7, von der wir annehmen, daß sie für die Mehrzahl unserer Kranken besonders geeignet ist. Die täglich 30minütige Krankengymnastik erfolgt gemischt isometrisch und dynamisch und wird 3mal/Woche im Trockenen und 2mal im Bewegungsbad durchgeführt.
Die für alle Gruppen begleitenden Streichmassagen 3mal/Woche dienen sowohl der Lockerung verspannter Muskeln wie auch allgemein zur Trophikverbesserung. Die warmen Bäder (sogenannte Überwärmungsbäder) werden 2mal wöchentlich durchgeführt mit einer Steigerung der sublingual gemessenen Körpertemperatur um 1° C. Eine feste Vorgabe der anzustrebenden Körpertemperatur erschien nicht angezeigt, da die Ausgangstemperaturen insbesondere sehr schwer behinderter Patienten mit nur noch geringer Muskelmasse häufig zwischen 35 und 36° C lagen. Eine feste Vorgabe der Körpertemperatursteigerung auf z.B. 37,5° C oder 38,0° C, wie sonst bei Überwärmungsbädern üblich, würde somit für manche Patienten eine zu hohe Belastung, insbesondere kardial, darstellen.
In den Therapiegruppen 4 und 5 setzen wir zusätzlich eine Mittelfrequenzreizstromtherapie ein nach dem Wymoton-Prinzip. Die Anwendungen erfolgen meist im Wechsel für die paralumbale bzw. Oberschenkelmuskulatur.
Sonstige physikalische passive Maßnahmen wie Hochfrequenz, Ultraschall, warme Packungen, aber auch Galvanisationen, Iontophoresen, diadynamische Ströme und Inhalationen können je nach Bedarf und Symptomatik verordnet werden.
Eventuell in den Effekten mit der Krankengymnastik interferierende sonstige aktive Maßnahmen wie z. B. Schwimmen sind dann zugelassen, wenn der Patient auch zu Hause diese Aktivität ausübt. Ebenso sind Saunagänge im gleichen Umfang wie daheim erlaubt.

4.2 Funktionsmessungen

Zu Beginn und am Ende der bei den meisten Patientengruppen im Durchschnitt knapp 7 Wochen dauernden Behandlung prüfen wir die Effektivität der verschiedenen Therapieprogramme mittels zahlreicher Funktionsmessungen. Bei den sehr unterschiedlich schwer behinderten Patienten wird die Erfolgskontrolle vorsorglich anhand der Untersuchungen einer großen Zahl von Funktionen durchgeführt. Hierbei interessiert uns besonders, welche Parameter bei welcher

Erkrankung und welchem Behinderungsgrad zur weiteren Verlaufskontrolle geeignet sind und welche Parameter eventuell prognostische Wertigkeit haben.
Die Funktionsprüfungen sind im einzelnen im Kapitel 6 dargestellt. In Abhängigkeit von den jeweiligen Funktionszuständen der Patienten werden maximal für die Armfunktion 24, für die Rumpffunktion 14 und für die Beinfunktion bzw. die Fortbewegung 40 Parameter gemessen.
Erfaßt werden weiterhin das Ausmaß der Selbsthilfefähigkeit im Alltag mit dem Barthel-Index, der Grad der Behinderung nach einer modifizierten Skala nach *Archibald* und *Vignos* sowie ein ausführlicher Muskelstatus. Der längerfristigen Beurteilung dient eine schriftliche Befragung über den nachstationären Verlauf der anschließenden 3 Monate.
Bei wiederholt behandelten Patienten werden im Verlauf der Jahre jeweils verschiedene Therapieprogramme eingesetzt, um intraindividuelle Vergleiche zu erhalten.
Ausgewertet werden die am häufigsten erfaßten Funktionsparameter (bis zu maximal 61). Als Verbesserungen oder Verschlechterungen werden nur Veränderungen von mindestens 20% bewertet, um kurzfristige geringe Befundveränderungen aufgrund von Tagesschwankungen nicht in die Bewertung eingehen zu lassen.

4.3 Ergebnisse

4.3.1 Funktionsbesserungen insgesamt

Unsere Auswertungen verschiedener Kollektive (*Arnold* u. Mitarb. 1987, 1988 u. 1992; *Weimann* u. Mitarb., 1992) haben bislang bestätigt, daß bei einer beträchtlichen Zahl von Patienten mit verschiedenen hereditären neuromuskulären Erkrankungen durch Krankengymnastik und physikalische Therapie zahlreiche Funktionen gebessert werden können. Allerdings scheint die Ansprechbarkeit auf diese Therapie bei verschiedenen Krankengruppen unterschiedlich gut zu sein.
So fanden wir bei Zusammenfassung sämtlicher Therapiegruppen am häufigsten Funktionsbesserungen bei erwachsenen Patienten mit verschiedenen Formen der progressiven Muskeldystrophie. Bevorzugt besserten sich bei ihnen die Fortbewegungs- und Becken-Beinfunktionen bis zu 73%, Arm- und Rumpffunktionen bis maximal 60% der erfaßten Parameter. Bei Kranken mit myotoner Dystrophie beobachteten wir Funktionszugewinne weniger oft. Am häufigsten traf das gleichfalls für die Becken-Beinfunktionen und die Fortbewegung zu (40%), weniger oft für Arm- (30%) und Rumpffunktionen (20%). Patienten mit

spinalen und neuralen Muskelatrophien zeigten geringere Besserungsquoten ihrer Funktionen zwischen 29% der Becken-Beinfunktionen und 16% der Rumpffunktionen.
Die Besserungschancen scheinen somit abhängig von der Art der Erkrankung verschieden zu sein: für Kranke mit Muskeldystrophien besser als für Kranke mit spinalen und neuralen Muskelatrophien. Die Behandlung der Fortbewegungs- und Becken-Beinfunktionen ist offensichtlich am meisten erfolgversprechend, die der Rumpffunktionen am wenigsten. Armfunktionen bessern sich anscheinend nicht ganz so oft wie die Becken-Beinfunktionen, außer bei Kranken mit spinaler Muskelatrophie. Bei Patienten mit spinaler Muskelatrophie fanden wir jeweils bei einem Viertel sowohl die Bein- als auch Armfunktionen gebessert.
Verschlechterungen am Ende der stationären Behandlung traten nur selten und nur für einzelne Funktionen auf. Bei keinem Patienten fanden wir ein Nachlassen aller Funktionen.
Der Allgemeinzustand wurde am Ende der stationären Behandlungen ganz überwiegend als gebessert empfunden. Bei vielen Patienten hielten die Besserungen des Befindens daheim allerdings nicht lange an, oft weniger als 3 Monate.
Bei Langzeitverläufen über mehrere Jahre beobachteten wir allerdings immer wieder (in 42%) langsame Verschlechterungen in den Alltagsfunktionen (Barthel-Index), wie das bei einem Fortschreiten der Erkrankung zu erwarten ist.

4.3.2 Funktionsbesserungen unter statischen oder dynamischen Übungen

Die Frage, ob bestimmte krankengymnastische Behandlungsmethoden anderen überlegen sind, prüften wir an unserem größten Kollektiv, an Patienten mit progressiver Muskeldystrophie, besonders auch an Kranken, die mehrmals im Verlauf der Jahre von uns mit verschiedenen Methoden stationär behandelt worden waren (26 Patienten mit 59 Verläufen).
Diese Befunde zeigen, daß funktionelle Gewinne mit allen krankengymnastischen Methoden, also sowohl statischen (isometrischen) als auch dynamischen Übungen erreicht werden. Eine eindeutige Überlegenheit bestimmter Verfahren ist nicht erkennbar. Allerdings fanden wir einige Unterschiede, die für die praktische Arbeit von Interesse sind.
Die Fortbewegungsmöglichkeit wie die Geh- und Rollstuhlstrecke besserte sich am häufigsten unter ganzkörperisometrischer Behandlung in 68–73% und weniger oft durch dynamische Übungen (40–45%).
Bei den Becken-Beinfunktionen beobachteten wir sowohl durch statische als auch dynamische Übungen etwa gleich häufig Besserungen, allerdings wurde bei den statischen Übungen täglich statt 30 Minuten eine Übungszeit von 60

Minuten benötigt, um entsprechende Resultate wie bei einer 30minütigen dynamischen Behandlung zu erzielen.
Komplexe Funktionen unter Einbeziehung des Rumpfes wie Positionswechsel besserten sich hingegen unter dynamischen Übungen häufiger, besonders im Bewegungsbad (60%).
Verbesserungen der Armfunktionen erfolgten unter statischen und dynamischen Behandlungen im Trockenen etwa gleich häufig in 54 bzw. 56%, am deutlichsten bei Übungen im Schlingentisch (62%).
Auch bei denjenigen Patienten, die im Rahmen mehrerer stationärer Behandlungen einmal statisch, ein andermal dynamisch therapiert worden waren, beobachteten wir mehrfach dann Besserungen ihrer Armfunktionen durch dynamische Übungen, wenn sie durch isometrische Übungen nicht erzielt werden konnten.
Schließlich wurde bei den Nachbefragungen von Kranken, die dynamisch behandelt worden waren, weit häufiger über eine anhaltende oder weitere Besserung ihres Befindens berichtet.

4.4 Zusammenfassung

Unsere bisherigen, noch nicht abgeschlossenen Untersuchungen zeigen bereits einige für die praktische Arbeit wichtige Ergebnisse.
Durch eine intensive etwa 6 bis 7wöchige stationäre physiotherapeutische Behandlung mit verschiedenen Formen von Krankengymnastik lassen sich bei Patienten mit hereditären neuromuskulären Krankheiten (progressive Muskeldystrophie, myotone Dystrophie, spinale und neurale Muskelatrophie) häufig Funktionsbesserungen erreichen. Dies stützt die Angaben der Kranken, daß ihnen nach derartigen Behandlungen die Verrichtungen im Alltag meist leichter fallen. Bei erwachsenen Kranken mit progressiver Muskeldystrophie scheinen Funktionsbesserungen häufiger einzutreten als bei Patienten mit myotoner Dystrophie oder spinalen bzw. neuralen Muskelatrophien.
Derartige Funktionsbesserungen können mit Hilfe subtiler Funktionsprüfungen erfaßt werden. Eine Prüfung des Kraftzuwachses nach den üblichen Kraftgraden ist zu wenig empfindlich und reicht bei diesen Patienten in der Regel für Veränderungsmessungen nicht aus.
Eine Auswertung der Behandlungsergebnisse bei Kranken mit progressiver Muskeldystrophie nach verschiedenen statisch bzw. dynamisch ausgerichteten Therapieprogrammen ergab keine gravierenden Unterschiede zwischen den Behandlungsmethoden. Allerdings zeigten sich unter dynamischen krankengymnastischen Übungen häufiger Verbesserungen der Arm- und auch der Rumpffunktionen, letztere bei im Bewegungsbad durchgeführter Krankengymnastik.

Es handelt sich hierbei um komplexe Funktionen mit zum Teil größeren Anforderungen an die Koordination. Die Fortbewegung und die Beinfunktionen wurden durch isometrische Übungen etwas häufiger gebessert, besonders dann, wenn die Einzelbehandlungen von 30 auf 60 Minuten ausgedehnt wurden. Bezogen auf den täglichen Zeitaufwand und damit die Effektivität und Effizienz erscheint allerdings die Therapie mit dynamischen Übungen im Trockenen und im Wasser rationeller.

Die Ausgangsüberlegung der Studie war die Frage, ob eine dynamisch orientierte Krankengymnastik bei Patienten mit neuromuskulären Erkrankungen vertretbar, sinnvoll und verträglich ist. Es hat sich gezeigt, daß die Gefahr einer Überanstrengung oder einer Schwächung der Muskulatur durch dynamische Übungen unter dosierter und kontrollierter Therapie gering zu sein scheint und daß dynamische Krankengymnastik gut verträglich und teilweise sogar effektiver ist als eine alleinige isometrische Behandlung. Auch werden dynamische krankengymnastische Übungen vergleichsweise zu isometrischen von den Patienten besser angenommen und für die Alltagsbelastungen hilfreicher empfunden.

Eine einseitige ausschließlich statische (isometrische) Ausrichtung der Therapie ist somit weder notwendig noch führt sie zu besseren Ergebnissen. Die Krankengymnastik kann bei diesen Patienten flexibler gestaltet werden, wie das im Kapitel 7 über Krankengymnastik ausführlich dargestellt wird. Aufgrund unserer Beobachtungen sind wir dazu übergegangen, in unsere Therapieprogramme sowohl statische als auch dynamische Übungen aufzunehmen, letztere auch teilweise im Bewegungsbad durchzuführen.

Die vorliegenden Auswertungen erlauben Rückschlüsse auf lediglich kurz- bis mittelfristige (bis zu 3 Monaten) Auswirkungen der verschiedenen krankengymnastischen Techniken. Offen ist die Frage, ob auch langfristig die Progredienz der jeweiligen Erkrankungen verzögert werden kann oder ob intensive krankengymnastische Maßnahmen langfristig u. U. negative Auswirkungen haben können. An unserer kleinen Gruppe von Patienten, die wir über Jahre (maximal 5 Jahre) verfolgen können, fanden wir keine Hinweise auf eine beschleunigte Verschlechterung ihrer schicksalhaft verlaufenden Erkrankungen.

Im Rahmen der noch laufenden Studie soll versucht werden, zu klären, ob Patienten mit verschiedenen hereditären neuromuskulären Erkrankungen und unterschiedlichen Behinderungen von bestimmten Therapieformen mehr oder weniger profitieren und ob sich hierbei differentialtherapeutische Ansätze ergeben.

Literatur

1. *Arnold, C.-R., M. Kemper, K. Struppek, G. Weimann*: Zur Wirkung statischer und dynamischer Krankengymnastik bei Patienten mit progressiver Muskeldystrophie. Z. Phys. Med. Baln. Med. Klim. 16 (1987), 269.

2. *Arnold, C.-R., M. Kemper, G. Weimann*: Intraindividuelle Verlaufsbeobachtungen bei Patienten mit progressiver Muskeldystrophie während Behandlung mit statischer und dynamischer Krankengymnastik. Z. Phys. Med. Baln. Med. Klim. 17 (1988), 305.

3. *Arnold, C.-R., G. Weimann, M. Kemper*: Zur Wirksamkeit physiotherapeutischer Behandlungen bei verschiedenen hereditären neuromuskulären Erkrankungen. Vortrag XIth World Congress of the International Federation of Physical Medicine and Rehabilitation, 16. 9.–20. 9. 1992 in Dresden.

4. *Beckmann, R., H. Teirich-Leube*: Krankengymnastik bei progressiver Muskeldystrophie. Deutsche Gesellschaft »Bekämpfung der Muskelkrankheiten e. V.« Freiburg, Merkblatt.

5. *Krafft, B.*: Die Anwendung der Meerwasserauftriebstherapie bei Muskelkrankheiten. Z. Krankengymnastik 36 (1984), 798–810.

6. *Senn, E.*: Ziel und Prinzipien der physiotherapeutischen Behandlung von Muskeldystrophie. Der Physiotherapeut 1978, 17–18.

7. *Stiefel, M.*: Krankengymnastik für Muskelkranke. Schriftenreihe der Deutschen Gesellschaft »Bekämpfung der Muskelkrankheiten e. V.« Heft 4, Freiburg.

8. *Stiefel, M.*: Krankengymnastik bei Muskelkrankheiten nach Dr. Teirich-Leube. Z. Krankengymnastik 32 (1980), 691–695.

9. *Weimann, G., C.-R. Arnold, M. Kemper*: Therapieergebnisse mit verschiedenen krankengymnastischen Programmen und Funktionsmessungen bei Myopathiekranken; in: *Kunze, Arlt und Thayssen* (Hrsg.): Neuromuskuläre Erkrankungen. Gustav-Fischer, Stuttgart – Jena – New York 1992, S. 285–289.

10. *Weimann, G., C.-R. Arnold, M. Kemper*: Zur Wirksamkeit verschiedener krankengymnastischer Programme bei erwachsenen Myopathiekranken. Phys Rehab Kur Med 2 (1992), 15–18.

5 Therapie bei Kindern mit Duchenne-Muskeldystrophie

R. Forst

Die Behandlungsstrategie für Patienten mit Duchenne-Muskeldystrophie hat sich in den vergangenen zwei Jahrzehnten international grundlegend gewandelt. Nicht zuletzt vor dem Hintergrund einer künftig realistisch werdenden, kausalen Behandlungsmöglichkeit der Duchenne-Muskeldystrophie haben deren Früherkennung durch den »CK-Test« (bereits 4–6 Wochen nach der Geburt) sowie ein prophylaxe-orientiertes, stadienabhängiges Behandlungskonzept eine herausragende Bedeutung erlangt, um die Unabhängigkeit der Patienten und damit deren Lebensqualität entscheidend zu verbessern.

Nach heutiger Auffassung sollten daher während der einzelnen Progressionsstadien der Duchenne-Muskeldystrophie neben einer differenziert eingesetzten krankengymnastischen Behandlung, prophylaktische Operationen zur Verhütung von Kontrakturen bzw. Deformitäten der unteren Extremitäten sowie der Skoliose durchgeführt werden. Darüber hinaus ist im Spätstadium eine apparativ-assistierte Beatmung erforderlich.

Dieses symptomatische Therapiespektrum zielt gegenwärtig darauf ab, den Patienten in einer möglichst guten körperlichen, psychischen und sozialen Verfassung zu erhalten, um damit eine gute Ausgangssituation für denjenigen Zeitpunkt zu schaffen, an dem es gelingen wird, die Duchenne-Muskeldystrophie wirksam zu behandeln.

Unter Berücksichtigung neuester Erkenntnisse, Überlegungen und Erfahrungen sollen dem Krankengymnasten schwerpunktmäßig diejenigen Probleme in der medizinischen Behandlung der Duchenne-Muskeldystrophie dargelegt werden, die im Krankheitsverlauf unterschiedlich stark in den Vordergrund treten und damit das jeweilige Ziel der notwendigen bzw. möglichen krankengymnastischen Behandlungsmaßnahmen bestimmen.

Die nachfolgend zusammengestellten Behandlungsmöglichkeiten bei der Duchenne-Muskeldystrophie sollen und können kein Ersatz für therapeutisch

ausgewogene Maßnahmen bei den einzelnen Patienten sein. Einsatz und Ausmaß möglicher und notwendiger Therapiemaßnahmen hängen jeweils von mehreren Gegebenheiten ab, die individuell zwischen dem Patienten, seinen Angehörigen und den an der medizinischen Behandlung Beteiligten abzuwägen sind.
In diesem Zusammenhang muß jedoch betont werden, daß die medizinische Behandlung lediglich einen Teil der Gesamtbehandlung dieser Patienten darstellt. Bei allen Rehabilitationsmaßnahmen muß stets der ganze Patient und nicht nur seine kranke Muskulatur bzw. die damit verbundenen Symptome an Gelenken (Kontrakturen/Deformitäten), Wirbelsäule (Kypho-Skoliose), Lungen (restriktive Ventilationsstörung, Bronchopneumonie) und Herz (Kardiomyopathie) beachtet werden. Gleichermaßen gilt es, die psychosozialen Aspekte in der Betreuung dieser Patienten und ihrer Familien zu berücksichtigen, die jedoch im vorliegenden Rahmen nicht weiter erörtert werden können.
Wenngleich bis heute noch eine kausale Behandlungsmöglichkeit fehlt, lassen die derzeit in unterschiedlichen Therapiezentren kontrolliert durchgeführten Therapieversuche mittels Myoblasten- und Gentransfer künftig berechtigte Hoffnungen für Patienten mit Duchenne-Muskeldystrophie zu.
Diese Tendenzen müssen alle an der symptomatischen Behandlung dieser Patienten Beteiligten (Ärzte, Krankengymnasten, Kindergärtner, Sozialarbeiter, Familie etc.) berücksichtigen, um die Notwendigkeit eines umfassenden, prophylaxeorientierten Behandlungskonzeptes unter Berücksichtigung neuester muskelpathophysiologischer Kenntnisse nachvollziehen zu können.

5.1 Therapierelevante Grundlagen

Die genaue Analyse des Verlaufs der Duchenne-Muskeldystrophie zeigt nahezu konstant, daß nach einem scheinbar symptomlosen Stadium Muskelschwächen und Kontrakturen auftreten, die letztlich durchschnittlich im Alter von ca. 10 Jahren zum Geh- und Stehverlust führen und anschließend die ausschließliche Nutzung des Rollstuhls zur Folge haben. Im Rollstuhlstadium treten beim Duchenne-Muskeldystrophiker stets unterschiedlich rasch progrediente Skoliosen auf, die gemeinsam mit der zunehmenden Schwäche der Atemmuskulatur zu einer restriktiven Ventilationsstörung führen, an der die meisten Patienten – neben einer Kardiomyopathie – zwischen dem 20. und 30. Lebensjahr sterben.
Lange Zeit nahm man die sich zunächst langsam entwickelnden Kontrakturen der unteren Extremitäten bei Duchenne-Muskeldystrophikern als nur begrenzt behandelbar (Krankengymnastik, Orthesen) hin. *Heyck* und *Laudahn* (1969) gingen sogar davon aus, daß der Duchenne-Muskeldystrophiker leichte Beuge-

kontrakturen in Hüft- und Kniegelenken sowie leichte Spitzfüßigkeit benötigt, um (»in den Kontrakturen verspannt«) gehen zu können. *Rideau* (1978, 1985, 1987), *Sutherland* und Mitarbeiter (1981) sowie *Dangain* und *Vrbová* (1988) konnten jedoch nachweisen, daß dies kein korrekter Ansatz war. Denn bereits der beginnende Überstreckverlust der Gelenke der unteren Extremitäten behindert, noch vor Auftreten der typischen Kontrakturen, eine effektive Muskelkräftigung bei diesen kranken Kindern, da sich die agonistischen Muskeln (M. glutaeus max., M. quadriceps femoris, M. tibialis ant.) nicht maximal verkürzen können. Gleichzeitig werden möglicherweise in den aus unphysiologischen Ausgangsstellungen arbeitenden Muskelgruppen die dystrophischen Veränderungen (Lipomatose, Fibrose) beschleunigt (*Bonsett*, 1963). Damit wird ein Circulus vitiosus induziert, an dessen Ende hochgradige Kontrakturen und Deformitäten stehen können.
Nach *Sutherland* und Mitarbeitern (1981) und *Rideau* (1987) kommt es beim zunächst stets gehfähigen Duchenne-Muskeldystrophiker zu einem typischen Haltungsverfall: Die Duchenne-Muskeldystrophie startet im Sinne einer Schwäche der Beckengürtelmuskulatur. Basierend auf einer zunehmenden Insuffizienz der kleinen Glutaeen wird der M. tensor fasciae latae aufgrund seiner zusätzlichen Abduktionsfunktion zunehmend als Hilfsmuskel eingesetzt. Nach *Kapandji* (1985) ist die Abduktionskraft des M. tensor fasciae latae aber nur etwa halb so groß wie diejenige des M. glutaeus medius. Wegen seines beträchtlichen längeren Hebelarmes ist er jedoch ein sehr guter Beckenfixierer, der aufgrund der Muskelschwäche des M. glutaeus medius nun vermehrt beansprucht wird. Regelhaft findet sich infolge dieser Mehrbeanspruchung bereits in sehr frühen Stadien der Duchenne-Muskeldystrophie aufgrund der zunehmenden Lipomatose und Fibrose mit Elastizitätsverlust eine deutliche Retraktion des M. tensor fasciae latae.
Die Konsequenz ist eine relative Verkürzung des Tractus iliotibialis zwischen Ursprung und Ansatz. Klinisch läßt sich dies in Rückenlage durch eine Einschränkung der Hüftadduktion aus Hüftstreckung nachweisen (*Abb. 1*). Zudem tendieren die Kinder aus Rückenlage in »Rippstein-I-Position« (Oberschenkel auf Liege ruhend, Kniegelenke an Liegenkante um 90° gebeugt, Unterschenkel hängen frei beweglich herab) spontan zu einer Abduktion beider Oberschenkel und aufgrund der asymmetrischen Retraktion von M. tensor fasciae latae bzw. Tractus iliotibialis im Seitenvergleich und zu einer Schrägstellung des Beckens (*Abb. 2a*). Werden die Oberschenkel aus dieser Position passiv adduziert, d. h. parallel nebeneinander positioniert, preßt sich der Tractus iliotibialis an der Oberschenkelaußenseite deutlich in die Muskulatur mit entsprechend längsverlaufender Einziehung des Hautreliefs vom lateralen Oberschenkel (»Tractus-Zeichen«) (*Abb. 2b*).

▷
Abb. 1: Untersuchungsbefund aus Rückenlage.
Eingeschränkte Adduktion beider Hüftgelenke aufgrund der Retraktion des Tractus iliotibialis.

Abb. 2 a und b: Untersuchungsbefunde in »Rippstein-I-Position«.
a) Spontane (asymmetrische) Abduktionsstellung der Oberschenkel aufgrund der Retraktion des Tractus iliotibialis.
b) Bei passiver Adduktion beider Oberschenkel resultiert eine Einziehung der Hautkulisse an der Oberschenkelaußenseite durch den kontrakten Tractus iliotibialis (»Tractuszeichen«) sowie eine vermehrte Lordosierung der Lendenwirbelsäule. ▽

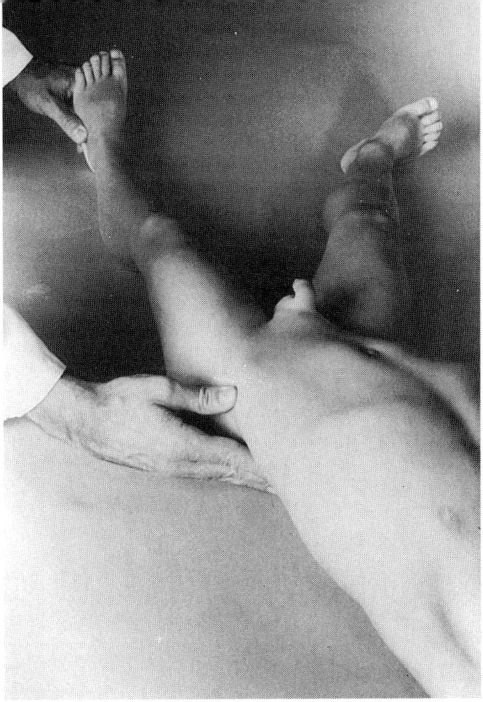

a)

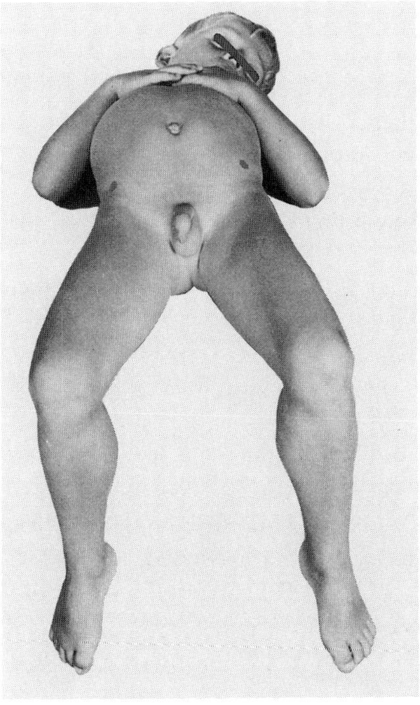

b)

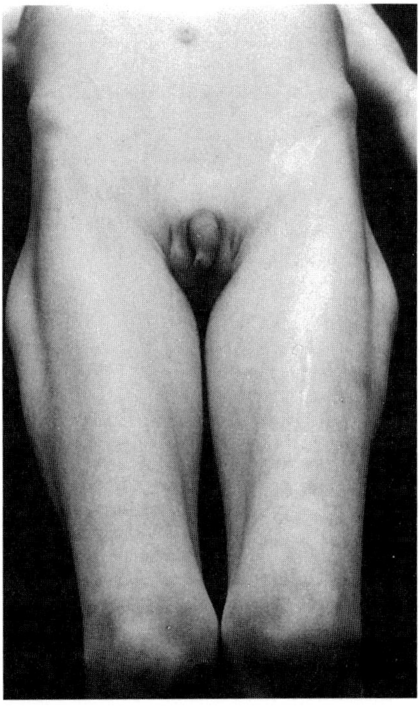

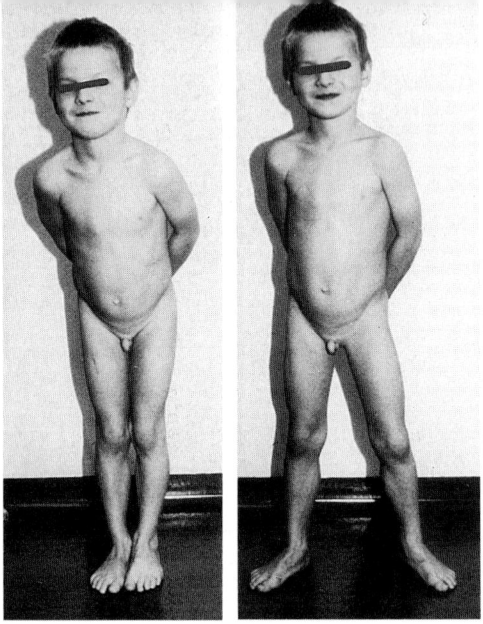

a) b)

Abb. 3a und b: Untersuchungsbefunde im Stand.
a) Erschwerte Ausbalancierung des Rumpfes und vermehrte Bekkenkippung beim Stand mit enggestellten Füßen aufgrund einer deutlichen Retraktion des Tractus iliotibialis.
b) Entspannung des Tractus iliotibialis durch breitbeinigen Stand mit sicherer Rumpfbalancierung und Beckenaufrichtung.

Die Auswirkung dieser Retraktion des Tractus iliotibialis läßt sich beim Duchenne-Muskeldystrophiker ebenfalls im Stand nachweisen: Fordert man den Patienten auf, mit enggestellten Füßen zu stehen, so erkennt man, daß das Becken nach vorne gekippt wird und der Patient versucht, durch Vorneigung des Rumpfes und/oder leichte Spitzfußstellung das Gleichgewicht zu halten (*Abb. 3a*). Steht er dagegen mit breitgestellten Füßen, so ist ihm durch Entspannung des Tractus iliotibialis der Stand mit aufrechtem Rumpf wieder sicher möglich (*Abb. 3b*).

In weiteren Untersuchungsschritten müssen Einschränkung bzw. Verlust der physiologischen Überstreckbarkeit der Gelenke der unteren Extremitäten überprüft werden: Sehr frühzeitig besteht bereits eine Einschränkung der Dorsalextension der oberen Sprunggelenke unterhalb der physiologischen Marge von 15° (*Abb. 4a*). Den Verlust der Überstreckungsfähigkeit der Kniegelenke erkennt man durch Ausmessen des Abstandes zwischen Ferse und Untersuchungsliege (Fersen-Liegen-Abstand), der im entsprechenden Kindesalter 4 cm betragen sollte (*Abb. 4b*).

Die Überstreckungseinschränkung der Hüftgelenke wird in Bauchlage bestimmt (*Abb. 5a*): Durch Fixation (Druck auf die Gesäßbacken) kann die Überstreckung durch den Abstand zwischen Oberschenkel in Kniehöhe und Untersuchungsliege (Knie-Liegen-Abstand) gemessen werden, der bei gesunden Kindern 8 cm mißt. Darüber hinaus läßt sich aus Bauchlage durch passive Beugung des Kniegelenkes eine Kontraktur des M. rectus femoris nachweisen (»Rectus-Zeichen« *Abb. 5b*).

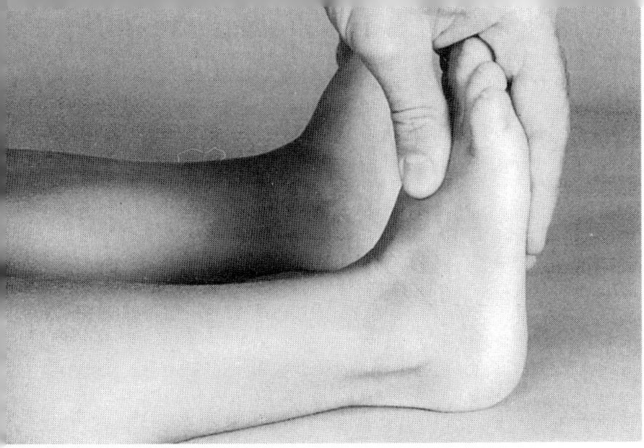

a)

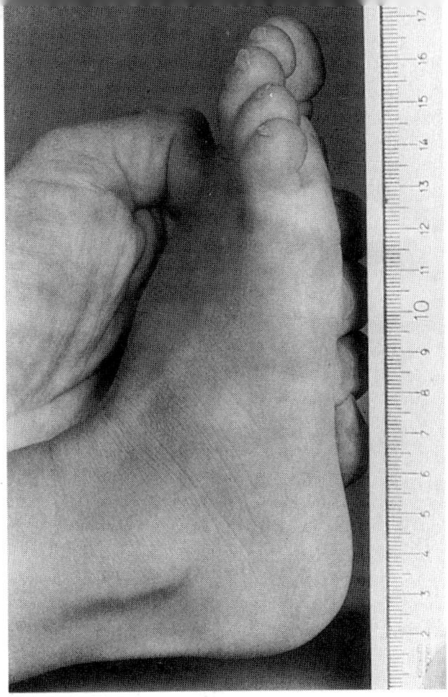

b)

△ *Abb. 4 a und b: Untersuchungsbefunde aus Rückenlage.*
a) Eingeschränkte oder aufgehobene Dorsalextension des oberen Sprunggelenkes (Normwert 15°).
b) Eingeschränkter Fersen-Liegen-Abstand (Maß für die Überstreckbarkeit des Kniegelenkes) auf unter 4 cm.

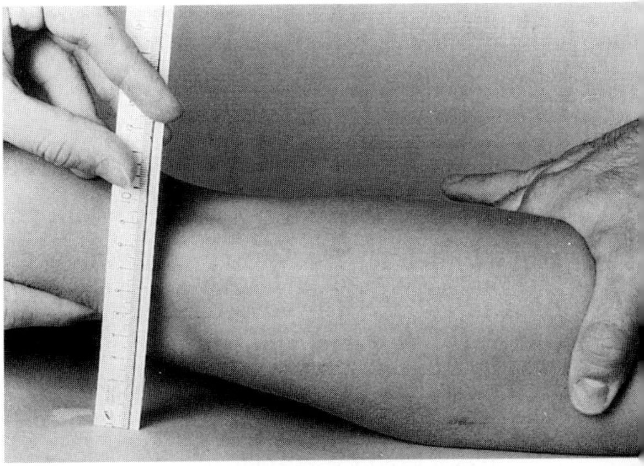

a)

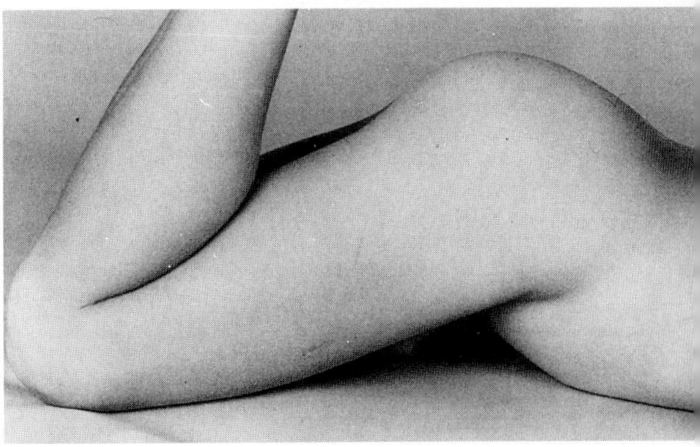

b)

Abb. 5 a und b: Untersuchungsbefunde aus Bauchlage. ▷
a) Eingeschränkter Knie-Liegen-Abstand (Maß für die Überstreckfähigkeit des Hüftgelenkes) auf unter 8 cm.
b) »Rectus-Zeichen«: Aufgrund einer Verkürzung des M. rectus femoris kommt es in Bauchlage bei Beugung der Kniegelenke zu einem Anheben des Gesäßes.

Aufgrund der Einschränkung bzw. des Verlustes der physiologischen Überstreckbarkeit der Gelenke der unteren Extremitäten infolge pathologischer Muskelveränderungen (Fibrose/Lipomatose) wird der muskuläre Stabilisationsaufwand für beide Beine beim Gehen und Stehen unökonomisch. Ferner können M. glutaeus maximus, M. quadriceps femoris und die Dorsalextensoren des Sprunggelenkes nicht mehr über ihren physiologischen Freiheitsgrad im entsprechenden Gelenk arbeiten und damit nicht mehr genügend effektiv krankengymnastisch behandelt werden (*Dangain* und *Vrbová*, 1988). Zur muskulären Stabilisation der Beine müssen vermehrt Muskeln bzw. Muskelgruppen aus unphysiologischen (kontrakturbedingten) Ausgangsstellungen kompensatorisch Mehrarbeit leisten, die nach *Bonsett* (1963) einen beschleunigten myopathischen Verfall begünstigen können.

5.2 Stadien-orientiertes Behandlungskonzept der Duchenne-Muskeldystrophie

5.2.1 Stadium I Frühphase mit leichten Muskelschwächen und beginnenden Bewegungseinschränkungen

(Durchschnittliches Alter der Patienten ca. 2–6 Jahre)

1. Erhaltung der Muskelkraft

Normale Körperaktivitäten sollten entsprechend den Wünschen der Kinder zugelassen und wenn nötig angeregt werden. Übertriebener »Kraft- und Leistungssport« ist jedoch zu vermeiden. Täglich sollen (mit Unterbrechungen) bis zu mehreren Stunden Gehen und Stehen angeregt werden; eine solche körperliche Belastung ist nicht schädlich, sondern nützlich.

Schwimmen ist in jeder Form empfehlenswert; erhöhte Wassertemperaturen zwischen 28° und 31° C sind wünschenswert, jedoch nicht unbedingt erforderlich.

Fahrradfahren – Zweirad, Dreirad, Behindertentandem oder Stehfahrrad im Zimmer – ist zu empfehlen.

Ballspiele jeder Art, einschließlich Fußballspielen, können empfohlen werden, solange sie den Kindern Freude bereiten.

2. Gewichtskontrolle

Die Ernährung soll reich an Eiweiß und Vitaminen und arm an Fetten und Kohlenhydraten sein. Die Überfütterung des Kindes führt zur Adipositas und belastet hierdurch unnötigerweise die erkrankte Muskulatur.

3. Anregung der Spontanaktivität

Unnötige Bettruhe ist zu vermeiden (z. B. bei unkomplizierten Infekten). Sollte die Bettruhe länger als 2 Tage dauern, müssen aktive Übungen für die Becken-Bein-Muskulatur durchgeführt werden. Etwa fünfmal täglich sollte dann das Kind je 5–10 Minuten lang aufgestellt werden. Die Kinder sollten ermuntert werden, sich selbst anzuziehen und ihre sonstigen täglichen Verrichtungen selbständig durchzuführen.

4. Krankengymnastik

Wenn der behandelnde Arzt »Krankengymnastische Ganzbehandlung auf neurophysiologischer Grundlage« verordnet – vor allem, wenn Veränderungen des Bewegungsverhaltens zum ersten Male auffallen –, dann soll diese unter der Aufsicht eines Krankengymnasten durchgeführt werden, der über Erfahrungen mit der Behandlung von Kindern mit Muskeldystrophie verfügt. Ferner müssen die Eltern vom Krankengymnasten angeleitet werden, in möglichst spielerischer Form täglich ergänzende Dehnungsübungen durchzuführen. Sie sollten auch darauf achten, daß ihr Kind bei seinen Aktivitäten besonders die früh betroffenen Muskeln am Beckengürtel beansprucht und beübt.
Bei einem Alter von 4 Jahren muß der Krankengymnast auf beginnende Überstreckverluste der Hüft-, Knie- und Sprunggelenke sowie eine Adduktionseinschränkung der Hüftgelenke achten (s. o.), um das Kind in einem spezialisierten Zentrum zur Indikationsprüfung einer dann möglichen orthopädischen Operation (s. u.) vorzustellen.

5. Frühe operative Behandlung von beginnenden Bewegungseinschränkungen der unteren Extremitäten einschließlich krankengymnastischer Nachbehandlung

Ein Kind mit Duchenne-Muskeldystrophie kann nur wirksam krankengymnastisch behandelt werden, solange die Gelenke in allen Richtungen frei beweglich und antagonistische Muskelgruppen nicht verkürzt sind. Gerade in der Frühphase (Stadium I) sind jedoch bereits geringgradige Bewegungseinschränkungen der Gelenke bei noch sehr gut erhaltener Gesamtmuskelkraft zu beobachten: Die Hüft-, Knie- und Sprunggelenke können nicht mehr im physiologischen Bewegungsumfang überstreckt und die Hüftgelenke zudem nicht mehr vollständig adduziert werden. Wird nichts gegen diese beginnenden Bewegungseinschränkungen unternommenen – ihr Fortschreiten bis zur Kontraktur kann, wie es die klinischen Erfahrungen zeigen, durch Krankengymnastik und/oder Orthesen nicht verhindert werden – dann wird die Muskulatur überbeansprucht, u. U. dystrophisch umgebaut und deren Gesamtkraft rascher reduziert als nach operativer Frühbehandlung.

Ein solcher Eingriff – Lösung der Hüft-, Knie- und Sprunggelenkkontrakturen sowie Aponeurektomie des Tractus iliotibialis – zielt auf eine möglichst lange Gehfähigkeit und damit Unabhängigkeit der Patienten. Dieses Ziel kann aber nur erreicht werden, wenn die entscheidenden Befunde (Operationskriterien) frühzeitig und richtig erkannt und die notwendigen Eingriffe korrekt durchgeführt werden.

Dem betreuenden Arzt bzw. dem Krankengymnasten kommt dabei die wichtige Aufgabe zu, beginnende Bewegungseinschränkungen der Gelenke beider unterer Extremitäten frühzeitig zu erkennen, damit ihre operative Frühbehandlung rechtzeitig in Betracht gezogen werden kann.

Bereits präoperativ sollte das Kind in der Lage sein, Muskelkräftigungsübungen für den M. glutaeus maximus, M. quadriceps femoris sowie die Hüftabduktoren durchzuführen, um diese Übungen dann nach dem operativen Eingriff zu beherrschen.

Bei diesen orthopädischen Frühoperationen an beiden unteren Extremitäten werden die beginnenden Überstreckungsverluste von Hüft-, Knie- und Sprunggelenken sowie die Adduktionsbehinderung der Hüftgelenke ausschließlich durch Weichteileingriffe (Myotomien, Tenotomien) behoben. Damit wird ermöglicht, daß die Muskeln wieder im Umfang ihrer physiologischen Bewegungsausmaße arbeiten können.

Unmittelbar postoperativ wird nach Entfernung der Gipsverbände damit begonnen, den M. glutaeus maximus und den M. quadriceps femoris sowie die Hüftabduktoren zu kräftigen und den M. rectus femoris zu dehnen. Eine Dehnung der oberen Sprunggelenke in Dorsalextension ist wegen der Achillessehnenverlängerung bis zur 8. postoperativen Woche untersagt. Zum Schutz der Achillessehnennaht sowie zur raschen Mobilisation der Patienten (trotz Achillessehnenverlängerung) wird ein Gangbild in Außenrotation beider Füße verlangt, das von den Kindern in aller Regel intuitiv spontan korrekt ausgeführt wird. Ist die Operationsindikation terminlich zeitgerecht gestellt, so werden alle Jungen nach ca. 12 Tagen frei gehfähig und ändern spontan nach ca. 6–8 Wochen das zunächst gewünschte Außenrotationsgangbild in ein »normales« Gangbild,

wobei bedacht werden muß, daß die zugrundeliegende Muskelkrankheit – abhängig vom Muskelkraftstatus – stets ein individuell geprägtes Gang- und Haltungsmuster bewirkt.
Nachtschienen zur »Verhütung« von Kontrakturen werden heute in dieser Phase der Duchenne-Muskeldystrophie nicht mehr empfohlen, weil sie die Entwicklung der Kontrakturen nachweislich nicht verzögern, andererseits für den Patienten und seine Angehörigen nicht selten eine Belastung darstellen (*Diller*, 1989).

5.2.2 Stadium II Zunehmende Muskelschwächen und Kontrakturen

(Durchschnittliches Alter der Patienten ca. 6–9 Jahre)

Kinder mit Duchenne-Muskeldystrophie, die im Stadium I zum optimalen Zeitpunkt bei noch sehr gut erhaltener Muskelkraft an beiden unteren Extremitäten operativ behandelt wurden, können sich – im Vergleich zu unbehandelten Jungen – besser bewegen und zeigen eine deutlich verzögerte Kontrakturenentwicklung. Diese Beobachtung beruht auf der langjährigen Erfahrung derjenigen Zentren, in denen diese Operationen regelmäßig durchgeführt werden. Kontrollierte wissenschaftliche Studien mit statistischer Auswertung werden z. Zt. an der Orthopädischen Klinik der RWTH Aachen durchgeführt.
In diesem Krankheitsstadium II sind die vorzuschlagenden Maßnahmen für operativ behandelte Jungen denen für das Stadium I beschriebenen sehr ähnlich. Haben sich der Patient oder seine Eltern gegen eine frühe operative Behandlung entschieden, so sind jetzt zusätzlich neben den für Stadium I genannten noch folgende Maßnahmen erforderlich:

1. Krankengymnastik

Wegen der zunehmenden Muskelschwäche müssen die Eltern zur bestmöglichen Kräftigung der Muskeln und zur Behandlung der jetzt beginnenden Kontrakturen täglich mit den Kindern aktive Übungen der betroffenen Muskeln durchführen. Diese Übungen sollten kindgerecht in Spiele eingebaut werden. Die Behandlung muß regelmäßig (s. u.) von einem Krankengymnasten überwacht werden.
Sobald manifeste Kontrakturen auftreten, ist es notwendig, Muskeln und Sehnen zweimal täglich zu dehnen (Achillessehne, Tractus iliotibialis und Kniebeugersehnen). Diese Dehnungsübungen der Muskeln, Bänder und Gelenkkapseln sollten jeweils 10–15 mal hintereinander unter Ausnutzung des gesamten Bewe-

gungsumfanges eines Gelenkes durchgeführt werden. Jede Einzeldehnung sollte jeweils 10 Sekunden dauern und langsam sowie unter aktiver Mitarbeit des Patienten erfolgen.
Außerdem sind als zusätzliche Übungen zu empfehlen: Im Stand Vorwärtsneigen des Körpers gegen eine Wand – wobei die Füße flach auf dem Boden bleiben – und das Liegen auf dem Boden in Bauchlage (Lesen, Fernsehen). Hierbei muß die Spitzfußstellung durch entsprechende Lagerung vermieden werden.
In diesem Stadium sollen die Übungen täglich mit Familienmitgliedern durchgeführt und mindestens zweimal im Monat von einem Krankengymnasten und alle 3 Monate vom Arzt kontrolliert werden.

2. Orthopädische Maßnahmen

Auch in diesem Stadium II können und sollten Kontrakturen der unteren Extremitäten noch operativ behandelt werden. Wegen der inzwischen weiter fortgeschrittenen Muskelschwäche ist es jedoch sehr schwierig, die durch die Operation zu erwartende Verlängerung der selbständigen Geh- und Stehfähigkeit und damit die Unabhängigkeit der Patienten zeitlich abzuschätzen. Einem vorzeitigen Verlust der Geh- und Stehfähigkeit durch Quadrizepsschwäche kann mittels Einsatzes von Beinorthesen zur Stabilisierung der Kniegelenke wirksam begegnet werden.
Bei zunehmender, passiv noch korrigierbarer Vorfußadduktionsfehlstellung ist bereits in diesem Stadium ein Tibialis-posterior-Sehnentransfer durch die Membrana interossea auf den Fußrücken sinnvoll. Dies wirkt einer (später fixierten) Klumpfußbildung entgegen und erlaubt vor allem, weiterhin Konfektionsschuhe zu tragen. Dieser Eingriff kann ggf. zusammen mit den Operationen im Hüft-, Knie- und Sprunggelenkbereich kombiniert werden.
Nützlich ist leichtes Schuhwerk mit Profilsohlen, damit das Kind nicht auf glattem Untergrund ausrutscht. Orthopädische Schuhe oder spezielle orthopädietechnische Zurichtungen am Konfektionsschuh sowie Einlagen sind in diesem Stadium nicht zu empfehlen.
Wurden die Kontrakturen nicht operativ behandelt, so können Nachtschienen eine weitere Zunahme allenfalls verzögern, nicht jedoch verhindern.

5.2.3 Stadium III
Erschwerte Gehfähigkeit
(Durchschnittliches Alter ca. 9–13 Jahre)

Die in früheren Jahren durchgeführten Maßnahmen sind soweit wie möglich weiterzuführen, dazu kommen zusätzlich:

1. Krankengymnastik

Übungen zur Dehnung der Armmuskeln: Ellbogen, Hand- und Fingergelenke, sowie besonders die Übung der Supination der Unterarme bzw. Hände.
Zur Prophylaxe wird krankengymnastisch jetzt bereits mit der Atemtherapie in Form von Ventilationsübungen zur Erhaltung bzw. Besserung der Atemvolumina begonnen.

2. Operative Eingriffe

Solange noch eine genügende Muskelfunktion zur Rumpfbalancierung vorhanden ist, kann die operative Lösung von Kontrakturen der unteren Extremitäten bewirken, daß über einen begrenzten Zeitraum die Patienten weiterhin selbständig mit Hilfe von Beinorthesen gehen können. Aber auch nach dem Verlust der selbständigen Gehfähigkeit (mit Beinorthesen) haben kontrakturfreie Gelenke für die Patienten zahlreiche Vorteile: Z. B. können sie leichter mit Hilfe gehen oder passiv fixiert stehen. Nur solange die Stehfähigkeit (auch passiv fixiert) noch gegeben ist, kann vermieden werden, daß der Patient ausschließlich auf den Rollstuhl mit allen damit verbundenen negativen Konsequenzen (Dekubitus, Ischialgien, Osteoporose, Skolioseprogression, Durchblutungsstörungen u. a.) angewiesen ist.
Auch nach den operativen Kontrakturbehandlungen in den Stadien II und III bleiben die Patienten nur maximal 2 bis 3 Tage im Bett und werden anschließend rasch mit bereits präoperativ vorbereiteten Beinorthesen mobilisiert. Unter Umständen können Patienten mit Hilfe von Beinorthesen ungefähr weitere 2 Jahre länger selbständig gehen. Der Patient und seine Familie sollten gerade daran besonders interessiert sein, weil sie hierdurch positive Auswirkungen auf die Bewegungsorgane (Kontrakturen, Deformitäten, Skoliose), die respiratorischen Funktionen sowie das Handling erwarten dürfen. Die Entscheidung, *ausschließlich* einen Rollstuhl zu benutzen, sollte daher möglichst lange hinausgeschoben werden.

3. Kontrolluntersuchungen

Zum rechtzeitigen Erkennen einer Skoliose bzw. deren Krümmungsprogredienz mit Beckentilt (vgl. Stadium IV) sind ab dem Auftreten erster klinischer Zeichen einer Skoliose (Lendenwulst!, u. U. kombiniert mit Lumbalkyphose!) alle 6 Monate ärztliche Kontrolluntersuchungen durchzuführen, die neben der klinischen Untersuchung zusätzlich jeweils Röntgen-Wirbelsäulen-Ganzaufnahmen in aufrechter Sitzposition in 2 Ebenen einschließen. Bei Nachweis einer progredienten Skoliose (s. u.) besteht – bereits zu Beginn der Rollstuhlphase! – die Indikation für eine operative Wirbelsäulenstabilisierung.
Zur Früherkennung von Lungenfunktionsstörungen sollten die Vitalkapazität und der »Peak Flow« ab dem 9. Lebensjahr mindestens zweimal jährlich gemessen werden.
Um eine Beteiligung des Herzmuskels (Kardiomyopathie) früh zu erkennen, sind vom 9. Lebensjahr an halbjährliche EKG-Kontrollen einschließlich Echokardiographie notwendig.

5.2.4 Stadium IV Rollstuhlphase

(Patienten überwiegend älter als 10 Jahre)

In den späteren Stadien der Duchenne-Muskeldystrophie ist es bis heute nicht zu umgehen, daß der Patient einen Rollstuhl benutzen muß, wobei seine Lebensqualität entscheidend von der medizinischen Vorbehandlung abhängt. Ein elektrischer Rollstuhl sollte dann angeschafft werden, wenn der Patient so schwach ist, daß er nicht länger ohne Unterstützung gehen oder nur noch kurze Entfernungen ohne übermäßige Ermüdung bewältigen kann. Ein vom Patienten angetriebener manueller Rollstuhl (Selbstfahrer) würde in dieser Phase nur für wenige Monate bedienbar sein.
Räderanordnung und -dimensionierung sowie Größe und Gewicht des Rollstuhles müssen je nach Körperproportionen und Einsatzbereich (Straße, Wohnung) verordnet werden. Die »abklappbare feste Rückenlehne« (ggf. mit Kopfstütze) sollte in eine fast horizontale Stellung zu bringen sein, um dadurch die Wirbelsäule zeitweise entlasten zu können. Jeder Rollstuhl muß mit einem »festen Sitz« ausgestattet sein. Die Fußstützen müssen zudem einzeln verstellbar und ausklappbar sein. Zur optimalen Rumpf- und Wirbelsäulenausrichtung sollte der Rollstuhl mit einer sog. »Mitteltischsteuerung« ausgestattet sein. Selbstverständlich müssen Bremsen, Blinklichter, Hupe, Sicherheitsgurt usw. vorhanden sein, um eine sichere Teilnahme am Straßenverkehr zu ermöglichen.

Ohne eine operative Vorbehandlung werden in der Rollstuhlphase bereits bestehende Kontrakturen in den Hüft-, Knie- und Sprunggelenken sowie Deformitäten (Hüftluxation, Klumpfuß) und eine (Kypho-) Skoliose sehr rasch zunehmen. Ferner klagen Patienten, die nur noch ausschließlich im Rollstuhl sitzen können, über Druckstellen am Gesäß (Tuber ischiadicum), eine Verminderung der Durchblutung der Beine sowie über Ischialgien bzw. pseudoradikuläre Syndrome, die sehr bald nicht mehr durch Sitzkorrekturen und Polsterungen beeinflußt werden können.
Fortgeschrittene Kontrakturen an den Beinen sind jetzt besonders störend. Die Patienten können praktisch nur noch sitzend und in Seitenlage schlafen. Muskeln und Sehnen sollten auch jetzt – unter Respektierung der Schmerzgrenze – weiterhin regelmäßig »gedehnt« werden, um die Dynamik der progredienten Kontrakturen positiv zu beeinflussen.

1. Behandlung der Wirbelsäulenverkrümmung

Die Indikation zur Durchführung einer frühzeitigen operativen Stabilisierung der Wirbelsäule unmittelbar zu Beginn der Rollstuhlphase ist dann gegeben, wenn der Skoliosewinkel in sitzender Position mindestens 20 ° (nach *Cobb*) beträgt und – radiologisch kontrolliert – eine Progression der Krümmung nachweisbar ist. Skoliosen, die gleichzeitig mit einer Entlordosierung der Lendenwirbelsäule einhergehen, sind aufgrund ihrer rascheren Progredienz prognostisch ungünstiger einzustufen als solche mit erhaltener oder betonter Lumballordose.
Bei der wirbelsäulenstabilisierenden Operation wird abhängig von der verbliebenen Lumballordose entweder die Luque- oder die Cotrel-Dubousset-Technik eingesetzt und damit die Wirbelsäule vom Sakrum bzw. 5. Lendenwirbel bis zum zervikothorakalen Übergang stabilisiert. Der Patient kann bereits 48 Stunden nach einer solchen prophylaktischen Operation sitzen und benötigt in der Regel kein Korsett.
Eine prophylaktische oder therapeutische Versorgung von Skoliosen mit einem Korsett muß abgelehnt werden, da dieses im Gegensatz zur operativen Frühbehandlung nicht verhindern kann, daß die Skoliose fortschreitet. Eine Korsettversorgung soll nur dann in Betracht gezogen werden, wenn ein Patient aus medizinischen Gründen nicht operiert werden kann oder eine Operation abgelehnt wird (*Forst* u. Mitarb., 1990).

2. Behandlung der Lungenfunktionsstörung

Eine progrediente Skoliose führt gemeinsam mit der zunehmenden Schwäche der Atemmuskulatur zu einer restriktiven Ventilationsstörung. Unbehandelt nimmt die Vitalkapazität nach einer Plateau-Phase um das 10.–12. Lebensjahr kontinuierlich ab (*Rideau*, 1987). Deswegen muß ab dem 9. Lebensjahr die Vitalkapazität zweimal jährlich bestimmt werden. Allmählich entwickelt sich eine chronische Unterbeatmung, die im fortgeschrittenen Stadium zu Konzentrationsschwierigkeiten, Müdigkeit – auch am Morgen –, Kopfschmerzen, Sehstörungen, Alpträumen und Angst führt.
Vorsorglich wird jetzt neben der Krankengymnastik für die Bewegungsorgane – besser in spielerischer Form schon vor dem 9. Lebensjahr – mit der Atemtherapie begonnen. Wichtig wird die Unterweisung der Eltern in der Durchführung einer »Bronchialtoilette« (Abklopfen und Vibration des Brustkorbs in Kopftieflage). Die Eltern sollten auch lernen, mit dem Patienten Hustenübungen durchzuführen. Außerdem sollten sie angeleitet werden, einen elektrischen Absaugapparat anzuwenden. In Anwesenheit des Patienten darf niemals geraucht werden!
Wenn in diesem Stadium Infektionen des Respirationstraktes auftreten, muß der Patient rasch in eine Klinik eingewiesen werden.
Sollte sich die Vitalkapazität (halbjährliche Messung!) nach einer stabilen Phase deutlich verringern, empfiehlt es sich, zur Behandlung der jetzt komplexen Lungenfunktionsstörung – neben der Atemtherapie – eine apparativ-assistierte Beatmung über eine spezielle Gesichts- bzw. Nasenmaske zu beginnen. Dadurch werden die Lungen besser belüftet und der pCO_2 verringert. Diese Behandlung kann nach Anleitung in einer spezialisierten Klinik zu Hause zunächst stundenweise am Abend durchgeführt werden. Anzustreben ist eine apparativ-assistierte Beatmung während des gesamten Nachtschlafes. Dadurch erholt sich die Atemmuskulatur so sehr, daß tagsüber für lange Zeit auf die Beatmung verzichtet werden kann (s. auch Kap. 12). In späteren Stadien kann jedoch auch eine Beatmung nach Tracheotomie notwendig werden.
Durch diese Maßnahmen können nicht nur die erwähnten Beschwerden vermieden werden, es wird auch die sonst drastische Verringerung der Vitalkapazität entscheidend verlangsamt (*Rideau*, 1987). Die Lebensqualität wird deutlich verbessert und offensichtlich auch die Lebenserwartung verlängert.

3. Weitere Probleme

Herzrhythmusstörungen kommen häufig vor. Sie stehen jedoch nicht im Zusammenhang mit meßbaren Krankheitszeichen und brauchen nicht behandelt zu werden.
Die jährlichen Kontrollen mit EKG und Echokardiographie zielen auf die frühzeitige Erkennung einer möglichen Kardiomyopathie. Die hierdurch bedingten klinischen Anzeichen sind zu beachten und adäquat zu therapieren.
Falls Schluckbeschwerden auftreten, muß für eine richtige Lagerung des Kopfes gesorgt werden; unter Umständen müssen Brei und flüssige Nahrung verabreicht werden.
Schlafstörungen infolge von schmerzbedingten Lagerungsproblemen, die durch mangelnde aktive Bewegungsmöglichkeit infolge Muskelschwäche, Kontrakturen und Skoliose verursacht werden, lassen sich z. T. durch die Verwendung von Schaumstoffmatratzen lindern. Zu empfehlen ist darüber hinaus eine mehrkammerige Luftmatratze, die an unterschiedlichen Seiten automatisch abwechselnd belüftet werden kann. Notwendig sind Vorrichtungen, die den Druck der Bettdecke auf die Füße vermeiden (Deckenbügel). Nicht selten sind zusätzlich Lagerungskissen und -keile für eine Stabilisierung der Schlafposition dringend notwendig.
Transportprobleme: Hydraulische Hebevorrichtungen werden für Toilette und Bad notwendig; Spezialbetten, die elektrisch gekippt werden können, sind oft unerläßlich (s. auch Kap. 8).

5.3 Zusammenfassung des Behandlungskonzepts

Ein Grundgedanke bestimmt heute einheitlich das therapeutische Bemühen bei der Duchenne-Muskeldystrophie: Die betroffenen Kinder sollen besonders während der frühen Krankheitsphasen (Stadium I und II) ermutigt werden, weitgehend ihren Spontanaktivitäten nachzugehen. In keinem Fall sollen sie zu früh mit vielen zeitlich umschriebenen Übungen behandelt werden. Dies ist ganz offensichtlich bei denjenigen Kindern, die in der Frühphase der Krankheit an beiden unteren Extremitäten prophylaktisch operiert wurden, wesentlich länger möglich, als bei nichtoperierten Jungen.
Einigkeit besteht auch heute darüber, daß die operative Stabilisierung der Wirbelsäule bei progredienter Skoliose über 20° (nach *Cobb*) möglichst zu Beginn des Rollstuhlstadiums durchgeführt werden soll und daß eine apparativassistierte Atemtherapie notwendig ist. Weder die Skoliose noch die Symptome der chronischen Unterbeatmung lassen sich alleine durch krankengymnastische

Behandlung suffizient behandeln. Umgekehrt wird jedoch die Atemtherapie als krankengymnastische Begleitmaßnahme nach einer Wirbelsäulenoperation bzw. bei apparativ-assistierter Beatmung wieder wesentlich effektiver. Entscheidend ist in diesem Zusammenhang, darauf hinzuweisen, daß die Eltern bzw. die Patienten frühzeitig über die Notwendigkeit operativer Eingriffe an den unteren Extremitäten bzw. der Wirbelsäule aufgeklärt werden, um ausreichend mentale Vorbereitungszeit zu haben. Immerhin muß bedacht werden, daß es ein wesentliches Charakteristikum aller prophylaxe-orientierter Behandlungsmaßnahmen (Operation, Beatmung) ist, daß der günstigste Zeitpunkt für ihren Einsatz medizinischerseits stets durch »diskrete« Befunde bestimmt wird, und daher die Indikation von medizinischen Laien in der konkreten Situation nicht immer spontan nachvollzogen werden kann.
Andererseits stellt aber gerade die wichtige Erkenntnis, bessere Behandlungsergebnisse bei frühzeitigem Einsatz der jeweiligen Behandlungsmaßnahmen zu erreichen, das entscheidende Element in der modernen Therapie der Duchenne-Muskeldystrophie dar.
In keinem Fall sollte z. B. alleine aufgrund der Notwendigkeit einer Narkose auf einen rechtzeitig terminierten Kontraktur- bzw. Skoliose-prophylaktischen Eingriff verzichtet werden. Denn die Narkoserisiken sind umso geringer und die Operationserfolge umso besser, je frühzeitiger die Eingriffe an den unteren Extremitäten und der Wirbelsäule in entsprechend spezialisierten Kliniken durchgeführt werden (*Forst* u. Mitarb., 1991).
Bisher liegen keine wissenschaftlich kontrollierten Untersuchungen bei einer großen Anzahl von Patienten vor, die beweisen könnten, daß alleine durch krankengymnastische Behandlung – unabhängig von den verwendeten Techniken – die Entwicklung der Muskelschwäche und der Kontrakturen bei der Duchenne-Muskeldystrophie entscheidend verzögert werden. Bezüglich der krankengymnastischen Frühbehandlung von Jungen mit Duchenne-Muskeldystrophie, die unmittelbar nach der Geburt durch den CK-Test entdeckt wurden, können wir heute retrospektiv feststellen, daß diese Jungen – trotz intensiver krankengymnastischer Behandlung – gegenüber später und/oder nicht vorbehandelten Jungen keine zeitlich entscheidenden Vorteile bezüglich des Auftretens von Kontrakturen erkennen lassen. Insbesondere die in Deutschland bis in die jüngste Zeit propagierte »tägliche krankengymnastische Behandlung« ausschließlich mit Ganzkörperisometrie nach *Teirich-Leube* bewirkt nach unseren Erkenntnissen gemessen am betriebenen Aufwand weder eine signifikante Verlängerung der Gehfähigkeit dieser Patienten noch eine effektive Kontraktur- bzw. Deformitätenprophylaxe. Die Kontroverse bezüglich der krankengymnastischen Behandlung bei der Duchenne-Muskeldystrophie drückt sich vor allem in den unterschiedlichen Empfehlungen zum zeitlichen Umfang aus; sie reichen

von der täglichen über die einmal wöchentliche Behandlung bis hin zum völligen Verzicht nach frühen Operationen zur Lösung von beginnenden Bewegungseinschränkungen an beiden unteren Extremitäten.
Die tierexperimentellen Untersuchungen von *Dangain* und *Vrbová* (1988) zeigen, daß chronische funktionelle Überlastungen jugendlicher und dystropher Muskeln, wie das durch Überstreckverlust und vermehrte Muskeldehnung der Fall sein kann, zu Funktions- und Krafteinbußen führen, und daher von krankengymnastischen »Kräftigungsübungen« ein Effekt nicht zu erwarten ist. Umgekehrt konnte nachgewiesen werden, daß durch eine frühzeitige operative Lösung von Bewegungseinschränkungen zum einen der myopathische Prozeß der extendierenden Muskulatur verzögert und zum anderen diese Muskeln offensichtlich effektiver gekräftigt werden können.
Nach unserer Auffassung nimmt die Krankengymnastik im symptomatisch orientierten Therapiespektrum der Duchenne-Muskeldystrophie nach wie vor eine zentrale Stellung ein (*Forst* u. Mitarb., 1984, *Forst*, 1988). Die Behandlung von Kontrakturen und Verhütung von Deformitäten ausschließlich durch krankengymnastische Verfahren ist jedoch aufgrund der muskelpathologischen Veränderungen (Lipomatose/Fibrose) nachweislich limitiert. Die operative Frühbehandlung von Kontrakturen der unteren Extremitäten stellt dagegen ein effektives und für Patienten mit Duchenne-Muskeldystrophie zumutbares therapeutisches Verfahren dar, das die Geh- und Stehfähigkeit signifikant verlängert und damit zu einer Verbesserung der Lebensqualität dieser sehr jungen Patienten führt (*Rideau*, 1978, 1987). Die frühzeitige operative Behebung bereits beginnender Bewegungseinschränkungen der Gelenke der unteren Extremitäten dürfte zudem der Schlüssel zu einer dann wieder suffizient und damit effektiv möglichen krankengymnastischen Behandlung (*Dangain* und *Vrbová*, 1988) sein (*Tab. 1*).
Wir sind der Meinung, daß die Krankengymnasten, die in aller Regel die Kinder nach Diagnosestellung betreuen sollten, zahlreiche Aufgaben bei der motorischen und sensomotorischen Förderung des behinderten Kindes, der krankengymnastischen Therapie (*Forst* u. Mitarb., 1984) und damit der Terminierung des optimalen Operationszeitpunktes für kontrakturlösende Eingriffe (in Kenntnis der relevanten Befundkonstellationen) übernehmen.
Aus heutiger Sicht würden wir empfehlen, daß Kinder mit Duchenne-Muskeldystrophie, die unmittelbar nach der Geburt erkannt worden sind, monatlich einmal von einem Krankengymnasten behandelt werden sollten und dieser, insbesondere im kritischen Alter ab 4 Jahre, auf beginnende Überstreckungsverluste (und Adduktionseinschränkung der Hüftgelenke) der Gelenke der unteren Extremitäten achten sollte, um dann das Kind in einem spezialisierten Zentrum zur operativen Behandlung vorzustellen.

Tabelle 1

Zusammenstellung der postoperativen Krankengymnastik nach operativer Frühbehandlung von Kontrakturen der unteren Extremitäten bei Duchenne-Muskeldystrophie

Tag	Behandlung
1.–2.	Oberschenkelliegegips (gespalten) Atemtherapie Bülauflasche (Tip: Zur besonderen Motivation füllen wir bunte Stöpsel in die Flasche, so daß die Kinder »die Schiffchen« möglichst lange auf den Wellen schwimmen lassen können) Giebelrohr, Seifenblasen, Kontaktatmung Pusten von Wattebällchen mit einem Strohhalm Bronchialtoilette (Abreiben mit Alkohol und leichtes Abklopfen des Rückens) *Ziel der Atemtherapie* ist, durch eine verlängerte Exspiration eine reflektorisch vertiefte Inspiration zu erreichen.
3.	Gipsentfernung und Sprunggelenk-Taping (bis zum 20. post op. Tag) Atemtherapie vorsichtige, assistive Knie- und Hüftflexion, -adduktion (Kind gewinnt Vertrauen in die Beweglichkeit der Beine) Bettkantensitz nachmittags *zweimal Aufstehen* vor dem Bett
4.	Atemtherapie fünfmal Aufstehen längerer Bettkantensitz (evtl. vor dem Nachttisch)
5.	Atemtherapie Gehübungen im Gehbarren, Gehen unterstützt an zwei Händen isometrische Spannungsübungen d. Glut. maximus, Glut. medius und M. quadriceps (täglich fortgesetzt) Auxotones Quadrizepstraining Schulung von Bewegungsübergängen (z. B. Drehen, Rücken-, Seit-, Bauchlage)
6.	Atemtherapie *Laufen* an Rollstuhl bzw. Gehwagen (Kinder gehen in Außenrotation, Abduktion und Duchenne-Ausweichbewegung *(»Charlie-Chaplin-Gang«)* Schulung von Bewegungsübergängen und Alltagsbewegungen

Tag	Behandlung
7.–8.	Atemtherapie Gehbarren freihändiges Standtraining (Spiele mit Ball, Blasen von Wattebällchen auf der Bank) Gehen an einer Hand
9.	Atemtherapie Üben des freihändigen Gehens über kurze Strecken
10.–14.	Atemtherapie frei Gehen mit Verlängerung der Gehstrecke *keine Dehnung der Achillessehnen für ca. 6 Wochen post op.* Mattentraining, Bewegungsübergänge Stand – Bärenstand – 4-Füßlerstand, Seitsitz – Sitz, Treppengang (seitlich)
nach Entlassung	1. Verlängerung der Gehstrecke 2. Muskelkräftigung 3. Schulung von Alltagsbewegungen

Literatur

1. *Bonsett, C. A.*: Pseudohypertrophic Muscular Dystrophy. Neurology (Minneap.) 13 (1963), 728–738.

2. *Dangain, J., G. Vrbová*: Response of dystrophic muscles to reduced load. J Neurol Sci 88 (1988), 277–285.

3. *Diller, K. G.*: Zur Wirkung von Nachtlagerungsschienen bei Kontrakturen infolge von Muskeldystrophie Duchenne. Dissertation, Universität Mainz 1989.

4. *Forst, R., J. Forst.*: Krankengymnastik nach operativer Kontrakturbehandlung bei Duchenne-Muskeldystrophie. Z. Krankengymnastik 42 (1990), 138–142.

5. *Forst, R., A. Krönchen-Kaufmann, J. Forst*: Duchenne-Muskeldystrophie – kontraktur-prophylaktische Operationen der unteren Extremitäten unter besonderer Berücksichtigung anästhesiologischer Aspekte. Klin. Pädiatr. 203 (1991), 24–27.

6. *Forst, R., B. Hausmann, B. Rienäcker*: Zur krankengymnastischen Behandlung der Duchenne-Muskeldystrophie. Z. Krankengymnastik 36 (1984), 81–85.

7. *Heyck, H., G. Laudahn*: Die progressiv-dystrophischen Myopathien. Springer, Berlin – Heidelberg – New York 1969.

8. *Kapandji, I. A.*: Funktionelle Anatomie der Gelenke. Band 2 Untere Extremitäten. Bücherei des Orthopäden, Band 47, Enke, Stuttgart 1985.

9. *Rideau, Y.*: Outlines of muscular dystrophy. SEREM Edit., Facult de Medicine 86034 Poitiers Cedex-France 1978.

10. *Rideau, Y.*: Traitment de la myopathie de Duchenne par physiotherapie prcoce. Arch. Fr. Pediatr. 42 (1985), 17–21.

11. *Rideau, Y.*: New Therapeutic Propositions in Muscular Dystrophy. Update in Muscle Diseases, Hammersmith Hospital London 1987.

12. *Sutherland, D. H., R. Ohlsen, L. Cooper, M. Wyatt, J. Leach, S. Mubarak, P. Schultz*: The Pathomechanics of Gait in Duchenne Muscular Dystrophy. Develop Med Child Neurol 23 (1981), 3–22.

6 Funktionelle Symptomatik und Befunderhebung

M. Kemper

Um eine gezielte krankengymnastische Behandlung durchzuführen, sind die Kenntnis der funktionellen Symptomatik, eine Befunderhebung alltagsrelevanter Funktionen und die Beobachtung des Patienten im Alltag unentbehrlich. Die Befunderhebung ist zudem die Voraussetzung, um Therapieergebnisse zu erfassen und zu kontrollieren.

6.1 Funktionelle Symptomatik

Im Vordergrund der Störungen steht bei Kranken mit Muskeldystrophien, aber auch Muskelatrophien immer die Kraftlosigkeit der betroffenen Muskeln. Sie beeinträchtigt das Bewegungsverhalten häufig so stark, daß für Alltagsfunktionen kompensatorische Ausweichbewegungen und Hilfsmittel notwendig sind.
Einige oft vorkommende und charakteristische Funktionsbeeinträchtigungen, wie sie bei Kranken mit proximal ausgeprägter Muskelschwäche zu beobachten sind, sollen dargestellt werden. Da bei ihnen die Kraft für Bewegungen gegen die Eigenschwere nicht ausreicht, finden sich typische Bewegungsmuster:

1. Kranke mit vorwiegender Beteiligung der Oberarmmuskulatur, wie das bei der Schultergürtelform der Muskeldystrophie der Fall ist, führen Schwungbewegungen der Arme aus, um Gegenstände zu erreichen. Oft ist bei ihnen infolge der Kraftlosigkeit ein bimanuelles Hantieren zu beobachten. Vermag der Kranke seine Arme gegen die Eigenschwere nicht ausreichend anzuheben, so kompensiert er dieses mit einer zusätzlichen Reklination des Oberkörpers.

Diese Art der Funktionseinschränkung ist für die praktische Befunderhebung bedeutsam. Um die Muskelfunktion bei diesen Kranken exakt genug zu beschreiben, reicht die Messung des Kraftgrades oft nicht aus. Am Beispiel der endgradig beeinträchtigten Armfunktion zeigt sich die Problematik. Wir finden zu Beginn der Bewegung beispielsweise einen Kraftgrad 4 vor, die Bewegung kann jedoch nicht zu Ende geführt werden und wird nach etwa zwei Drittel des zu erwartenden Bewegungsausschlages unmöglich. Eine Bewertung der Muskelfunktion mit 4 ist in diesem Falle nicht genug aussagekräftig. Aus diesem Grunde ergänzen wir bei der Befunderhebung den Kraftgrad durch das aktive Bewegungsausmaß in Winkelgraden.

2. Patienten mit Muskeldystrophien von der Beckengürtelform mit Beteiligung der Oberschenkelmuskulatur stehen mit verriegelten Kniegelenken und balancieren sich in Hyperlordose und mit retrahiertem Schultergürtel so geschickt aus, daß das Stehen für sie fast keine »Kraft« erfordert. Ein derartiges Ausbalancieren wird beim Gehen besonders deutlich: Das Gehen erfolgt »watschelnd«, oft kleinschrittig, tastend und breitspurig. Die fehlende muskuläre Stabilität im Becken-/Oberschenkelbereich wird hierbei durch eine Seitverlagerung des Oberkörpers im Schrittwechsel kompensiert (Duchenne-Hinken). Eine rumpfstabilisierende Korsettversorgung ist bei diesen Kranken nicht hilfreich, denn eine künstliche Fixierung des Rumpfes würde das Ausbalancieren des labilen Gleichgewichtes behindern.

Diese Besonderheit des Gehens ist aus der verminderten Kraft und herabgesetzten Dehnungsfähigkeit der erkrankten Muskeln zu verstehen. Der Kranke merkt genau, daß seine Muskeln, die den Körper aufrichten und stabilisieren, die Balance nur sehr begrenzt sicherstellen. Die ungenügende Kontraktionsleistung der Muskeln erlaubt keine langen Schritte und bei »Fehltritten« keine beliebigen Gleichgewichtsreaktionen. Bei unebenem Untergrund bekommt der Patient Fallangst. Viele sind bereits häufig »eingeknickt«, ohne den Grund hierfür zu kennen.

Die ungenügende Kraft erkennt man auch besonders in dem erschwerten Strecken von Knie und Hüfte beim Treppensteigen. Gleich schwer fällt die muskuläre Knie- und Hüftkontrolle beim Treppabwärtsgehen, bei dem das Einknicken dieser Gelenke nur unzureichend aufgefangen wird. Oft kompensieren die Patienten diese Kraftbeeinträchtigungen durch ein verstärktes Einsetzen der Arme: Beim Treppensteigen zieht sich der Kranke am Geländer hoch, oder er stützt sich auf ihm ab und hebelt sich seitlich zur nächsten Stufe hoch, indem er Rumpfstreckung und Rotation bei in Streckung verriegelten Kniegelenken einsetzt. Hierbei wird die Höhendifferenz zur nächsten Stufe durch kompensatorische Plantarflexion ausgeglichen.

Die geminderte Muskelkraft ist auch beim Aufrichten aus dem Sitz zu berücksichtigen. Sitzt der Patient längere Zeit mit stark gebeugten Hüft- und Kniegelenken, beispielsweise in tiefen Sesseln, so werden die ohnehin sehr ungünstigen Hebelverhältnisse der die Hüften und das Knie streckenden Muskeln durch den Effekt des »Dehnungsrückstandes« dystrophischer oder atrophischer Muskeln zusätzlich verschlechtert: Infolge der langen Vordehnung ist ein spontaner Kontraktionsbeginn und ein Aufstehen fast unmöglich, u. U. kommt nicht einmal ein Initialschwung zustande. Die Kranken umgehen diese Schwierigkeiten, indem sie sich höhere Sitzgelegenheiten wie Tischkanten u. a. suchen, damit das Aufstehen über einen kürzeren Weg erfolgen kann, was ihnen merklich leichter fällt.

Die Unsicherheit bei vielen Alltagsbewegungen und die Angst zu stürzen führen dazu, daß der Kranke sich bei all diesen Anforderungen auf Sicherheit einzustellen versucht. Hierbei werden die Bewegungsabläufe unphysiologisch und, da eine normale synergistische Funktion von Muskelketten zunehmend verlorengeht, auch unökonomisch. Die Folge ist, daß die ohnehin beeinträchtigten Bewegungen schwerer fallen und vermieden werden. So können auch vom Krankheitsprozeß nicht betroffene Muskelanteile durch Inaktivität atrophieren und Schonhaltungen begünstigt werden. Diese mangels physiologischen Einsatzes atrophierten Muskelfasern sind ein Besserungspotential und ein Ansatzpunkt für die krankengymnastische Behandlung.

Die Folgen einer Immobilisation sind geläufig. Unsicherheit beim Stehen und Gehen erfordert häufiges Sitzen und führt irgendwann zur Rollstuhlbenutzung. Hieraus resultieren die charakteristischen Kontrakturtendenzen:

- die Gefahr eines Spitzfußes infolge der Verkürzung der Mm. triceps surae,
- die Neigung zu Knie- und Hüftbeugekontrakturen mit einer kompensatorischen Hyperlordose bei sehr schwacher Rumpfmuskulatur,
- die Tendenz zur Schulterretraktion mit Innenrotation der Oberarme und manchmal Ellenbogenbeugekontrakturen (bevorzugt bei Rollstuhlfahrern).

Manche Patienten tendieren zur Hyperextension der Hüft- und Kniegelenke sowie zur Schulterprotraktion (incl. Scapulae alatae).

Die verminderte Dehnungsfähigkeit dieser Muskeln und Gelenke verhindert beim Gehen das volle Aufrichten. Auch vermag der Kranke sich beim Stehen oft nicht mehr in die gelenkstabilisierenden passiven Strukturen hineinzustützen, da ein Verriegeln der belasteten Gelenke in Endstellung nicht mehr möglich ist. Um stehen zu können, muß der Kranke die Restkraft seiner Streckmuskeln (die Antagonisten der zur Verkürzung neigenden Muskeln) einsetzen. Das Gehen wird extrem schwer und verschlechtert sich weiterhin, ebenso das Stehvermögen. Mit dem Verlust dieser wichtigen Funktionen wird der Patient vollends rollstuhlabhängig. Als Sekundärfolgen verschlechtern sich Kreislauf, Durchblutung und die Atmung.

6.2 Befunderhebung

Die Muskelkraft wird mittels der bekannten Muskelfunktionsprüfung (MFP) nach Kraftgraden erfaßt. Sie erlaubt jedoch keine genügend genauen Aussagen über vorhandene oder eingeschränkte Alltagsfunktionen. Auch ist sie zu grob, um Funktionsänderungen, die für die Kranken relevant sein können, zu erfassen und Therapieergebnisse zu dokumentieren. Wie am Beispiel des Hebens der Arme dargestellt wurde, benötigt man zusätzlich zur Bestimmung des Kraftgrades eine Messung des aktiven Bewegungsausmaßes in Winkelgraden. Neben der Muskelkraft interessieren auch die Ausdauer und Beweglichkeit. Alltagsfunktionen sind zudem vom Koordinationsvermögen abhängig.
Wir verwenden daher eine Anzahl von Funktionstests, bei denen an den Alltagserfordernissen orientierte Bewegungen bezüglich ihres Ausmaßes, ihrer Geschwindigkeit und der Möglichkeit von Wiederholbewegungen gemessen werden. In diese Prüfung gehen Kraft, Beweglichkeit und vielfach auch Ausdauer sowie Koordination ein.
Die Befunde werden anhand eines Testbogens erhoben und registriert (*Abb. 1*).
Der Test besteht aus drei Teilen:

1. Teil

Er umfaßt Funktionen, die bei allen Patienten, auch Rollstuhlfahrern, gemessen werden können (Zeitdauer, Wiederholungen und Fahrzeit mit Angabe der zurückgelegten Strecke).
Geprüft werden:

- das Vermögen von Umlagerungen, Positionswechsel und Transfer. Der Patient soll sich aus der Rückenlage in die Seitenlage drehen, in den Sitz, an die Bank- bzw. Bettkante kommen. Dieser Ablauf wird – sofern noch möglich – in der benötigten Zeitdauer festgehalten und in besonderen Fällen beschrieben;
- die Rumpf- und Beinstabilität beim Vorbeugen (wie beim Schuheanziehen) und beim Umsetzen;
- die Schnellkraft der Arme, wie sie bei Rollstuhlfahrern eingesetzt wird.

2. Teil

Dieser Teil umfaßt Funktionen bei steh- und gehfähigen Patienten.
Geprüft werden:

- Aufstehen und Hinsetzen;
- verschiedene Funktionen im Stehen, die Gleichgewicht und Stabilität erfordern, wie Bücken und Aufrichten;

Funktionstest

RL = Rückenlage SL = Seitlage BL = Bauchlage S = Sitz Std = Stand / o. H. = ohne Hilfe

	Datum:	1.	2. Test
RL ➔ in SL rechts/links, in BL drehen			
RL ➔ zur »Brücke« hochkommen (Gesäß + unt. Rücken abgehoben)			
RL ➔ zum Langsitz hochstützen			
RL ➔ an die Bank- bzw. Bettkante setzen			
S ➔ zu den Füßen vorbeugen (z. B. Schuhe anziehen) u. aufrichten			
S ➔ zugeworfenen Ball auffangen und zurückwerfen			
S an der Bankkante ➔ auf gleich hohen Stuhl umsetzen			
S im Rollstuhl ➔ Fahrstrecke (Meter/Zeit)			
S auf einem Hocker ➔ aufstehen und zurücksetzen; Anzahl			
Std ➔ auf der Stelle drehen in Gegenrichtung; Zeit in Sek.			
Std ➔ auf einer Fußmatte o. ä., Füße abstreifen			
Std ➔ über einen querliegenden Stab hinwegsteigen			
Std ➔ Gymn.-Ball vom Boden hochnehmen und wieder ablegen			
Std ➔ Erreichen eines mögl. hoch geleg. Punktes an der Wand, beidhändig			
Gehstrecke (in Metern; Schritten / beim Laufband: Steigung %, km/h)			
Treppensteigen (Anzahl d. Stufen, Zeit)			
Weitere Funktion:			

Tests zur lokalen Kraft und Kondition:

Anteversion: ____
(∢ Grad/Haltedauer/... mal)

Elevation ____
(∢ Grad über 90°/... mal)

Abduktion ____
(∢ Grad/Haltedauer/... mal)

Armbeugung ____
(∢ Grad/... mal)

Beugung/Streckung ____
(... mal endgradig mit/ohne Rolle)

Führen einer gefüllten Tasse zum Mund: ____

Abduktion ____
(∢ Grad/Haltedauer/... mal)

Bauchlage: rückw. Beinhebung
(∢ Grad/Haltedauer/... mal)

↑ oder ↓

bei Schwächeren Hüft-Kniestreckung

Beinstrecken ____
(∢ Grad/Haltedauer/... mal 1 Sekunde halten)

↑ oder ↓

Beinpendeln (∢ Grad/... mal)

weitere Funktion: ____

Abb. 1: Testbogen zur funktionellen Befunderhebung bei neuromuskulären Erkrankungen.

- die Gehstrecke bei entsprechendem Leistungsvermögen mittels Laufband und gegebenenfalls auch Steigung, die in Graden festgehalten wird;
- Treppensteigen; gezählt werden die ununterbrochen gestiegenen Stufen. Der Patient steigt so, wie er es beherrscht.

Gemessen werden jeweils die Zahl der Wiederholungen und die Zeitdauer, Gehstrecke und Gehzeit, eventuell Steigungen und Grad, sowie die Anzahl der gestiegenen Treppenstufen und Zeitdauer.

3. Teil

Hier werden überwiegend Extremitätenfunktionen erfaßt und – soweit möglich – bei allen Patienten gemessen (Winkelgrad, Haltedauer, Anzahl der Wiederholungen):

- Alltagsbewegungen der Arme,
- Beinbewegungen, wie sie beim Aufstehen, Gehen und Treppensteigen benötigt werden.

Dieser Testbogen hat sich als praktikabel erwiesen. Der Zeitaufwand für einen vollständigen Test beträgt eine Stunde.

Tabelle 1

Für Funktionsprüfungen besonders geeignete Parameter

Positionswechsel	
Rückenlage – Sitz	Dauer
Sitz – Stand	Wiederholbewegungen – Anzahl
Fortbewegung, max. Tempo	
Gehstrecke Rollstuhlfahrstrecke Treppensteigen	Entfernung Dauer
Beinfunktion Hüftstreckung in Bauchlage Hüftabduktion in Seitenlage Streckung im Kniegelenk Armfunktion Anteverson und Elevation Abduktion	Ausmaß Haltedauer Wiederholbewegungen – Anzahl
Flexion im Ellenbogen	Ausmaß, Wiederholbewegungen – Anzahl

Folgende Empfehlungen sollten berücksichtigt werden:

- Ausweichbewegungen und wesentliche Besonderheiten schriftlich festhalten;
- Reihenfolge im Testablauf einhalten;
- Tageszeit notieren und bei Testwiederholungen berücksichtigen, da die Leistungsfähigkeit tageszeitlichen Schwankungen unterworfen ist;
- Eine Testwiederholung sollte stets von dem gleichen Therapeuten, der den ersten Test erhoben hat, durchgeführt werden!

Das Einhalten dieser Empfehlungen ist für Vergleichszwecke und die Beurteilung von Therapieeffekten besonders wichtig.

Selbstverständlich kann man sich auf eine Auswahl sinnvoll erscheinender Tests beschränken. Bei einer Einschränkung der angegebenen Palette erscheinen uns folgende Funktionsprüfungen am besten geeignet (*Tab. 1*). Ergänzungen durch selbstentwickelte Tests können u. U. weitere wichtige Funktionen meßbar machen.

7 Krankengymnastik

M. Kemper

Im Vordergrund der Aufgaben steht die Optimierung der beeinträchtigten Funktionen – Kraft, Beweglichkeit, Ausdauer und Koordination –, die der Ökonomisierung der Bewegungsabläufe und der Geschicklichkeit dienen. Oft ist zudem eine Schulung des Haltungs- und Bewegungsempfindens sowie des Gleichgewichtes notwendig. Die Entscheidung, welche dieser Aufgaben im Einzelfall vordringlich ist, wie isometrisches Krafttraining, Dehnübungen mit Beweglichkeitsgewinn oder Ausdauertraining zur Verbesserung der Ökonomie, ergibt sich aus der im Kapitel 6 dargestellten Befunderhebung. Die Festlegung solcher Behandlungsschwerpunkte ist eine notwendige Voraussetzung, um tägliche Bewegungsabläufe sinnvoll zu üben und zu verbessern. Eine derartige praxisbezogene Therapie wird auch von den Patienten als hilfreich empfunden und fördert ihre Motivation.

Im folgenden sollen die Übungen dargestellt werden, die nach unseren Erfahrungen für die Behandlung von Patienten mit neuromuskulären Erkrankungen besonders geeignet sind und wahlweise eingesetzt werden können. Sie dürfen nicht als feste, unveränderbare Programme aufgefaßt werden. Jedoch liegen ihnen funktionelle Überlegungen und Erfahrungen zugrunde, die wir vor allem an erwachsenen Patienten mit den besonders häufigen proximal ausgeprägten Muskelschwächen, in erster Linie bei Kranken mit Muskeldystrophien, aber auch anderen neuromuskulären Erkrankungen wie spinalen und neuralen Muskelatrophien u. a. gemacht haben. Die aufgezeigten Übungen sind als Anregung zu verstehen. Selbstverständlich sind Variationen und Erweiterungen möglich und – abhängig von dem jeweiligen funktionellen Befund, der Art der Erkrankung und ihrem Verlauf – sinnvoll.

7.1 Statische Übungen – Das erweiterte Konzept der Ganzkörperisometrie

Ausgehend von den von *Teirich-Leube* und *Stiefel* gegebenen Empfehlungen für die Durchführung einer Ganzkörperisometrie, die in größtenteils gestreckten Positionen die Stimulation und Kräftigung der körperaufrichtenden Muskeln anstrebt, haben wir uns um eine weitere Optimierung statischer Übungen bemüht. Anlaß hierfür waren Beobachtungen, daß tägliche 30minütige ganzkörperisometrische Behandlungen nicht selten zu physischen und psychischen Ermüdungserscheinungen mit einem Nachlassen der Konzentration auf die Übungen führten. Zudem fanden wir bei vorliegenden Beugekontrakturen, bei denen durch Anspannungsübungen eine Kräftigung der Streckmuskeln angestrebt wird, mitunter einen noch ausgeprägteren Kraftzuwachs der antagonistischen Beugemuskeln. Auch blieben die Kontrakturen ohne zusätzliche Quengelung unbeeinflußt. Hinzu kamen Schwierigkeiten bei Kranken mit niedrigen Muskelfunktionswerten (MF-Werten) von 1 und 2, die nach ihren Aussagen nur selten ein Ganzkörperspannungsgefühl wahrzunehmen vermochten. Auch erwies sich die Rückenlage als zu wenig fordernd, da bei dieser stabilen Ausgangsposition die Schwerkraft kaum tonusstimulierend wirksam werden konnte.
Besonders die Beobachtung, daß bei stark betroffenen Patienten mit Muskeldystrophie isometrisches Muskeltraining schwierig durchzuführen ist, regte uns an, nach Verbesserungen zu suchen. Zumindest sollte nach unserer Meinung ein Anspannungsbedürfnis vor allem im Rumpf gefördert werden, indem die muskulär zu haltenden Hebel (z. B. muß der Arm von der Schultermuskulatur, das Bein von der Beckenmuskulatur stabilisiert werden) einer Schwerkrafteinwirkung ausgesetzt werden.
Im Umgang mit unseren Patienten stellte sich heraus, daß durch kleine Ergänzungen des Konzepts von *Teirich-Leube* die Übungsbereitschaft und das Empfinden für den eigenen Körper wesentlich verbessert werden konnten.
Zum besseren Verständnis des isometrischen Krafttrainings sollten vorweg einige wichtige Erkenntnisse der Trainingslehre genannt werden (s. auch Abschnitt 7.2).
Das isometrische Krafttraining ist definiert als willkürliche Muskelanspannung gegen einen unüberwindlichen Widerstand, bei der es zu keiner sichtbaren Muskelverkürzung kommt. Sobald dabei weniger als 15% der Maximalkraft eingesetzt werden, ist die Haltedauer praktisch unbegrenzt! Die benötigte Energie wird dann weitestgehend auf aerobem Weg gedeckt. Erst bei isometrischem Krafteinsatz über 50% der Maximalkraft sind die Muskelkapillaren verschlossen, der Energiebedarf muß anaerob bereitgestellt werden.

Werden im systematischen isometrischen Muskeltraining mehr als 30% der Maximalkraft eingesetzt, kommt es schon nach einigen Tagen zu einem initialen Kraftzuwachs. Sobald die tägliche Muskelanspannung jedoch unter 20% der Maximalkraft reduziert wird, nimmt die Muskelkraft ab.
Die verfügbare *Muskelkraft* hängt vor allem von der Länge des Muskels vor Beginn der Kontraktion ab.
Aus einer Dehnstellung (länger als die sog. Ruhelänge) heraus entwickelt der Muskel seine optimale Kontraktionskraft auf etwa der Hälfte des Weges zur maximalen Verkürzung, in Abhängigkeit von der Winkelstellung des Gelenkes. Wir nutzen das auch bei unseren Patienten vielfältig durch entsprechende Ausgangsstellungen aus.
Aufgrund der veränderten muskulären Strukturen ist allerdings häufig eine verminderte Dehnungstoleranz gegeben. Durch deutliche Reduktion der Muskelfaserzahl, aber auch durch Defizite in der intra- und intermuskulären Koordination, ist – auch bei bester Motivation – nur eine begrenzte Kraftzunahme erreichbar.
Wir nutzen daher folgende Vorgehensweisen:

1. Durch geeignete Ausgangsstellungen kann die Kraftentfaltung von Muskeln optimiert werden.
2. Die Bedingungen, z. B. labile Ausgangspositionen, stimulieren die intramuskuläre und intermuskuläre Koordination und sind daher funktionsfördernd.
3. Die isometrische Haltedauer in einer Ausgangsstellung kann problemlos auf 10–20 Sekunden gesteigert werden. Dabei müssen jedoch Ermüdungserscheinungen des Patienten unbedingt beachtet werden.

7.1.1 Die variierte Grundspannung in Rückenlage

Die einfachste Ausgangsstellung zum Üben ist die Rückenlage (*Abb. 1*):

- Zehen und Füße dorsal extendieren, dabei die Fersen auf der Unterlage wegschieben,
- Kniegelenke auf einer Rolle, z. B. Lagerungsrolle, gegen den Boden drücken, die Knie dabei zusammendrücken.

Wenn eine starke Lordose besteht, wird mit Kissen o. ä. unterlagert:

- Kreuz auf das Kissen drücken,
- Schulterblätter auf der Unterlage zusammenziehen,
- Handrücken auf die Unterlage drücken und die Ellbogen (gestreckt) an den Rumpf drücken (Handkanten »unter« die Hüftknochen drücken),
- Nacken langmachen,
- Kopf auf ein weiches elastisches Kissen herunterdrücken.

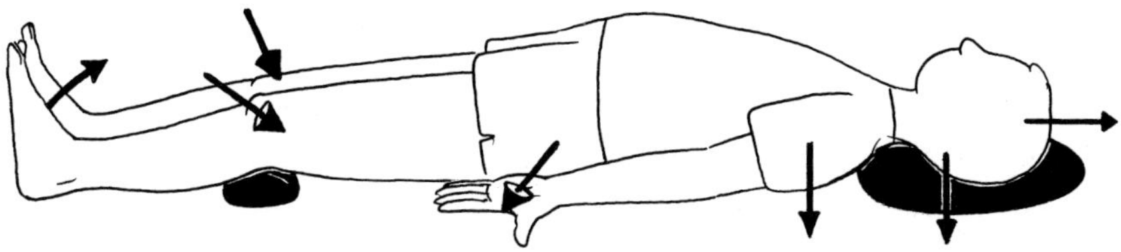

Abb. 1: Die variierte Grundspannung in Rückenlage.

Zeitdauer der Anspannung: Je nach Fähigkeit des Patienten, mindestens 10 Sekunden, ohne Ausweichbewegungen.

1. Zulassen kleiner Bewegungsausschläge

Wir fanden, daß kleine Bewegungsausschläge die anschließend folgende Ganzkörperspannung unterstützen und verdeutlichen können. Diese kleinen Bewegungsausschläge erfolgen im allgemeinen gegen elastische Unterlagerungen des Körpers, die zudem so exakt angepaßt werden können, daß insbesondere bei Patienten mit Kontrakturen die Tendenz zu Ausweichbewegungen gemindert wird.

Prinzipien: Es wird gerade soviel unterpolstert, daß die Patienten immer einen kleinen (spürbaren) Bewegungsweg bis in ihre jeweilige aktuelle Endstreckung zurücklegen müssen. Die Endstreckung wird dann gehalten.
Wichtig: Je geringer die Muskelkraft, desto weicher der benutzte Polstergegenstand.

Beispiel: Bei deutlicher Schwäche der dorsalen Schultermuskulatur ist der Patient häufig nicht in der Lage, seine in leichter Innenrotation nach vorne fallenden Schultern kräftig genug zu retrahieren. Die das Schulterblatt fixierende Muskulatur ist so schwach, daß ein Heranpressen an den Brustkorb nicht möglich ist (Scapula alata). Hier kann mit weichen Schaumstoffbällen so unterlagert werden, daß noch kleine Bewegungen mit der Schwerkraft in die Retraktion stattfinden können (*Abb. 2*).

Abb. 2: Dosierte Widerstände durch exakt liegende Kissen und weichen Schaumstoffball.

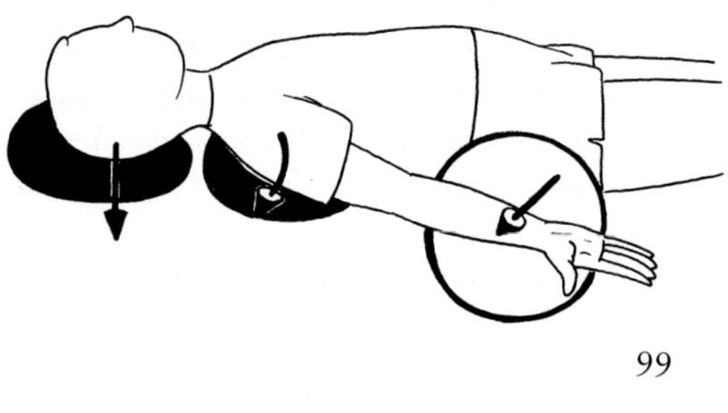

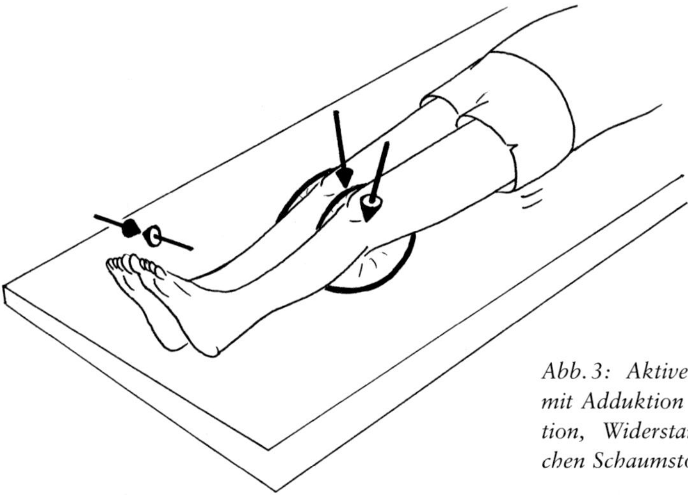

Abb. 3: Aktive Beinstreckung mit Adduktion und Innenrotation, Widerstand durch weichen Schaumstoffball.

Bei korrekter distaler Unterlagerung werden die adduktorisch-außenrotatorisch wirksamen Muskelketten beider Arme stimuliert. Die Anspannungsrichtung ist hier nach innen – unten.

Hinweis: Ob der Ball eher proximal oder distal angelegt wird, bestimmt die therapeutische Absicht, bestimmte Muskelketten in einer bestimmten Intensität anzuregen. Kriterium hierfür ist die Muskelkraft des Patienten.
Sinngemäß gilt gleiches Vorgehen für die Stimulation der Adduktion und Innenrotation der Beine, evtl. in Kombination mit aktiv gehaltener Hüftstreckung (*Abb. 3*). Die Unterlagerung muß so exakt sein, daß der Patient eine spürbare und sichtbare Bewegung von einigen Zentimetern in die geforderte Bewegungsrichtung schafft. Die erreichte Endstellung wird anschließend isometrisch gehalten.

2. Gezielte und dosierte Widerstände

Bei Bedarf kann ein wenig störend »eingegriffen« werden. Der Therapeut gibt gezielte, der Kraft des Patienten angemessene und wechselnde Widerstände, um die Leistung weiter anzuregen.

Wichtig: Da wir mit Ganzkörperisometrie vor allem die Körperaufrichtung gegen die Schwerkraft unterstützen wollen (tonische Muskelfasern), stimulieren wir durch angemessenen Widerstand besonders die Streckmuskelketten, einseitig oder diagonal im Wechsel (*Abb. 4*).
Der Therapeut sollte die distalen Extremitäten einbeziehen, wenn unter diesen (für den Patienten ungünstigeren) Hebelverhältnissen keine Ausweichbewegungen auftreten. Erlaubt ist bei Widerstand von der Ferse her: physiologische

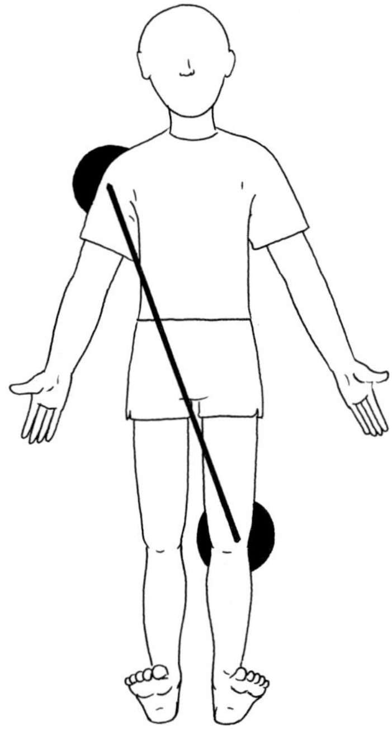

Abb. 4: Diagonal dorsal gesetzte Widerstände, um auch rotatorische Stabilität zu fördern. Die Punkte symbolisieren manuellen Widerstand oder Schaumstoffbälle.

»Brückenaktivität« der kniebeugenden Muskulatur mit geringem Bewegungsausschlag.
Der Wechsel der Widerstände erfolgt nie ruckartig, damit der Patient nicht zu Ausweichmanövern gezwungen wird. Andererseits wechselt der Widerstand überraschend, so daß der Patient eine komplexe Körperspannung in die Streckung aufzubauen lernt, die (im Sinne von *Brunkow*) durch antagonistische Kontrolle allmählich zu einer fühlbaren Muskelmantelspannung werden kann. Dies erscheint uns besonders am Rumpf bedeutsam.

Hinweis: Eine Stimulation nach isometrischen Prinzipien ist unseres Erachtens dann optimal, wenn proximale Haltearbeit mit dosierten distalen Bewegungsausschlägen kombiniert wird.
Schließlich erfordern die von uns allen täglich zu erbringenden Anspannungsleistungen gegen die Schwerkraft ständig eine dynamische und angemessene Stabilisation, so daß man sie nie als rein statisch oder rein dynamisch bezeichnen kann.

3. Unterlagerung bei starken Kontrakturen

Ein Patient mit Hüft- und Kniebeugekontrakturen wird die entsprechenden Antagonisten trotz maximaler Anstrengung niemals gegen die latent verkürzten Kapsel- und Muskelstrukturen anspannen können. Jeder Versuch einer willkürlichen verstärkten Streckung ist zum Scheitern verurteilt, da auch muskulär eine

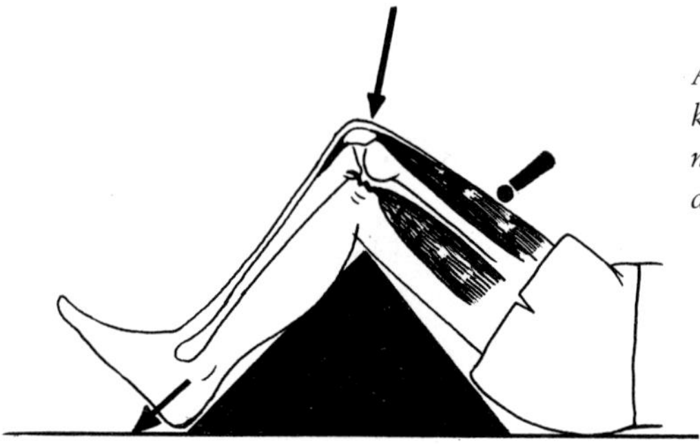

Abb. 5: Bei exakter Unterpolsterung kann eine gezielte Streckmuskelanspannung erfolgen, während die Aktivität der kontrakten Beuger reduziert bleibt.

reflektorische Kokontraktion als Schutzmechanismus um das betroffene Gelenk aufgebaut wird, um die Gelenkstrukturen keiner Schädigung auszusetzen (Schmerz).

Wir mußten erfahren, daß derart kontrakte Patienten zum Teil mehr Kraftzunahme in ihren (ständig aktiv haltenden und zudem mechanisch günstiger wirkenden) Beugemuskeln als in den antagonistischen Streckmuskeln aufbauten, obwohl konsequent Ganzkörperstreckisometrie durchgeführt worden war.

Sobald eine exakte Unterlagerung erfolgte, war es für viele Patienten leichter, mit voller Konzentration und optimaler Kraft in die Streckung hineinzudrücken, wobei das »richtige« Spannungsgefühl maßgeblich durch den kleinen Bewegungsweg vorweg unterstützt wurde (siehe oben).

Abbildung 5 zeigt eine entsprechende Polsterung bei hochgradiger Beugekontraktur.

Bei einer Kniebeugekontraktur von z. B. ca. 40° wird so unterlagert, daß mit weichem Polster eine Ausgangsstellung von ca. 45°–50° entsteht, so daß der Patient bei voller Anspannungsleistung ca. 40° wieder erreicht, ohne von seinen kontrakten Strukturen behindert zu werden. Er übt also mit optimaler Kraftentfaltung die Streckmuskelkontraktion bis zur individuellen Grenze. Dabei sollten keine Beschwerden, wie Schmerzen, auftreten. Günstig ist es, die Kniepolsterung durch eine LWS-Polsterung sowie eine Kopf-Nacken-Polsterung zu ergänzen, um keine Ausweichbewegungen zuzulassen (*Abb. 6*).

Ebenso sinnvoll können Hand-, Unterarm- und Schulter-Nackenpolster kombiniert werden, um exakte Voraussetzungen für eine Ellbogenextension zu bekommen (*Abb. 7*). Dadurch, daß diese Anspannungen zunächst in Rückenlage, also mit der Schwerkraft, und gegen ganz konkrete überwindbare Widerstände gemacht werden, sind sie nicht schwer zu erlernen. Parallel zu dieser aktiven Behandlung sollte eine vorsichtige Quengelung erfolgen, um den Grad der

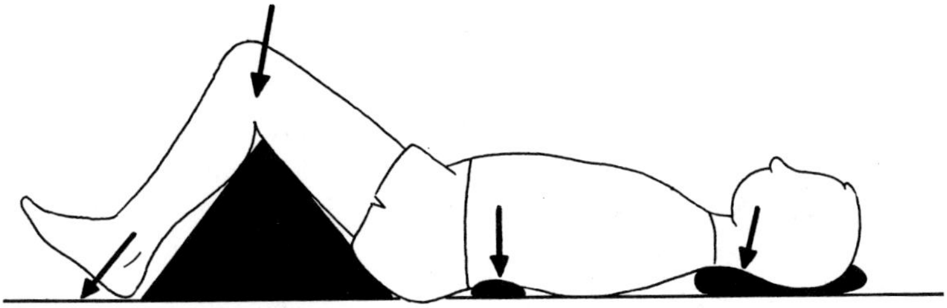

Abb. 6

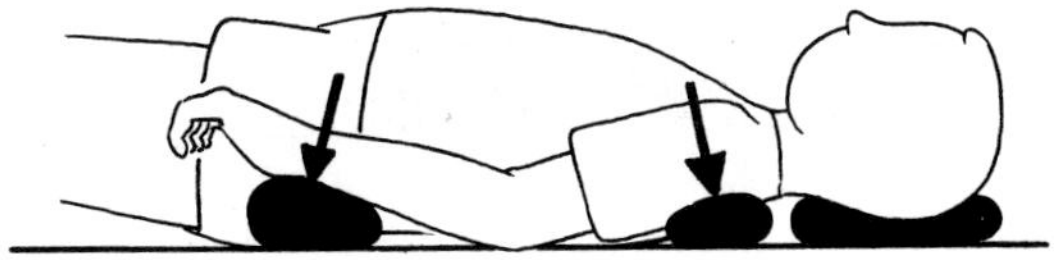

Abb. 7

Abb. 6 u. 7: Der Patient vermeidet Ausweichbewegungen, wenn seine dorsale Kontaktfläche durch Unterpolsterung optimiert wird.

bestehenden Kontrakturen zu verringern (siehe dazu auch S. 147–149). Außerdem kann zwischen den Anspannungen die Endposition vom Behandler (für den Patienten passiv) vorsichtig gehalten werden, um kurz vor der nächsten Aktivität sanft gelöst und dann wieder erreicht zu werden.

4. Eine intensivere Ganzkörperspannung

Die Muskelspannung kann weiter gesteigert werden, wenn dem Patienten die jeweils mögliche Endstellung verdeutlicht wird, indem der Therapeut in mehreren kurzen rhythmisch aufeinanderfolgenden Bewegungen mithilft, diese Position zu erreichen.

Beispiel: Ausgangsstellung Rückenlage

Aufgabe: Der Patient soll die gestreckten Arme fester als bisher in Außenrotation an den Körper pressen, während er die Ganzkörperspannung durchführt.

Technik: Der Therapeut hilft ihm (aktiv – assistiv), die gestreckten außenrotierten Arme auf das Kommando »1–2–3« innerhalb kurzer Zeit 3 mal kräftig mit der Handkante eng an den Körper zu schlagen (deutlich!), um bei »3« eigenaktiv dort »kleben« zu bleiben. Sobald der Patient dies schafft, folgt der obengenannte exakte Widerstand gegen die Haltearbeit.

Das beschriebene Verfahren (in Rückenlage) eignet sich zur Verstärkung der:

- Extension im Schultergelenk (auch bei in 90° aktiv fixierten Ellbogengelenken),
- Adduktion im Schultergelenk,

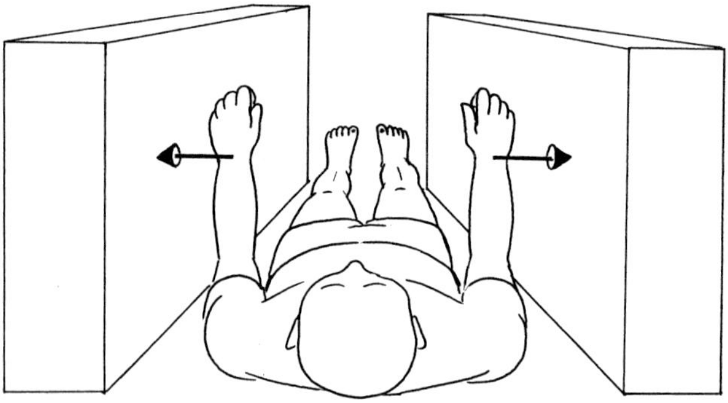

Abb. 8: Widerstand gegen die isometrische Außenrotation der Arme. Anstatt gegen die Schaumstoffblöcke zu drücken, kann der Patient alternativ ein Theraband auseinanderziehen und isometrisch gespannt halten.

- Außenrotation im Schultergelenk (bei 90° aktiv fixierten Ellbogen) (*Abb. 8*),
- Extension im Ellbogengelenk,
- Extension in Knie- und Hüftgelenken,
- Innenrotation/Adduktion im Hüftgelenk, evtl. kombiniert mit Hüftgelenkextension.

Es ist für den Patienten angenehm, wenn die Kontaktflächen (auf die bei »1–2–3« geschlagen wird) relativ fest sind, damit er den Schlag als kräftig, also auch einen gewissen Gegendruck registriert.
Hier ist zu entscheiden, welchen Grad von Elastizität die Unterpolsterungen haben dürfen.

Kriterien:

- Für »1–2–3« eher feste Unterlagerung, um vor allem die Schlagkraft und Intensität der eigenen *Anspannung* zu spüren.
- Für das Erspüren des *Endbewegungsgefühls* eher weiche Unterlagerung, die am individuellen Bewegungsende nicht weiter nachgeben darf.

Diese Verfahren sind Vorschläge zum Erreichen einer kurzen, aber maximal möglichen Muskelspannung. Der Patient erlebt kurzfristig eine deutlichere Muskelaktivität, die zu einem besseren Körperempfinden führt.

7.1.2 Ausnutzung von Halte- und Gleichgewichtsreaktionen

Die Rückenlage ist die Ausgangsstellung mit dem niedrigsten Muskeltonus. Sobald der Patient die Rückenlage verläßt, können wir erwarten, daß die muskuläre Aktivität deutlich höher liegt. Wir können diese physiologischen Reaktionen auch beim Patienten ausnutzen, ohne die Ausgangsstellung für ihn allzu unsicher zu machen. Dazu müssen wir Voraussetzungen schaffen, unter denen

- sich der Körper in einer gewissen Labilität befindet oder
- Hebel und damit Hebelkräfte eingesetzt werden.

Der Patient wird so unter unserer Anweisung (mit sehr wenig zusätzlicher Stimulation) gezielt eine natürliche Ganzkörperisometrie aufbauen und immer mehr verbessern.

1. Übungen auf fester Unterlage

Ohne Geräte

Beispiel 1

Ausgangsstellung: Gestreckte Seitlage, soweit das möglich ist.
Der Patient befindet sich in einer relativ labilen Ausgangsstellung, wenn alle Gelenke sich in etwa in die Körperlängsachse einordnen.

Aufgabe: Schon der Auftrag, nur diese Position exakt zu halten, wird für viele Patienten zu einer erhöhten Aufmerksamkeit und Anspannung führen, da der gesamte Körper leicht umkippen, also vor- und zurückrollen kann. Für die meisten Muskelkranken bedeutet aber bereits die Aufgabe, den oberen Arm am Rumpf und das obere Bein fest am unteren Bein zu fixieren, eine Höchstleistung an Konzentration und Kraft (*Abb. 9*).

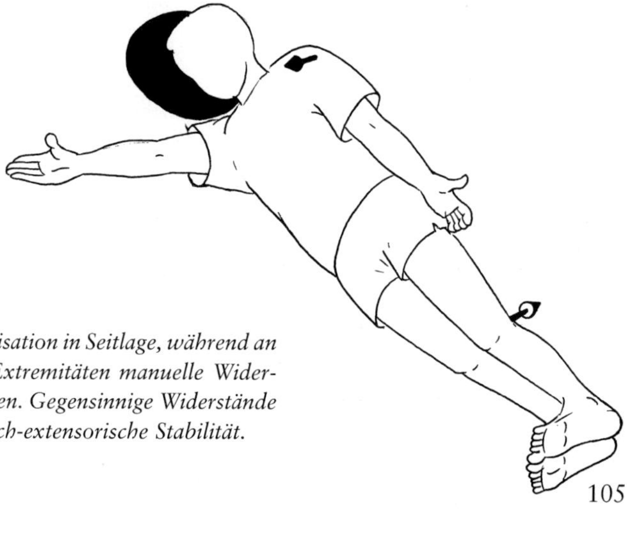

Abb. 9: Aktive Stabilisation in Seitlage, während an den obenliegenden Extremitäten manuelle Widerstände gegeben werden. Gegensinnige Widerstände fördern eine flexorisch-extensorische Stabilität.

Steigerung: Wenn der Patient diese Ausgangsstellung exakt genug und unter vertretbarem Kraftaufwand halten kann, wird vom Therapeuten weiter durch angemessene, weich aber überraschend wechselnde Widerstände stimuliert. Hier können die Anregungen der Seiten 100/101 berücksichtigt werden, aber Vorsicht: Zu starke einseitige Widerstände zwingen den Patienten zu Ausweichbewegungen, Überreaktion oder Umkippen!

Daher:

1. Kontinuierlicher Griffwechsel, d. h. während eine Hand umfaßt, bleibt die andere (z. B. proximal) fixiert und wechselt erst, wenn die andere den Patienten »im Griff« hat.
2. Die Stabilisation des Patienten gelingt besser, wenn je eine Therapeutenhand ventral und dorsal stimuliert. Dadurch wird die rotatorische Rumpfmuskulatur mit angesprochen. Prinzip auch hier: Proximal beginnen, dann auch mit längeren Hebeln und zusätzlich rotatorischen Arm- und Beinkomponenten arbeiten.

Hinweis: Viele Patienten haben mangels proximaler Muskelspannkraft nicht die Fähigkeit, ein Nach-vorn-Rollen des oberen Arms/Beins zu verhindern, wenn die Bedingungen zu ungünstig und zu schwierig werden (also angemessene Ausgangsstellung/Widerstände).

Beispiel 2: »Gefrierübung«

Ausgangsstellung: Gestreckte Seitlage

Der Patient rollt um wenige Winkelgrade vor oder zurück und hält die jeweilige Endposition ca. 10 Sekunden unter Beibehaltung der Körperlängsachse. Bei Ausweichbewegungen muß der Bewegungsweg reduziert werden. Der Therapeut kann (vor allem beim Rückrollen) den untenliegenden Arm fixieren.

Mit Geräten

Ausgangsstellung: Seitlage

Vorbereitung: Lagerung eines flachen 5–10 cm dicken Schaumstoff-Packs zwischen die Kniegelenke. Die Stabilisation des obenliegenden Beines wird dadurch erleichtert.

Erschwerung: Ein Schaumstoffball zwischen den Knien oder/und Füßen oder zwischen Arm und Rumpf labilisiert die Ausgangsstellung noch mehr. Ebenso kann der in die Taille gestemmte obere Arm zu einer Erschwerung führen (*Abb. 10*). In allen Fällen wird eine kräftige adduktorische Aktivität der obenliegenden Extremitäten notwendig. Es bleibt jedem freigestellt, die von *Teirich-Leube* für die Seitlage vorgeschlagenen Aktivitäten hinzuzunehmen. Schließlich sollte für sehr schwache und labile Patienten eine leichte Beugung beider Beine

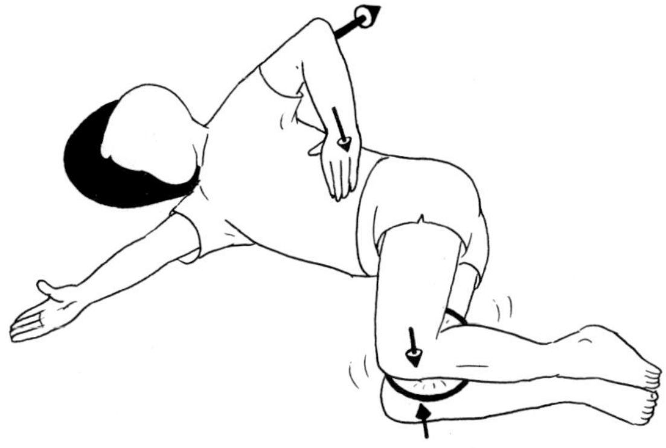

Abb. 10: Erschwerung der stabilen Seitlage: Der obere Arm wird seitlich angewinkelt und gegen Widerstände adduktorisch (Hand in die Taille gestemmt) und retraktorisch (Ellbogen nach dorsal) stabilisiert. Die Fixation der Beine wird durch einen Schaumstoffball erschwert.

zur Vergrößerung der Unterstützungsfläche akzeptiert werden. Hier würde das Vor- und Zurückrollen vom Schultergürtel aus eingeleitet.

Varianten für kräftigere Patienten:
Mit der folgenden Übungssequenz sollen besonders Rumpfrotatoren und Adduktoren von Armen und Beinen trainiert werden.

Ausgangsstellung: Seitlage, während die Beine gebeugt sind. Die Knie liegen dabei vor, die Füße in der Körperlängsachse eingeordnet.
Während die Arme gestreckt vor dem Körper in den Boden stemmen, werden beide (aufeinander liegenden) Knie »leicht gemacht«, evtl. wenige cm angehoben. Dieses Anheben ist sehr schwer, weil sich der Rumpf aktiv gegen die Last des Beinhebels verdrehen muß!
Je mehr Kniebeugung, desto schwieriger wird die Aufgabe.
Die Gegenrotation findet statt, wenn die Knie gegen den Boden stemmen und beide gestreckten Arme etwas angehoben und gehalten werden.

Erleichterung:
Die gegen den Boden stemmenden Extremitäten sind (mit Pack oder manuell vom Therapeuten) unterlagert. Durch diese Vordehnung fällt das Leichtmachen/Anheben des Lasthebels leichter. (*Abb. 11*)

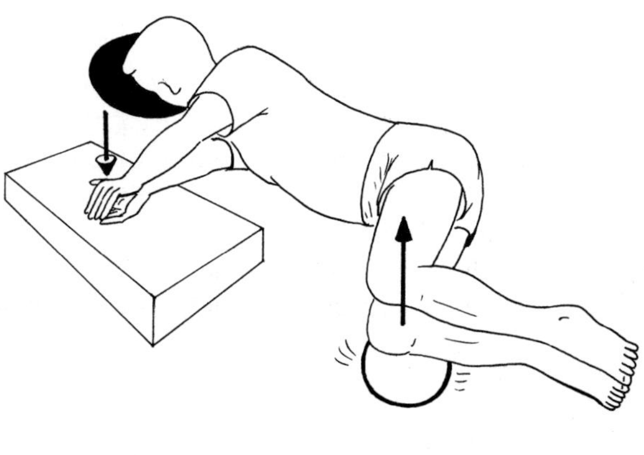

Abb. 11: Arm- und Beinheben für rotatorisch betonte Isometrie der Rumpfmuskeln. Erleichterung durch feste Unterpolsterung der nach rechts stützenden Arme, zusätzlich durch elastische Unterpolsterung der nach links zu haltenden Beine, hier mittels weichem Schaumstoffball.

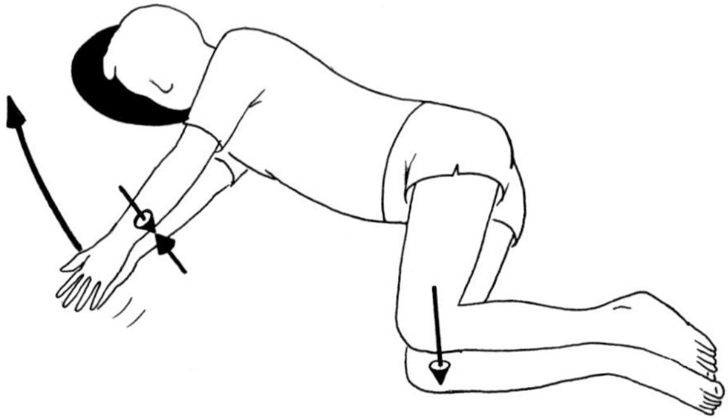

Abb. 12: Einsatz von Arm- und Beinhebeln für rotatorisch betonte Isometrie der Rumpfmuskeln. Beide Knie drücken nach rechts gegen den Boden, die adduzierten Arme werden gestreckt nach links gehoben und gehalten.

Die zu hebenden Extremitäten werden auf sehr elastischen Unterstützungsflächen, z. B. Schaumstoffball oder ähnlichem, gelagert. Schon bei geringer Eigenkraft kann der Ball eine leichte Hebung ermöglichen. Die zu trainierende Rumpfmuskulatur kann so eine rotatorische Rumpfaktivität in Gang bringen, selbst wenn die Rumpfmuskelkraft gering ist.

Erschwerung:
Üben mit Schaumstoffball oder Impander (Bali-Gerät).
Zwischen die Knie oder Hände werden elastische Geräte gelegt, die während der freien Hebung der Knie/Arme komprimiert gehalten werden müssen.
Evtl. reicht es aus, die Handflächen flach aufeinander zu pressen, ohne die Hände dabei zu falten (*Abb. 12*). Eine weitere Erschwerung kann durch den Grad der Schultergelenkflexion erreicht werden.
Je mehr Flexion, desto stärkere Rückenmuskelbeteiligung bei der Gesamtbewegung.

2. Übungen in Rückenlage und Seitlage auf dem großen Schaukelbrett

Das Üben auf dem großen Schaukelbrett erlaubt es, den Patienten in verschiedenen Ausgangsstellungen einer labilen Unterstützungsfläche auszusetzen, die komplexe Halteaktivitäten provoziert, z. B. eine Ganzkörperisometrie.
Die Übungen werden häufig am Boden durchgeführt. Viele unserer Myopathiekranken haben jedoch nicht die Körperkraft, den Transfer zum Boden hin bzw. – noch viel problematischer – wieder zum Sitz oder Stand zurück zu schaffen!
Als Kompromiß bietet sich an, das Schaukelbrett auf eine Bobath-Bank zu legen, die im Idealfall noch höhenverstellbar sein sollte. Der Betroffene hat dann nur

noch wenig Mühe, zurück in den Stand zu kommen. Außerdem bietet die Breite der Bank genügend seitliche Sicherheit, evtl. müssen 2 Bänke zusammengeschoben werden. Zur Sicherheit sollte außerdem immer in der niedrigst möglichen Position geübt werden, im allgemeinen 45 cm Höhe.

Die Übungsbänke bieten gegenüber dem Boden einen Nachteil, sie sind gepolstert. Für unseren Zweck, ein Schaukelbrett zu bewegen, bedeutet dies eine erhebliche Erschwerung, denn die Kufen sinken tief ein und bremsen jede seitliche Bewegung. Daher legen wir entweder

– je ein entsprechend großes Brett unter die Kufen oder
– je ein »Tochter-Schaukelbrett« so unter die Hauptkufen, daß eine ausreichende Beweglichkeit gegeben ist (*Abb. 13*).

Bevor der Patient sich seitlich auf das große Schaukelbrett setzt, drücken wir diesen Rand bis zur Bankoberfläche hinunter und helfen ihm, ohne Risiko dort zu sitzen (*Abb. 14*).

Er wird dann vom Therapeuten auf das Brett gelegt, so daß er niemals Angst vor dem Herunterfallen haben muß. Bei jedem Transfer muß das Brett fixiert

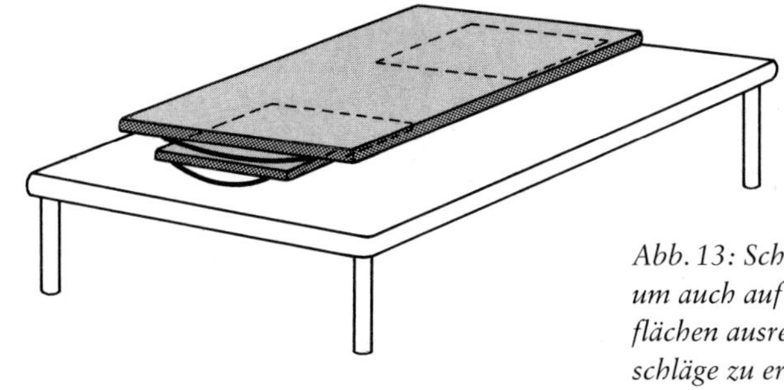

Abb. 13: Schaukelbrett-Kombination, um auch auf weichen Unterstützungsflächen ausreichende Bewegungsausschläge zu erhalten.

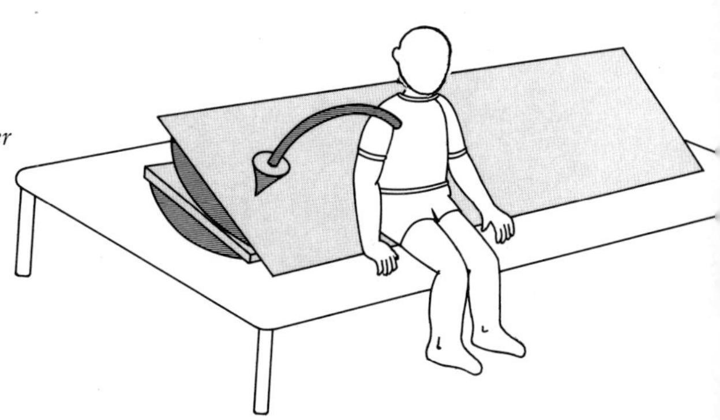

Abb. 14: Position der Schaukelbretter beim Transfer des Patienten.

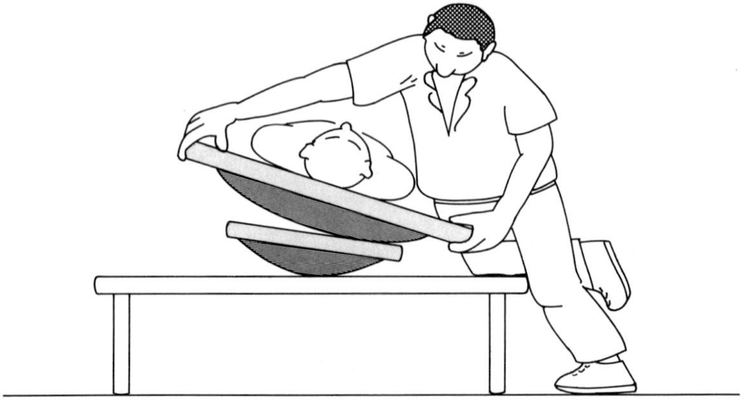

Abb. 15: Hilfe durch den Therapeuten, um dem Patienten in der gekippten Position genügend Sicherheit zu geben.

werden, um jede Unfallgefahr zu vermeiden. Evtl. ist eine Hilfsperson hinzuzuziehen!
Während der Schaukelbewegungen umfaßt der Therapeut das Brett von rechts und links (*Abb. 15*), um auch hier kein Risiko für den Patienten einzugehen.

a) *Ausgangsstellung:* Gestreckte Rückenlage, entsprechende Unterpolsterungen s. o.

Hinweis: Der Patient sollte eine rutschfeste Bekleidung tragen (Vorsicht: Abrutschgefahr!). Andernfalls muß auf dem Schaukelbrett eine entsprechende Auflage liegen, z. B. eine »Airex«-Matte.
Das Kippen geschieht langsam-einschleichend. Die Endposition wird zunächst ca. 10 Sekunden beibehalten und von Mal zu Mal gesteigert.
Die bei diesen Übungen provozierte intensive reflektorische Ganzkörperisometrie ist sehr anstrengend und muß vom Therapeuten sehr feinfühlig gesteuert werden. Den »Widerstand« bildet dabei die Gravitation, die bei der Kippung von links oder rechts auf den Übenden einwirkt.

Der Patient sollte die Ausgangsstellung während des Kippens unbedingt beibehalten. Evtl. muß der Therapeut hier leicht stützend eingreifen.

Erleichterung: Spreizen von Armen und Beinen (größere Unterstützungsfläche).

Erschwerung: Anstellen der Beine, je breiter die Füße stehen, desto stabiler die Position. Optimale Stabilität kommt zustande, wenn dabei die Knie aneinander gedrückt werden können.

Variante: Anheben der Arme mit gefalteten oder flach aufeinander gepreßten Händen, Schulterprotraktion und verschiedene Grade der Armflexion.

b) *Ausgangsstellung:* Seitlage mit angebeugten Beinen (*Abb. 16*).

Anmerkung: Aus Patientensicht entspricht das Kippen des Brettes einem Vor- bzw. Rückrollen (s. auch »Gefrierübung, S. 106 sowie setzen dorsaler und ventraler Widerstände).

c) *Ausgangsstellung:* Gestreckte Seitlage auf dem Schaukelbrett.
Mit dieser Ausgangsstellung ist eine im Grad der Anspannungsleistung sehr exakt dosierbare Übungsmöglichkeit gegeben, die die volle Leistung und Aufmerksamkeit des Patienten erfordert und seine Haltungs- und Leistungsreserven beansprucht (*Abb. 17*).

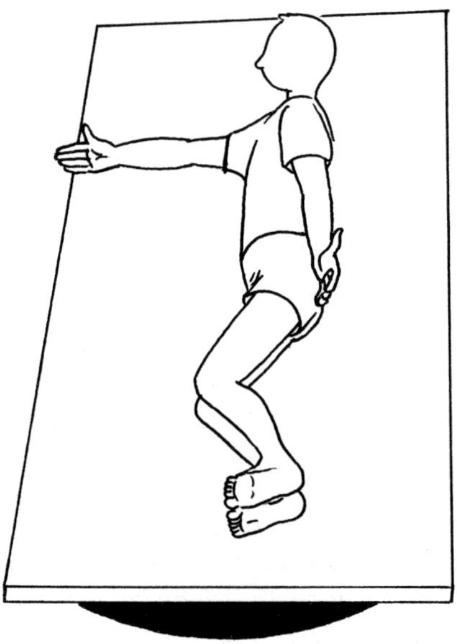

Abb. 16: Die Seitlage mit angebeugten Beinen auf dem großen Schaukelbrett ist eine relativ stabile Ausgangsstellung.

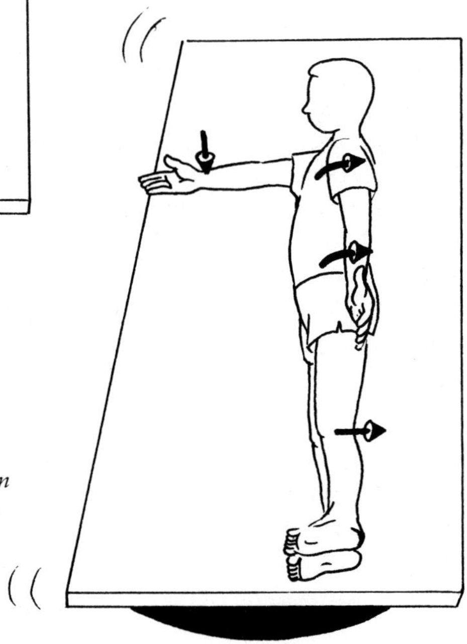

Abb. 17: Die gestreckte Seitlage auf dem Schaukelbrett fördert intensive reaktive Isometrie.

3. Sitz auf dem Pezziball

Der Sitz ist für die meisten Muskeldystrophiker die bevorzugte Ausgangsstellung während des Tages. Die langen Zeiten des ständigen Sitzens bedeuten für den Patienten:

- Stereotype Haltung, die aufgrund der bestehenden Kraftdefizite nur wenig variiert werden kann. Der Patient wird z. B. nur selten in der Lage sein, seine Beine übereinander zu schlagen;
- Sekundärfolgen, wie z. B. Kontrakturneigung, Rücken-Schulter-Nacken-Beschwerden;
- Einseitige Dauerbelastung und allmählicher »Haltungsverfall«.

Das Üben isometrischer Ganzkörperspannung würde im o. g. stabilen Sitz kaum neue Körpererfahrungen für die Betroffenen bringen, daher üben wir das Sitzen im allgemeinen auf einem Pezziball: Er ist labil genug, um von vornherein die volle Aufmerksamkeit des Patienten zu erreichen, andererseits ein so gutes »Sitzmöbel«, daß eine korrekte Ganzkörperisometrie ohne Probleme praktiziert werden kann.

Voraussetzungen: Aufgrund der Dehnungsempfindlichkeit (s. Seite 98) der Muskulatur im Sitzen sollte der Pezziball mindestens so groß sein, daß der Patient seine Hüft- und Kniegelenke rechtwinklig einstellen kann. Der Ball muß so groß gewählt werden, daß der Patient

- vollkommen aufrecht sitzen kann und
- mit wenig Mühe (und Hilfe des Therapeuten) wieder aufstehen kann.

Die Füße müssen dabei stets festen Bodenkontakt haben.

Ein technisches Problem: Soll ein Patient mittels Ball hoch sitzen, muß er dazu einen größeren Pezziball benutzen. Da ein größerer Pezziball aber auch dicker ist, treten hierbei häufig Sicherheitsprobleme auf.
Der Patient verliert mit seinen Füßen die Bodenhaftung, er hat das Gefühl, vom Ball zu rollen. Um die gleiche angestrebte Höhe zu erreichen, kann man einen kleineren Pezziball auf ein Schaumstoff-Pack legen (*Abb. 18a, b*):

- Der Patient sitzt hoch bei der nötigen Beinfreiheit.
- Der Schaumstoff dämpft die Labilität des Balles und gibt somit mehr Sicherheit.

Variante: Bei sicheren und kräftigeren Patienten legt man den Pezziball auf ein kleines keilförmiges Pack, welches nach hinten leicht ansteigt. Die schräge Ebene stimuliert während des freien Sitzes intensiv die Streckmuskulatur des Körpers.

Hinweis für Patienten mit Hüft- und Kniebeugekontrakturen (Rollstuhlfahrer):

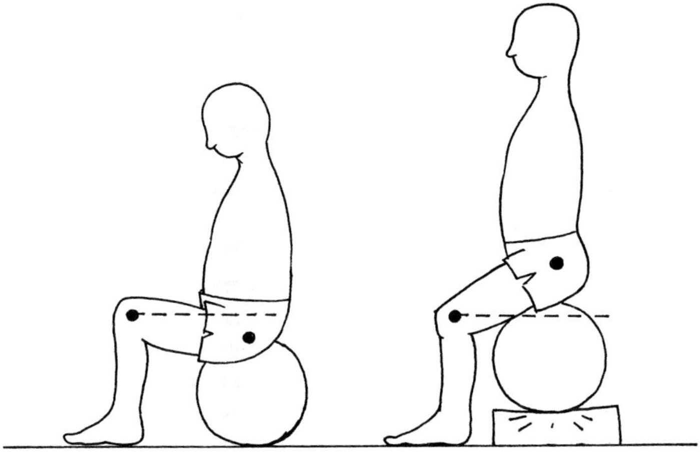

a) b)

Abb. 18a: Schlechte Sitzhaltung auf dem Pezziball. Das Hüftgelenk liegt unter dem Niveau des Kniegelenks.
18b: Durch Unterlagerung mit einem Schaumstoff-Pack erreicht der Patient eine optimale Sitzhaltung mit genügender Beinfreiheit.

Wir üben intensiver mit dem Patienten, wenn wir die Streck- und Aufrichtefähigkeit nahe der Kontrakturgrenze stimulieren, also solche Muskelteilfunktionen »wecken«, die im Rollstuhlsitz vernachlässigt werden. So können wir evtl. noch auf Kontrakturen einwirken.

Transfer Rollstuhl-Bank-Pezziball

Der Transfer Rollstuhl-Pezziball läßt sich leicht bewältigen, wenn Höhe der Sitzfläche und Ballhöhe in etwa identisch sind. Der Patient wird entweder passiv umgesetzt (s. Seite 132) oder rutscht mit Hilfe direkt auf den vor dem Rollstuhl postierten Ball (Rückweg entsprechend).
Soll der Ballsitz höher sein, kann man als Zwischenstation eine automatisch höhenverstellbare Bank benutzen:
Der Patient rutscht seitlich vom Rollstuhl (Seitenteil entfernen) auf die Bank, und von der danach höhergestellten Bank weiter vor auf den Ball. Diese Hilfestellungen erfordern vom Therapeuten sehr viel Geschick und guten Halt, um dem Patienten die nötige Absicherung zu geben. Noch größere Sicherheit beim Transfer und später auch beim Üben wird garantiert, wenn rechts und links vom Pezziball je ein Hocker steht und sich der Behandler sichernd vor den Patienten setzt oder stellt (Knie vor Knie, damit die Übungsposition nach allen Seiten hin abgesichert ist (*Abb. 19*).

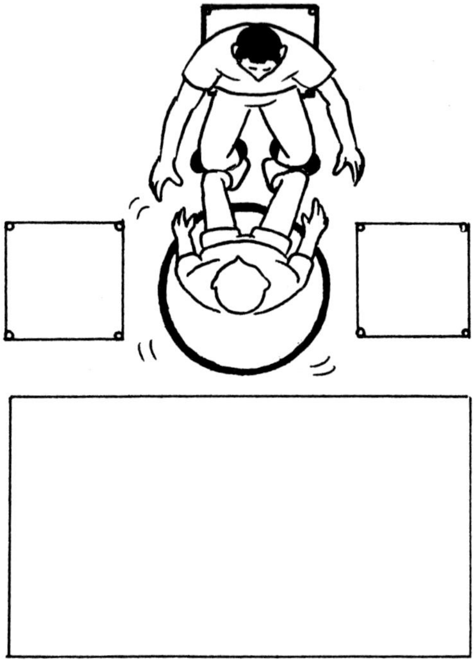

Abb. 19: Blick von oben: Der auf dem Pezziball sitzende Patient ist von allen Seiten abgesichert.

Übungsformen

Die Anspannung beim freien Sitz

Der Patient rollt etwas vor, belastet dadurch seine Füße stärker,
- lehnt seine Körperlängsachse etwas aus der Senkrechten heraus vor,
- entlastet den Ball ein wenig (wie wenn er aufstehen würde) und hält diese Anspannung.

Ziel ist es, den Ball während der Anspannung wenig zu belasten, der Ball sollte also seine runde Form behalten. Anschließend läßt sich der Patient allmählich wieder zurücksinken (*Abb. 20*).

Achtung: Die oberen Sprunggelenke müssen beweglich sein. Patienten mit Spitzfüßen können diese Übungsfolge nur mit Einschränkungen durchführen

Erleichterung: Sitz auf einer großen (Spastiker-)Rolle. Auch hier ist die Sitzhöhe, u. U. mit Lagerungsmaterial, so einzurichten, daß der Patient ohne Probleme aufrecht sitzen kann.

Erschwerung: Größere Sitzhöhe auf dem Ball.

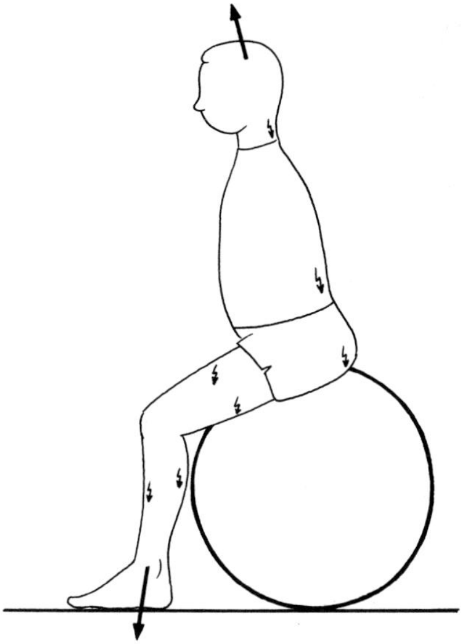

Abb. 20: Isometrische Anspannung beim Sitz auf dem Pezziball.

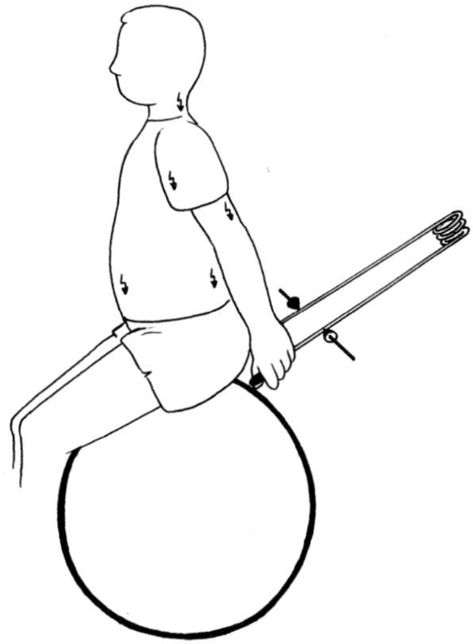

Abb. 21: Erschwerung der Anspannung durch dorsal betonte Adduktion der Arme.

Der Einsatz der Arme bei den o. g. Übungen

- Sie werden als aktiviertes passives Widerlager in leichter Anteversion gehalten.
- Sie werden in Außenrotation/Adduktion gestreckt an den Rumpf gepreßt gehalten, wobei die Ellbogen gegen die Taille drücken.
  Variante dazu: Schaumstoffbälle zwischen Unterarm-Rumpf zusammenpressen (je kleiner, desto schwieriger).
- Sie drücken gestreckt einen Impander hinter dem Körper etwas zusammen und halten diese Anspannung während der gesamten Übungszeit,
  zunächst in Innenrotation (Daumen zueinander gedreht)
  später in Außenrotation – sehr schwierig wegen der schwachen Schultermuskulatur (*Abb. 21*).
- Sie drücken einen Impander in Anteversion vor dem Körper zusammen, je höher, desto besser (*Abb. 22*).

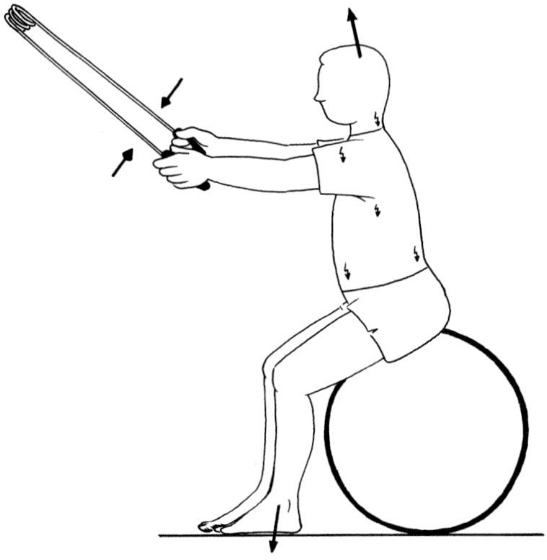

Abb. 22: Erschwerung der Anspannung durch Anteversion der kräftig adduzierten Arme.
Die Wahl des Gerätes erfolgt entsprechend den Fähigkeiten des Patienten.

– Sie werden als dynamisch stabilisierende Pendel eingesetzt (im Sinne von »Kurz und bündig«, siehe Funktionelle Bewegungslehre (FBL)):
  - In Außenrotation gestreckt ausrichten, dann symmetrisch schnell und kräftig gegen den Rumpf schlagen. Die Bewegung muß dabei von den Schultern ausgehen, während die Ellbogengelenke in Streckung blockiert bleiben. Sonst sind Ausweichbewegungen die Folge. Das Schlagen soll ein rhythmisches Geräusch abgeben, je schneller, desto besser.
  - Beide Arme schwingen in schnellen und kräftigen Flexions- und Extensionsbewegungen, dabei schwingt der rechte Arm gegengleich zum linken. Der Rumpf muß dagegen rotatorisch stabilisiert werden.
  - Schnelles Klatschen vor oder hinter (sehr schwer) dem Körper.

Der dargestellte Übungsaufbau zeigt einen zunehmenden Schwierigkeitsgrad. Diese Übungssequenz ist eher für wenig betroffene Patienten geeignet, da sie eine sichere isometrische Stabilität des Rumpfes und relativ gut erhaltene Schnellkraft der Arme voraussetzen.

Sitz auf dem Pezziball vor der Sprossenwand

Bei Patienten mit schwächeren Schulter-Arm-Funktionen haben sich folgende Übungen als wirksam erwiesen:

a) *Ausgangsstellung:* Sitz auf einem großen Pezziball, frontal zur Sprossenwand. Der Abstand beträgt ca. ½ m.
Der Pezziball sollte so hoch sein, daß die Winkel von Hüft- und Kniegelenken deutlich größer als 90° sind. Die Füße stehen anfangs fest auf dem Boden.

Vorbereitung: Der Therapeut hilft dem Patienten, beide Hände auf eine Sprosse in mindestens Schulterhöhe aufzulegen.

Die Übung: Der Patient stemmt sich von seinen gestreckten Armen weg und rollt dabei den Ball ca. 30–50 cm rückwärts. Dabei heben seine Füße deutlich vom Boden ab und er soll die erreichte neue Position ca. 10 Sekunden isometrisch halten (*Abb. 23*).

Erschwerung:
- Eine höhere Ausgangsstellung der abgestützten Arme, d. h. mehr Schultergelenkflexion;
- Abstemmen von nur einem Arm, während der andere fest an den Rumpf gepreßt bleibt.

Erleichterung: Sitz auf einem kleineren Ball, so daß die Füße während des Rückwärtsrollens nicht abheben müssen.

Varianten: In der erreichten Endstellung werden leichte Seitwärts-Roll-Bewegungen durchgeführt, die Körperhaltung bleibt dabei trotzdem stabil.

b) *Ausgangsstellung:* Sitz seitlich zur Sprossenwand.
Die Aufgabe besteht darin, sich – ganz im Sinne der oben beschriebenen Übungen – seitlich von der Sprossenwand wegzurollen. Dadurch, daß nur ein Arm als Haltearm zur Verfügung steht, werden entsprechende Schulter- und Rumpfaktivitäten intensiv gefordert (*Abb. 24*).

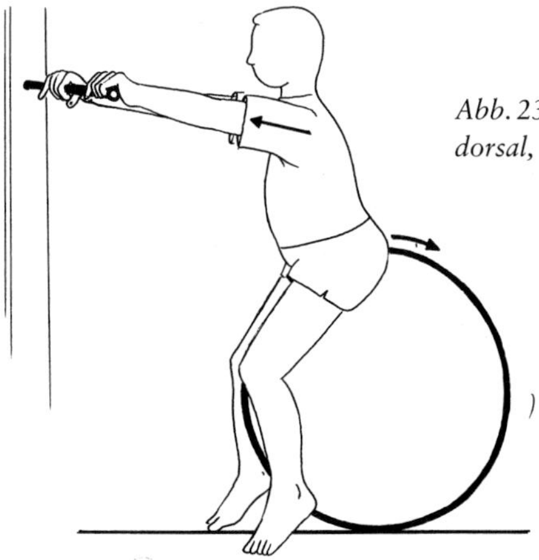

Abb. 23: Abstemmen von der Sprossenwand nach dorsal, bis die Füße schweben.

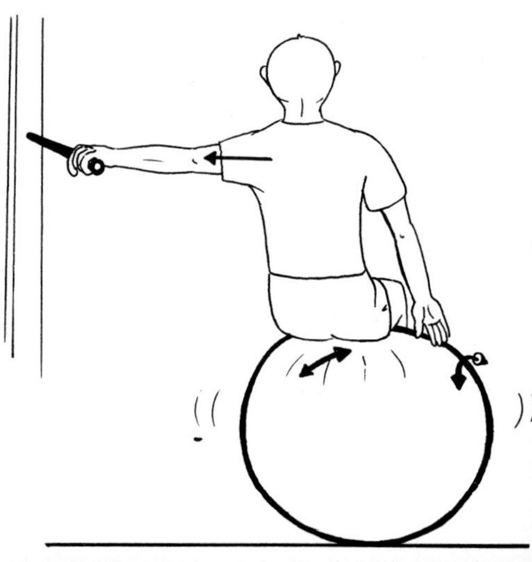

Abb. 24: Einarmiges seitliches Abstemmen von der Sprossenwand. Der Patient soll kleine Ballbewegungen in der Frontal-, eventuell sogar in der Sagittalebene durchführen, während die isometrische Armanspannung erhalten bleibt.

4. Sitz auf zwei Schaukelbrettern

Die folgende Übung dient dazu, die Koordination und Haltekraft im Sitz und beim Aufstehen und Hinsetzen zu verbessern. 2 kleine Schaukelbretter werden so an die Bankkante einer höhenverstellbaren Bank gelegt, daß beide Bretter im gleichen Sinne vor- und zurückgekippt werden können. Ihre Vorderränder schließen mit der Bankkante ab. Um die Kippwirkung der Bretter nach vorne hin zu dämpfen, werden 2 kleine Schaumstoffbälle vorne zwischen die verschiedenen Ebenen gesteckt. Der Patient setzt sich mit Hilfe des Therapeuten auf das oberste Brett, dabei ist die Bank ganz niedrig gestellt. Die Bank wird nun so hoch gepumpt, daß die Füße des Patienten ca. 10 cm über dem Boden hängen. (*Abb. 25*)

Die Übung: Während der Patient aufrecht sitzt, lehnt er sich gradweise langsam nach vorn als ob er aufstehen wollte. Durch die Gewichtsverlagerung bedingt, drücken die Oberschenkel die Vorderkanten der Bretter nach unten, wobei die Gesamtbewegung mit Hilfe der elastischen Puffer deutlich gebremst wird.
Somit muß der Patient im ganzen Körper eine intensive Streck- und Balanceaktivität aufbauen, um seine Füße ein wenig dem Boden zu nähern. Der Therapeut kann dazu Zielpunkte am Boden anbringen, die der Patient mit den Fersen berühren soll. Für eine weitere Steigerung lassen sich die o. g. Armübungen einsetzen (S. 115).

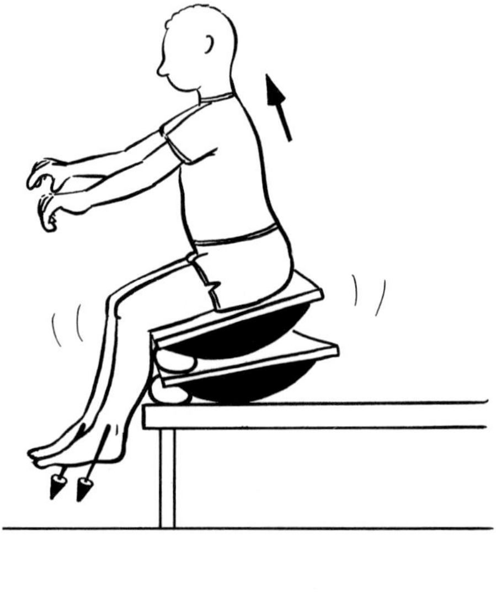

Abb. 25: Sitz auf zwei Schaukelbrettern, deren Kippbewegung nach vorn durch Schaumstoffbälle erschwert wird.

5. Isometrie in Bauchlage

Die flache Bauchlage haben wir als Ausgangsstellung aus unserem Programm herausgenommen, weil sie sich nur für eine sehr kleine Anzahl unserer Patienten eignet. Außer dem Vorteil einer gestreckten Ausgangsstellung zur Kontrakturenprophylaxe birgt sie jedoch einige gravierende Nachteile:
Sämtliche Streckmuskeln, die arbeiten sollen, sind bereits in angenäherter Position. Isometrie muß daher in endgradiger Kontraktion gegen die volle Eigenschwere stattfinden. Die dystrophisch geschwächte Streckmuskulatur muß also große Hebel und Gewichte unter ungünstigsten Voraussetzungen bewegen. Trotz einer guten Vorbereitung und trotz korrekter Unterpolsterung haben unsere Patienten immer wieder in eine HWS-Hyperlordose ausweichen müssen. Außerdem war es größtenteils nicht möglich, Kopf, Arme oder Knie von der Unterlage zu lösen!

Auf dem Kipptisch

Wir legen unseren Patienten bäuchlings auf den Kipptisch, stellen ihn z. B. in 60°-Kippung ein und lassen ihn sinngemäß die gleiche Anspannung, wie oben genannt, durchführen. Die veränderten Schwerkrafteinwirkungen auf den Körper werden aber wesentlich normalere Bewegungsausschläge zulassen, so daß der Patient die erstrebte Endstellung seiner Extremitäten auch tatsächlich erreicht.
Es empfiehlt sich, das Becken zunächst mittels Gurt zu fixieren, damit sich der Patient auch hier sicher fühlt (*Abb. 26*).

Steigerung: Allmählich in geringerer Kippstellung üben. Die Aufgabe der Arme: Siehe Übungen im Sitzen (Seite 115).

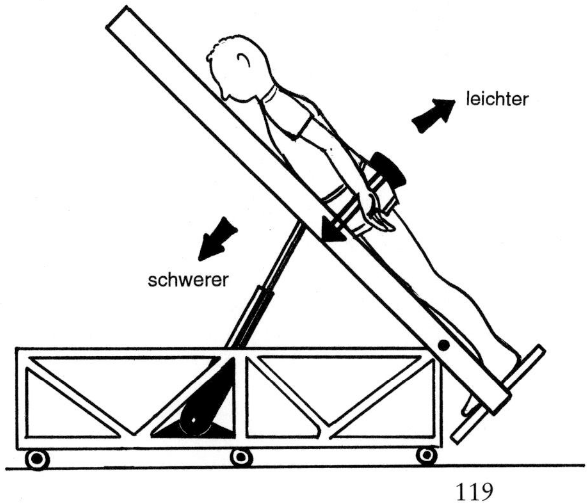

Abb. 26: Bauchlage auf dem Kipptisch. Je senkrechter das Gerät eingestellt ist, desto leichter kann sich der Patient gegen die Schwerkraft aufrichten.

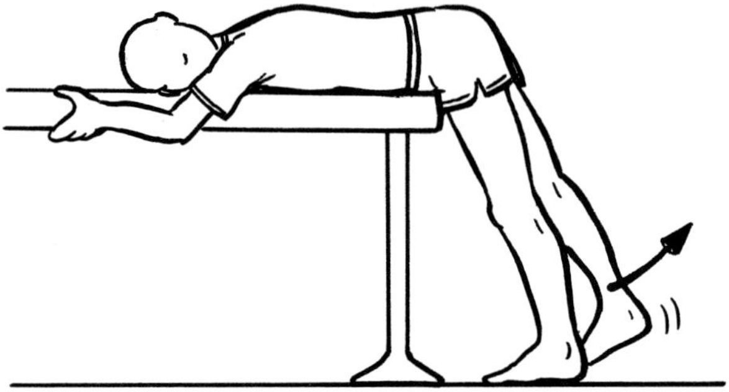

Abb. 27: Erleichterung der aktiven Hüftextension durch günstige Ausgangsstellung der Beine in Bezug auf die Schwerkraft und Dehnung der Hüftstrecker. Die Wadenmuskulatur des Standbeines wird jeweils gedehnt.

»Bauchlage-Stand« an der Bankkante

Der Patient legt seinen Oberkörper bis zum Becken auf eine hüfthoch eingestellte Bank, während die gestreckten Beine auf dem Fußboden stehen.

Die Übung: Ein Bein bleibt fest auf dem Boden stehen, das andere hingegen hebt einige cm nach hinten ab und hält die neue Position. Diese Übung erlaubt eine gute Rumpfstabilität, weil ein Bein stets festen Bodenkontakt hat (*Abb. 27*).

Erleichterung: Das zu hebende Bein wird von dorsal mittels vorgespanntem Thera-Band unterstützt. Es ist zweckmäßig, das Band an einer Sprossenwand zu fixieren. Auch Schlingentischtechniken (s. Seite 186) können hier sinnvoll eingesetzt werden.

Erschwerung: Die Bank wird tiefer gestellt. Das zu hebende Bein muß zunehmend weiter in Richtung horizontaler Position gebracht werden, um überhaupt vom Boden gelöst zu werden.
Die Ausrichtung der Arme erfolgt individuell.

Kniestand vor dem Pezziball

Der Patient muß dazu in der Lage sein, einen korrekten Kniestand in senkrechter Einstellung der Körperlängsachse zu halten, während die gestreckten Arme sich wenig auf dem vor ihm liegenden Pezziball abstützen.
Nun wird der Ball kontrolliert langsam nach vorne gerollt, so daß die vom Patienten zu stabilisierende »Brückenspannung« zwischen Händen und Knien (ventral) und die dorsal aufrichtende Haltespannung mit zunehmender Neigung ständig größer werden. Die Rollbewegung des Balles erfolgt sehr langsam, der Therapeut sichert den Rumpf und hilft beim Rückweg.

Übungsvarianten: In Endstellung wenige cm seitlich, vor- oder zurückrollen, ohne die Rumpfausrichtung zu ändern.

Anmerkung: Der Transfer in den Kniestand ist einfacher, wenn die Übungen auf einer tiefen Übungsliege (z. B. Bobath-Bank, 45 cm Höhe) durchgeführt werden, anstatt auf dem Hallenboden.

Liegestütz über dem Pezziball

Für kräftigere Patienten eignet sich der Liegestütz über dem Pezziball. Er entspricht im Prinzip der Bauchlage längs auf der Rolle (*Teirich-Leube*), erfordert aber wesentlich mehr Aktivität, da die Beine als freie »Tentakel« hängen und der gesamte Körper mehr Gleichgewichtsreaktion zeigen muß.

Die Übung: Der Patient rollt aus dem Kniestand zügig in den Liegestütz, in dem er für ca. 10 Sekunden sein Gleichgewicht hält, während die Beine (einzeln oder beide) vom Boden gelöst sein sollten.

Beachte: Je weiter der Patient vorrollt, desto größer ist der Abstand zwischen Ball und Händen. Der Ball liegt jetzt eher unter den Oberschenkeln. Die Aktivität tritt am Rumpf vorwiegend als »Brückenaktivität« ventral auf, während das Gewicht der Beine zum Teil vom Ball getragen wird. Somit ist wenig dorsale Aktivität erforderlich (*Abb. 28*).
Je geringer der Abstand zwischen Ball und Händen wird (der Ball liegt jetzt unter dem Rumpf), desto größer wird die Hebellänge der Beine (intensive dorsale Aktivität) (*Abb. 29*).

Variante: Die Fußspitzen stehen auf dem Boden, der Oberkörper muß, zusammen mit den Armen, als freier Hebel gehalten werden (ähnlich der »Galionsfigur« aus FBL).

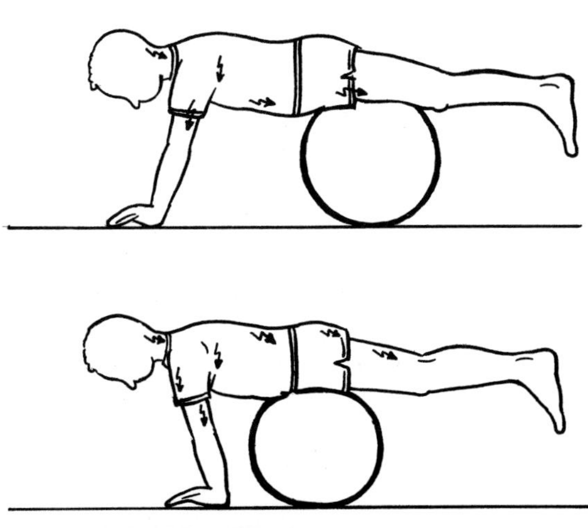

Abb. 28 u. 29: Durch Vorrollen (oben) oder zurückrollen (unten) auf dem Ball ändern sich jeweils die zum Halten notwendigen Muskelaktivitäten: oben eher ventral, unten eher dorsal betont.

6. Isometrische Übungen im Stehen

Für alle steh- und gehfähigen Patienten ist das Üben im Stand sinnvoll, um in einem alltäglichen Erfahrungsbereich die Bandbreite selbständiger Aktivität zu vergrößern. Dieses betrifft:

- das Sicherheitsempfinden im aufrechten Stand,
- das Gleichgewicht,
- die Reaktionsmöglichkeiten bei Gefährdung dieses meist labilen Gleichgewichts.

Der freie Stand wird meistens mehr oder weniger unsicher sein, so daß viele Patienten dabei zu Ausweichbewegungen neigen, die ein Üben gezielter Muskelaktionen kaum erlauben. Wir benutzen daher verschiedene Abstützmöglichkeiten und entsprechen damit einerseits dem Sicherheitsempfinden des Patienten, nutzen diese andererseits als Übungsgeräte.

Bäuchlings an der Bank

Der Patient steht frontal zur Behandlungsbank, die Beckenkämme drücken gegen die Bankkante. Ein Myopathiekranker wird aus Gewohnheit hyperlordotisch stehen, d. h. jegliche Rückenmuskelaktivität vermeiden. Sobald er sich geringfügig aus der Reklination in die Senkrechte begibt, kann der Therapeut geringe lumbale Rückenstreckeraktivität palpieren. In dem Maß, in dem der Patient sich dann weiter vorlehnt, wird proportional die Halteaktivität der Wirbelsäulen- und Hüftgelenkstreckmuskeln zunehmen müssen, um den Oberkörper in seiner Position zu fixieren bzw. das Vorkippen zu verhindern.
Der Therapeut stellt nun zusammen mit dem Patienten das Ausmaß der frei möglichen Vorbeugung fest, um eine angemessene Trainingsgrenze festzulegen.

Übungsbeispiel: Der Patient schafft es, seinen stabilisierten Oberkörper ca. 30° vorzuneigen und dort zu halten. Geübt wird vernünftigerweise nicht an dieser Grenze des Möglichen, sondern z. B. bei 10–15° Vorneigung, um ihn nicht zu überfordern!
Angestrebt ist eine leicht geneigte, aber in sich gestreckte Position, in der die körperaufrichtenden Muskelketten nicht durch gebeugte Gelenke gedehnt werden.

Erschwerung:
Je nach Fähigkeit des Patienten kann aber auch mit leicht gebeugten Beingelenken geübt werden, um die Haltefähigkeit der Streckmuskeln in verschiedenen Winkelstellungen sicherer zu beherrschen.

Der Patient steht stärker zur Bank geneigt, d.h. die Schwerkraft hat mehr Angriffsfläche.

Erleichterung: Senkrechtere Ausgangsstellung oder Höherstellung der Bank, so daß der Abstützpunkt nach kranial verschoben wird und somit ein kürzerer Hebel von den lumbalen Rückenmuskeln gehalten werden muß.
Als Varianten dieser Grundspannung seien nochmals die Übungen Seite 115/116 genannt.

Anmerkung: Je geneigter die Ausgangsstellung, desto mehr Wadenmuskelelastizität ist notwendig, um noch flächig auf der Fußsohle zu belasten!

Rücklings an der Bank

Für stärker behinderte Patienten, also mit geringeren Kraftgraden (mit einer proximalen MF von 1–2) empfiehlt sich der rückwärtige Stand zur Bank.

Ausgangsstellung: Während der Patient mit dem Gesäß leicht gegen die Bankkante gelehnt ist, stützt er beide Arme neben dem Körper ab.

Die Übung: Durch Intensivierung des Armstützes gelingt eine geringe Beckenprotraktion, die für ca. 10 Sekunden frei gehalten werden soll.
Neben intensivem Schulter-Arm-Einsatz wird eine deutliche dorsale »Brückenaktivität« erreicht (*Abb. 30*).

Erleichterung: Füße dicht vor die Bank, also fast senkrechte Ausgangsstellung.

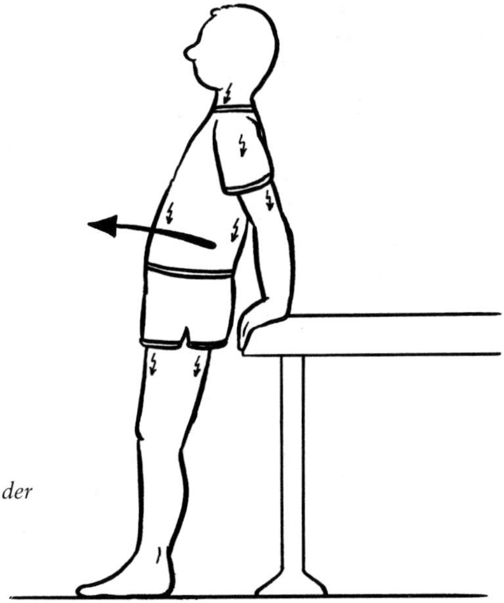

Abb. 30: Abdrücken des Beckens von der Bank nach vorn.

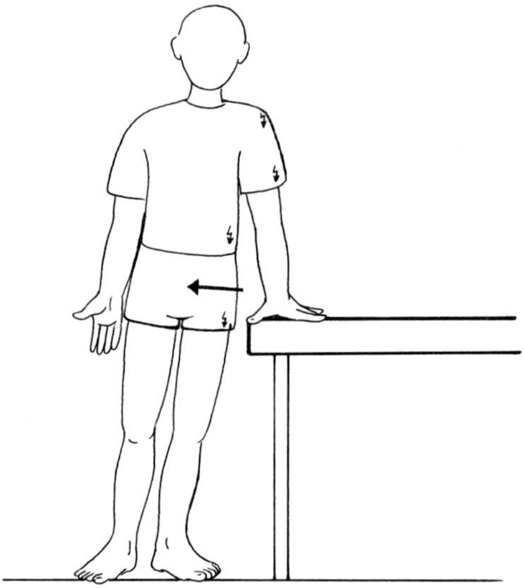

Abb. 31: Seitliches Abdrücken des Beckens von der Bank.

Seitlich an der Bank oder Sprossenwand

Ähnliches gilt für den seitlichen Stütz mit einem Arm: Armabduktion und gleichseitige Lateroflexion im Rumpf. Je nach Fähigkeit des Patienten werden auf diese Weise verschiedene Grade der Armabduktion isometrisch geübt (*Abb. 31*).

Variante: Stimulation der Arm- und Schulteradduktoren, -depressoren sowie Rumpflateroflexoren und Hüftabduktoren der Gegenseite.

Ausgangsstellung: Der Patient hängt seitlich von der Sprossenwand weg an einem Arm, zieht seinen Rumpf bis zur Erreichung der Körpersymmetrie (in der Frontalebene) armwärts und stabilisiert dort ca. 10 Sekunden lang.

Übung mit Pezziball

Ausgangsstellung: Frontal zur Wand, Pezziball zwischen Rumpf und Wand festgeklemmt.

Die Übung: Der Patient lehnt sich kräftig gegen den Pezziball, ohne seine Arme zum Stützen zu benutzen.

Erschwerung: Einen (kleinen) Schritt zurücktreten.

Varianten:

- Pezziball in Brustkorbhöhe (eher ventrale Anspannung)
- Pezziball in Beckenhöhe (eher dorsale Anspannung, im allgemeinen schwerer.

Übungen mit Thera- oder Deuserband

Mit diesen Geräten – an der Sprossenwand fixiert – kann in ähnlicher Weise geübt werden. Wenn viel Halt erforderlich ist, ist das Deuserband dem schwächeren Theraband vorzuziehen.

Ausgangsstellung: Rücken zur Sprossenwand, das Band liegt ventral am Becken an und bremst beim Vorlehnen ein Umfallen. Das Gerät erlaubt ein variables Training der aufrechten Haltung, weil der so fixierte Körper in potentieller Fallbewegung bleibt und neben isometrischer Haltearbeit auch ein hohes Maß an Gleichgewicht gefordert wird.
Sinngemäß ergibt sich bei rückwärtigem Anlehnen, also mit Blick zur Sprossenwand, eine reflektorische ventrale Gegenspannung. Bei Abstützung an den proximalen Oberarmen (*Abb. 32*) oder an den Schultern wird die dorsale Anspannung vorherrschen.

Erschwerung: Dorsale und ventrale Rumpfmuskelanspannung mit intensiver Beteiligung der dorsalen Arm- und Schultermuskeln wird erzielt, wenn – ohne Ausweichbewegung – nur mit den Händen nach dorsal abgestützt wird (*Abb. 33*).

Variante: Intensive Ganzkörperspannung für kräftigere Patienten.

Ausgangsstellung: Der Patient stellt sich in leichter Schrittposition auf, tritt mit dem vorderen Fuß auf das »Deuserband« oder »Theraband« und faßt es mit beiden Händen.

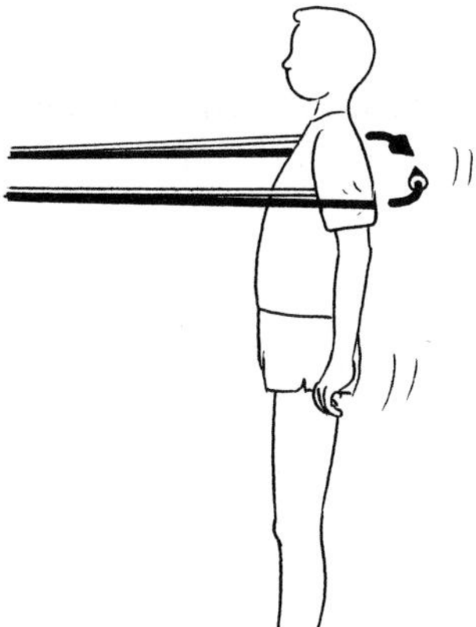

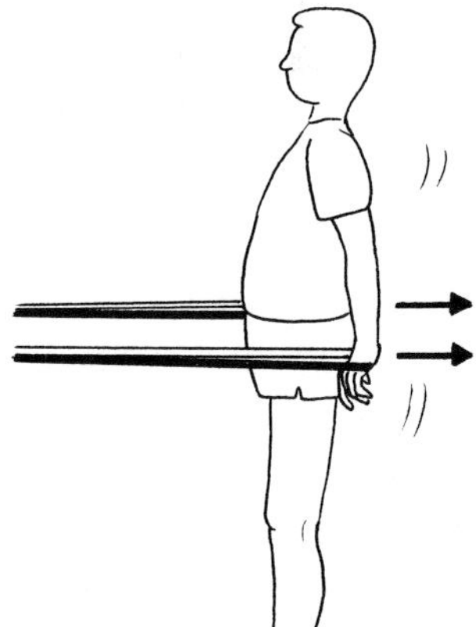

Abb. 32 u. 33: Isometrische Anspannung gegen zwei Deuser- oder Therabänder. Durch die Lage der Bänder werden unterschiedliche Muskelaktivitäten gefördert.

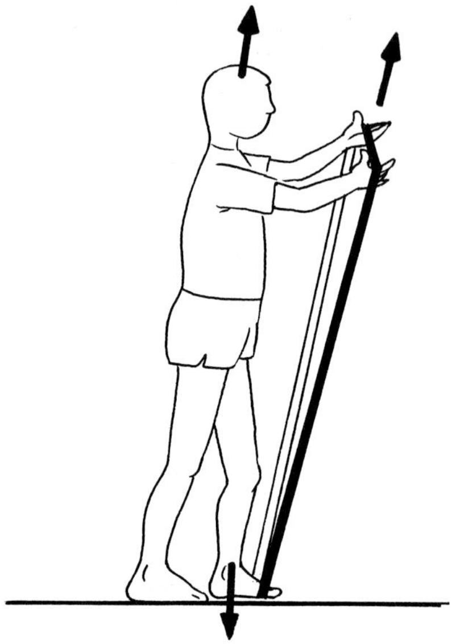

Abb. 34: Extension des Körpers gegen die Spannung des Therabandes. Zusätzliche Erschwerung durch lange Armhebel.

Übung: Beide Arme werden nach vorn angehoben und, je nach Kraft des Patienten, eher gebeugt oder gestreckt (schwerer) gehalten. Der Oberkörper bleibt während der Übung in Verlängerung des hinteren Beines leicht vorgeneigt (*Abb. 34*).

Stütz gegen die stehende große Rolle, frontal und seitlich

Ausgangsstellung: Der Patient stellt sich aufrecht vor eine senkrecht stehende große Rolle, die Arme werden gestreckt aufgelegt.

Übung 1: Durch paralleles Vorkippen von Patient und Rolle ergibt sich eine sehr intensive ventrale »Brückenspannung«, die mit dem Grad der Kippung zunimmt. Eine korrekte Haltungskontrolle in der Körperlängsachse kommt aber erst durch koordinierte dorsale Widerlagerung zustande (*Abb. 35*).

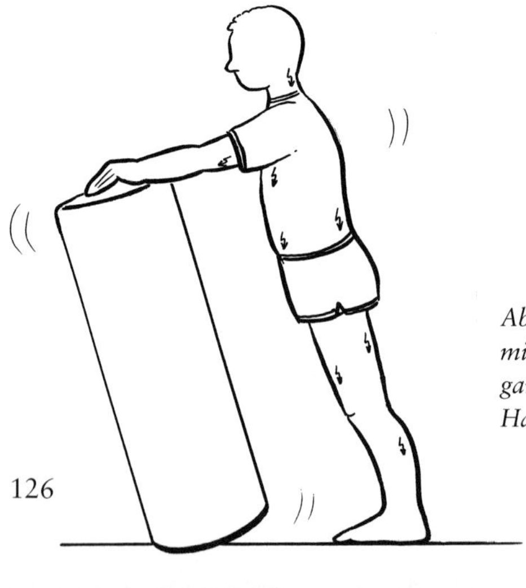

Abb. 35: Paralleles gebremstes Vorkippen mit der großen Rolle, dabei beid- oder sogar einseitiger Armstütz. Isometrisches Halten der Position.

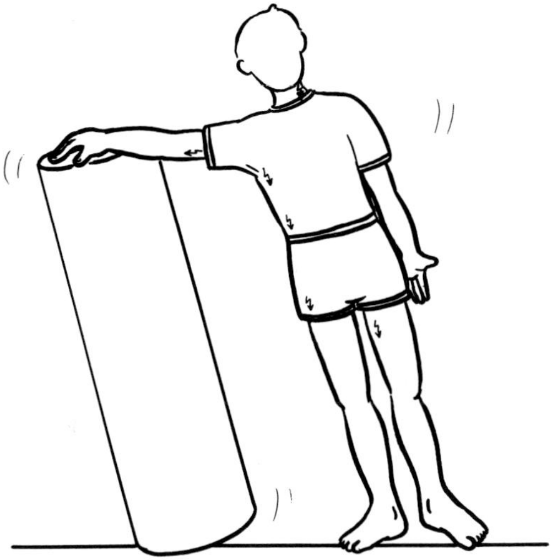

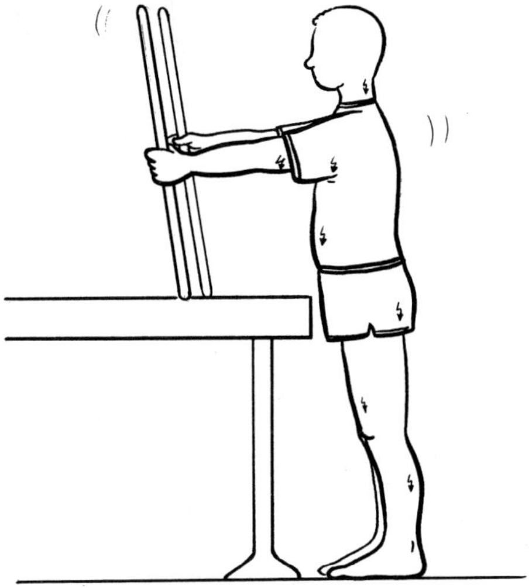

Abb. 36: Seitliches paralleles Kippen mit der großen Rolle.

Abb. 37: Paralleles gebremstes Vorkippen ohne das Becken gegen die Bankkante zu lehnen.

Übung 2: Die parallele Kippung zur Seite beansprucht die lateroflektorisch/adduktorisch und abduktorisch aktiven Muskelketten (*Abb. 36*).

Hinweis zur Sicherheit: Die Rolle wird in angemessenem Abstand zu einer Wand gestellt, die einerseits das Ende der Kippung markiert und andererseits einen Sicherheitsfaktor bei der Kippung bildet. Außerdem muß der Therapeut in direkter Nähe bereitstehen, um evtl. sichernd einzugreifen.

Erschwerung: Der Abstützpunkt liegt unter den Händen.

Erleichterung: Der Abstützpunkt liegt proximal am Arm. Dabei liegen z. B. Ellbogen/Unterarm oder sogar die Oberarme des Patienten mit auf.

Stütz gegen zwei aufrecht stehende Stäbe

Die Übung ist labiler und schwieriger als die vorgenannte, und somit eine Steigerung.

Ausgangsstellung: Der Patient steht vor einer Behandlungsbank, beide Hände greifen 2 in Armlänge entfernt darauf stehende Stäbe.

Die Übung: Die Stäbe werden unabhängig voneinander kräftig auf die Behandlungsbank gedrückt und kippen mit dem Patienten etwas vor. Hierbei ist besonders auf Rutschfestigkeit zu achten (*Abb. 37*).

Variante: Auf der Bank liegt ein großer Pezziball. Die Höhe der Bank und die Distanz des Patienten zum Pezziball bestimmen den Schwierigkeitsgrad der

Übung. Der Patient stützt sich mit beiden Händen auf den Pezziball, rollt ihn vor und kippt mit seinem gestreckten Körper entsprechend weit vor.

Stand auf dem Therapiekreisel

Die Hände sind etwa schulterhoch an der Sprossenwand abgestützt.

Hilfen: Der Therapeut sollte dem Patienten beim Aufstieg auf den Kreisel helfen, er fixiert sicher und fest am Becken und unterstützt das Aufsteigen durch kräftigen Zug nach kranial. Eine weitere Absicherung sollte von ventral an den Knien erfolgen, um ein plötzliches »Einknicken« zu vermeiden. Der Patient selbst stützt sich beim Auf- und Abstieg an der Sprossenwand oder auf die Therapeutenschultern.

Die Übung: Durch gleichmäßiges Abstemmen von beiden Armen (als p. fixum) soll unter Beibehaltung der Körpersymmetrie eine zeitlupenartige Drehung des Kreisels erfolgen, ca. 90° nach rechts und links. Eine fortlaufende Drehung um 180° – durch gleichmäßig zunehmende Rumpfrotation – führt zu einer kraftvoll koordinierten Körperspannung (*Abb. 38*).

Erschwerung: Der Patient führt die Drehung nur von einem Stützarm durch, der andere ist isometrisch fest an den Rumpf gedrückt (Stabilisierung von Rumpf und Beinen, Bewegungsimpulse aus der Schulter des Stützarmes, *Abb. 39*).

Erleichterung: Unter dem Kreisel liegt ein umgedrehtes Teppichstück, um die Reibung während der Drehung zu vermindern.

Abb. 38: Der Patient dreht sich unter isometrischer Anspannung je 90° nach rechts und links von seinen gestreckten Armen weg.

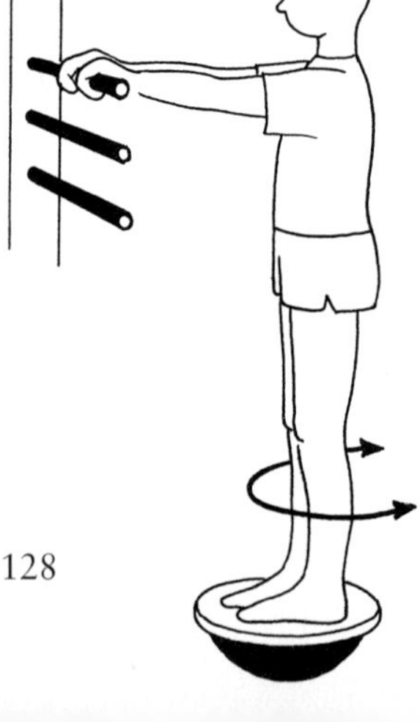

Abb. 39: Der Patient dreht sich unter isometrischer Anspannung langsam zu seinem stützenden Arm hin und weg davon.

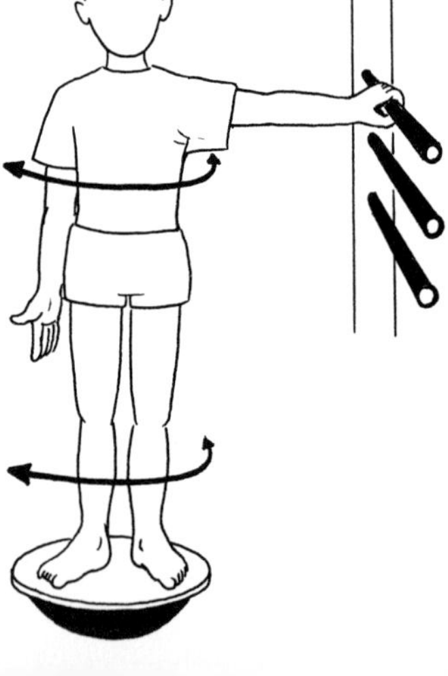

Varianten:
1. Der Stützarm kann auf eine Schulter des Therapeuten gelegt werden, dadurch kann die Gleichmäßigkeit des Abdrucks besser kontrolliert werden. Allerdings ist hier eine gewisse Labilität durch die Eigenbewegungen des Therapeuten einzukalkulieren.
2. Schließlich kann der Patient in freier Balance auf dem Kreisel stehen und sich
- isometrisch fixieren,
- durch schnell wechselnde gestreckte Armbewegungen im Rumpf rotatorisch stabilisieren (Übung »Kurz und bündig«, nach FBL),
- durch einseitig betonte schwungvolle Armbewegungen in eine ruckartige Drehbewegung auf dem Kreisel versetzen.

3. Wenn kein Therapiekreisel zur Verfügung steht:
Anstatt des Therapiekreisels kann eine Drehscheibe (mehr Reibung!) oder eine feste Plastikscheibe benutzt werden, die daheim auf dem Teppichboden gut gleitet.

Stand auf zwei Therapiekreiseln

Der Patient steht zunächst mit Haltemöglichkeit vor einer Sprossenwand, später frei. Die Beine sind dabei leicht gegrätscht.

Die Übung: Der Patient dreht sich um seine Körperlängsachse sehr langsam, gleichmäßig und kraftvoll nach rechts und links (*Abb. 40a, b*). Solange er dabei die Oberkörpersymmetrie beibehält, dreht er sich über die Aktivität der Hüftrotatoren mit intensiver Beteiligung der Beinadduktoren, da sonst die Beine allmählich auseinander rutschen würden.

Erschwerung: Freier Stand mit isometrisch in Außenrotation adduzierten Armen.

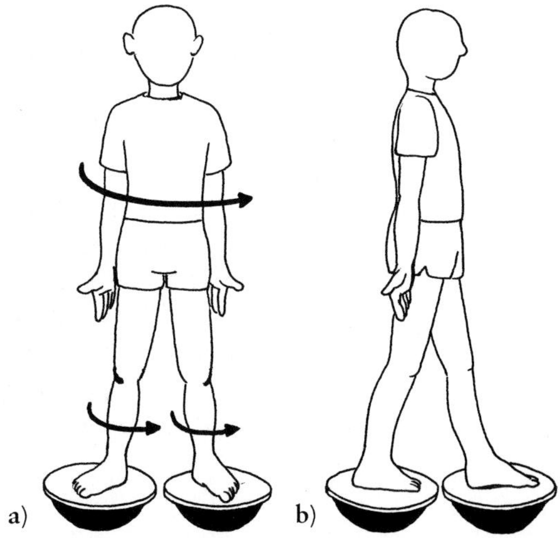

Abb. 40a und b: Der Patient dreht sich unter isometrischer Anspannung mit beiden Kreiseln nach rechts und links.

Vorsicht: Wenn die Kreisel mit umgedrehten Teppichfliesen unterlagert werden, um die Drehfähigkeit zu erleichtern, gleiten die Kreisel während der Drehbewegung allmählich auseinander.

Dazu eine mögliche Hilfe: Die lateralen Seiten der Teppichfliesen werden bodenwärts eingeknickt oder eingerollt, um den Schub nach außen hin abzufangen!

Beachten: Ein sehr schwacher Patient wird, anstatt ruhiger gleichmäßiger Bewegungen, eher ruckartige Bewegungsimpulse einsetzen.
Kriterium für eine gute Durchführung und damit für Ganzkörperisometrie während dieser Bewegung: Zeitlupenähnlich – langsame und sehr gleichmäßige Drehung über ca. 10–20 Sekunden.

Variationen des »Charlie-Chaplin-Ganges«

Nicht unerwähnt bleiben soll der »Charlie-Chaplin-Gang«, eine Idee von *Teirich-Leube*: Der Patient geht mit gestreckten außenrotierten Beinen unter Beibehaltung der Ganzkörperspannung einige kleine Schritte vor, zurück, im Kreis oder seitwärts (*Abb. 41*).
Wir bevorzugen anstatt der Außenrotation eine Rotationsmittelstellung, die auch die sehr schwachen Adduktoren/Innenrotatoren beanspruchen soll.
Im übrigen kann sehr gut nach einer Taktvorgabe (Musik oder Metronom) geübt werden, da gerade die exakte Einhaltung eines vorgegebenen Rhythmus oft nur

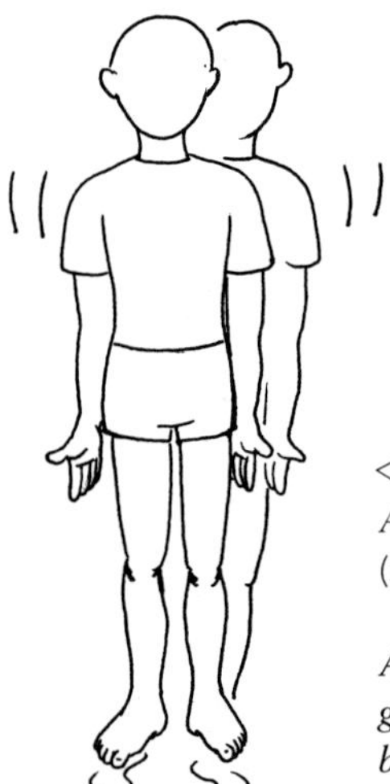

◁ *Abb. 41: »Charly-Chaplin-Gang«* (nach Teirich-Leube).

Abb. 42: »Charly-Chaplin-Gang« gegen den Widerstand des Deuserbandes. ▷

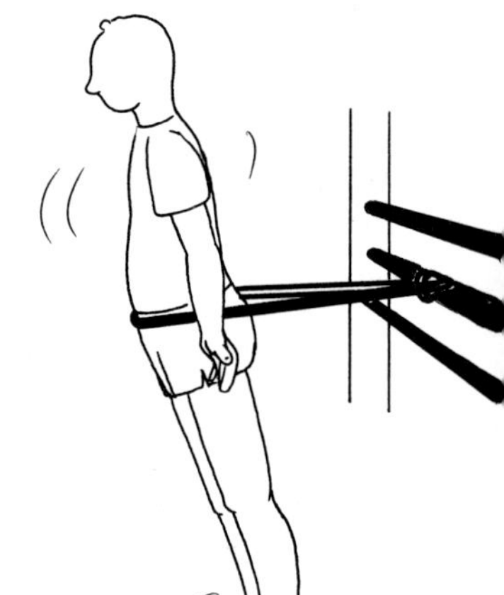

sehr mühsam gelingt, wenn es an Muskelkraft und Kondition mangelt. Als Anhaltspunkte für die einzustellende Frequenz folgende Annäherungswerte:

- Gesunde: 80–100 Schritte pro Minute,
- Kranke: 40–60 Schritte pro Minute.
- Für »gute« Patienten empfehlen wir, diese Übung mit dem Deuserband (s. auch Seite 125) durchzuführen, wobei das leicht geneigte Vor-, Rück- oder Seitwärtswatscheln (wie gegen Wind) schnell die Kraftgrenzen erkennen läßt (*Abb. 42*).

7. Stehübungen

a) Für sehr schwache Patienten (Rumpfmuskelfunktionswerte von 1–2)

Nicht wenige muskelkranke Patienten befinden sich im Übergangsstadium zwischen labiler Stehfähigkeit und Rollstuhlabhängigkeit. Es wäre gerade bei diesen Kranken ungünstig, über den Tag hin ausschließlich den Sitz im Rollstuhl zu akzeptieren und – außer der Rückenlage während gelegentlicher Ruhephasen – keine weiteren Perspektiven anzubieten. Nicht nur, daß die Patienten sich an den Rollstuhl »gefesselt« fühlen – sie entwickeln erfahrungsgemäß in kurzer Zeit Beugekontrakturen und sekundäre Komplikationen (s. auch Seiten 135/147).
Eine wichtige Alternative zum Sitz bietet der Stand. Er sollte täglich praktiziert werden, und sei es nur für 30–60 Minuten. Wenn es möglich ist, auch länger oder in mehreren kürzeren Intervallen. Nützlich ist dazu ein Stehgerät, welches die Patienten mittels eines Elektromotors bzw. über manuellen Antrieb in den Stand bringt. Hier sei auf die Darstellung der Hilfsmittel verwiesen (s. Seite 198).

Erreichen des aufrechten Standes

Mit therapeutischer Hilfe kann der Patient leicht zum Stehen gebracht werden.

Voraussetzung: Alle Beingelenke müssen relativ frei beweglich sein, damit sich der Betroffene ohne Mühe in einer »überstreckten« Körperhaltung hinstellen kann, d. h. er lehnt sich passiv in die in Endstreckung verriegelten Beingelenke. Um gut stehen zu können, ist im allgemeinen auch eine Sprunggelenk-Beweglichkeit von mindestens 5 ° Dorsalextension notwendig.
Bei geringerer passiver Streckfähigkeit, besonders auch der Hüftgelenke, ist der Patient gezwungen, sehr anstrengende Ausweichmanöver mit dem Kopf (HWS-Hyperextension) und den Schultern/Armen (Retraktion) einzusetzen. Eine derartige Einschränkung blockiert von vornherein weitere Funktionen, wie z. B. das freie Gehen, denn dazu sollten Kopf und Arme frei einstellbar sein!

Die Technik des Hinstellens: Die Fixationspunkte am Patienten sind nahe dem Körperschwerpunkt zu wählen. Der Therapeut, der dabei eng vor dem Muskelkranken steht, umfaßt das Becken von dorsolateral und preßt den Patienten fest an sich heran. Die Arme hängen währenddessen locker, der Schultergürtel wird u. U. von einer Schulter des Therapeuten abgestützt. Unsichere Patienten stützen sich auf den Schultern des Therapeuten ab. Ebenso wichtig ist das Abstützen der Knie von ventrolateral (*Abb. 43*). Keinesfalls sollte der Patient nur unter den Achseln gegriffen und umgesetzt werden, weil

– dadurch der Rücken des Therapeuten unnötig belastet wird und
– große Sicherheitsrisiken beim Transfer bestehen (sehr labiler und schwacher Schultergürtel des Patienten).

Ist der Stand erreicht, sollten zunächst zur Absicherung

– die Knie des Patienten in Extension gehalten werden. Dazu drückt der Therapeut die Knie von vorn außen mit seinen Knien nach hinten.

  Achtung: Direkter Druck auf die Kniescheiben des Patienten ist dabei zu vermeiden!

  Falls eine intensive Fixation notwendig sein sollte, können die Kontaktpunkte mit Kissen abgepolstert werden. Meistens reicht eine Fixation in Höhe der proximalen Tibiakanten schon aus, indem der Therapeut seine Beine in Innenrotation (Füße breit auseinander, Knie eng beisammen) dagegenstellt.
– Das Becken wird manuell bis zur vollen Hüftgelenkextension nach vorn gezogen.
– Die Schultern des Patienten werden in Retraktion gehalten, evtl. auch dorthin

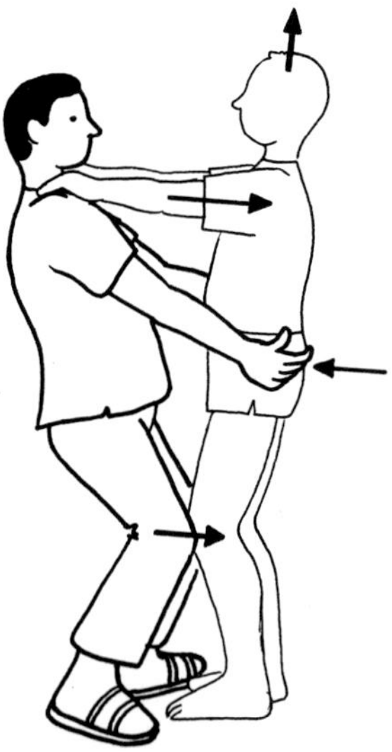

◁

Abb. 43: Aufstellen des Patienten.
Der Therapeut verhält sich rückengerecht, während er ein Einknicken des Patienten verhindert.

▷

Abb. 44: Absicherung bei Stehübungen mit labilen Patienten.

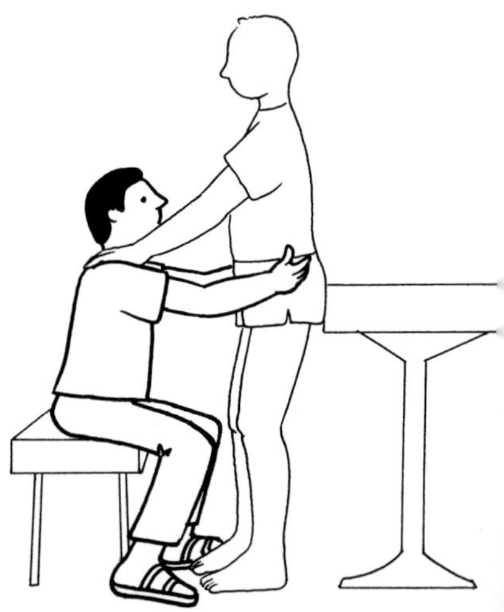

gedrückt. So kann er nicht – mangels Rückenstreckeraktivität – nach vorne kippen. Diese Aufrichtung kann der Patient selbst unterstützen, indem er sich mit mehr oder weniger gestreckten Armen von den Schultern des Therapeuten wegstemmt.

Zur Sicherheit sollte der Kopf des Therapeuten den evtl. vorkippenden Rumpf des Patienten sanft zurückhalten können (*Abb. 44*).

Auf die beschriebene Art wird eine freie Kopfhaltung möglich. Nach einiger Gewöhnungszeit (wenige Minuten) ist der Patient meistens so weit vorbereitet, daß die Haltung selbständig stabilisiert werden kann. Der Therapeut bleibt jedoch auf Tuchfühlung vor dem Patienten sitzen oder stehen, stets reaktionsbereit, ein Kollabieren des Patienten schon im Anfangsstadium der Unsicherheit abzufangen.

Idealerweise steht der Patient knapp vor einer auf Oberschenkelhöhe eingestellten Behandlungsbank, die in Notsituationen und für Pausen schnell als Sitz benutzt werden kann. Solange er sich dort anlehnen kann, spart man sich einen kräftezehrenden kompletten Transfer Stand-Sitz-Stand.

Ist eine ausreichend stabile Stehposition erreicht, folgen weitere

Übungen zur Stabilisation

Armpendeln

Während der Patient geringfügig am Becken fixiert wird, pendelt er die Arme gegengleich oder parallel, evtl. nach rechts-links vor dem Körper, um rotatorische und flexorisch-extensorische Halteaktivitäten im Rumpf anzuregen.

Ziele treffen

Der Patient schlägt parallel oder im Wechsel gegen die Bankkante hinter sich, gegen seitlich aufrecht stehende Übungsrollen oder tippt mit seinen Händen auf die Schultern des Therapeuten. Diese Zielbewegungen sind im allgemeinen nur pendelnd möglich. Je weiter vorn das Ziel sich befindet, desto mehr muß sich der Patient aus seiner Hyperextensionshaltung vorbeugen und reflektorisch dorsale Muskelketten aktivieren, um die Haltung abzusichern. Das Ausmaß dieser Vorwärtsbewegung muß der Therapeut festlegen.

Lumbale Aktivität auslösen

Wir halten unsere Patienten an, unter den Bedingungen einer gesicherten therapeutischen Hilfestellung gegen jegliches Kollabieren, geringgradige Flexionsstellungen des Körpers mit leichtem Vorlehnen einzunehmen. Der Therapeut wird dabei eine Spannung der ischiokruralen und lumbal aufrichtenden Muskelketten palpieren können.

Achtung: Je schwächer der Patient, desto weniger kann er seine extensorische

Schonhaltung verlassen, da jede flexorische Abweichung nur ungenügend durch aufrichtende Muskelketten gebremst werden könnte. Diese Haltungsveränderung wird also bei MF-Werten von 1–2 nur in sehr begrenztem Umfang möglich sein.

Schrittposition

Da in einer leichten Schrittposition die Gleichgewichtsaktivitäten intensiver sind und eine Kontrakturen ausgleichende Wirkung auf die Waden- und flexorische Hüftmuskulatur des zurückstehendes Beines auftritt, benutzen wir diese Ausgangsstellung als Variante o. g. Übungsvorschläge.

Aufstehen aus dem Tubersitz

Während der Patient seine Arme auf den Schultern des vor ihm sitzenden Therapeuten abstützt, übt er auf einem sehr kurzen Bewegungsweg das »Aufstehen und Hinsetzen« (*Abb. 44*). Hier ist oft eine geringe Hilfestellung bei der Beckenprotraktion (= Hüft- und Kniestreckung) notwendig. Eine Aufgabe ist es u. a., Zwischenpositionen vom Tubersitz in den überstreckten Stand isometrisch zu stabilisieren. Eine weitere Variante wäre, sich an der Bankkante langsam von rechts nach links zu setzen.

Abdrücken von der Wand

Gleiches gilt sinngemäß für das Abdrücken von einer Wand: Der Patient steht mit gestreckten, später leicht gebeugten Beingelenken gegen eine Wand gelehnt. Er soll sich mittels eines kräftigen dorsalen Armabdruckes ca. 5–15 cm mit dem Becken von der Wand entfernen, evtl. auch die Schultern von der Wand lösen (*Abb. 45*).

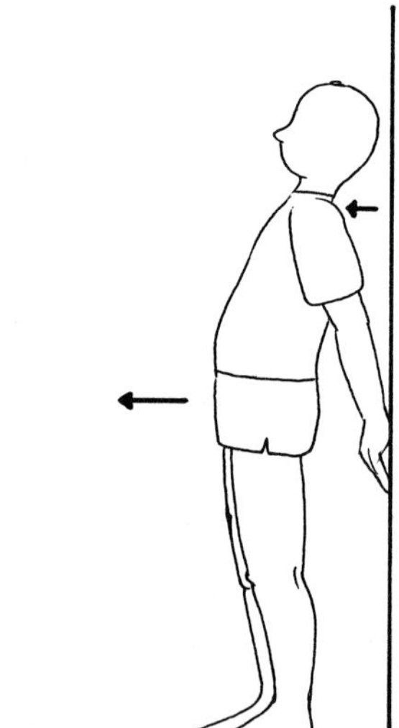

Abb. 45: Abdrücken von der Wand.
Je geringer der Abstand der Füße von der Wand, desto leichter ist die Übung.
Je geringer der Schulterabstand von der Wand, desto schwieriger.

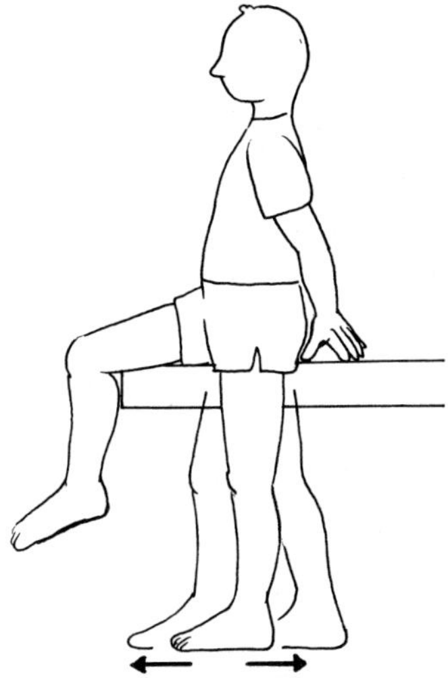

Abb. 46: Position zur Reduzierung leichter Hüftbeugekontrakturen. Je weiter das gestreckte Bein hinten steht, desto größer die Dehnung.

b) Für leicht beugekontrakte stehfähige Patienten

Falls leichte Beugekontrakturen der Hüftgelenke die freie Aufrichtung behindern, empfehlen wir folgende

Ausgangsstellung: Der Patient befindet sich im (seitlichen) Halbsitz auf einer Bank, die so hoch eingestellt wird, daß das seitlich überhängende Bein zum gestreckten Standbein wird.
Dieses Bein wird allmählich so weit zurückgesetzt (also Hüftgelenkextension/-adduktion), daß es eine natürliche Ein-Bein-Stand-Belastung zuläßt. Da das andere gebeugte Bein eine Beckenkippung verhindert, dehnen wir somit vor allem die hüftbeugenden Strukturen und nebenbei die plantarflektorischen Muskeln bzw. kontrakten Sprunggelenkanteile (*Abb. 46*).
Bei dieser Position hat Sicherheit absoluten Vorrang, denn sie bereitet dem Patienten ein wenig Unbehagen.

Hilfestellung: Der Therapeut sitzt oder steht vorn seitlich, stützt das Standbein-Knie gegen mögliches Einknicken und sichert den Rumpf des Patienten extensorisch und lateroflexorisch. Es empfiehlt sich in jedem Fall, eine automatisch verstellbare Bank zu benutzen, um zum sicheren Arbeiten beide Hände frei zu haben!

Aufgabe für den Patienten: Jede der erreichten Teil-Streckpositionen wird durch isometrische Streckübungen immer wieder aktiv erarbeitet.

c) Bei Rollstuhlfahrern mit starken Beugekontrakturen

Viele erwachsene Muskeldystrophiker sind aufgrund beugekontrakter Beingelenke rollstuhlabhängig geworden. Wir müssen für unseren therapeutischen Übungsansatz zwei wichtige Unterscheidungsmerkmale beachten:

1. Bestehen trotz Kontrakturen noch recht *günstige Kraftverhältnisse* der betroffenen Muskelgruppen (nicht selten MF 3, 4 oder regional auch 5)?
2. Ist der Patient vor allem wegen seiner *extremen Schwäche* (Elektro-)Rollstuhlfahrer (MF 0, 1 oder 2)?

Für die erste Patientengruppe gibt es mehrere Ansatzmöglichkeiten für eine Übungstherapie.

Hüft- und Kniestreckung auf dem Kipptisch

Isometrie in Rückenlage mit exakter Unterlagerung, um die Strecksynergie zu fördern (s. Anmerkungen Seiten 101/102). Gerade, weil diesem Patientenkollektiv das »Stehgefühl« in gestreckter Längsbelastung fehlt und es oft genug Probleme mit einer korrekten Streckisometrie gibt, empfehlen wir den Kipptisch: Der Patient wird in der Horizontalen gelagert und exakt unterpolstert, die Anspannungsübungen werden jedoch in geringer Kippstellung durchgeführt. Dies bringt für die Gelenke einen Approximationsreiz, der mit zunehmender Vertikalisation der Liegefläche noch deutlicher wird. Reflektorisch werden sich körperaufrichtende Muskelketten an der Aktivität beteiligen, um ein nach kaudal gerichtetes Rutschen zu verhindern.

Ausgangsstellung: Rückenlage

Übungsbedingungen: Wir beginnen mit Kippstellungen von ca. 10–15° und steigern, je nach Muskelkraft, auf ca. 45–50° und mehr. Hier müssen viele Patienten zusätzlich von ventral an den Knien mit Gurten fixiert werden, um die Ausgangsstellung beibehalten zu können (*Abb. 47*).

Achtung: Bei starken Beugekontrakturen, z. B. Knieflexion bis ca. 80°, sollte trotz Fixationen nicht zu hoch gekippt werden (maximal 45–50°), weil sonst Gelenkbeschwerden bzw. Ausweichbewegungen vorprogrammiert sind.

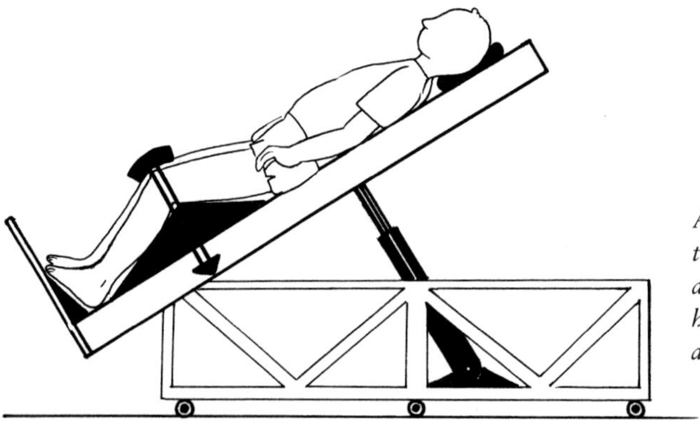

Abb. 47: Stehübung eines Patienten mit Beugekontrakturen auf dem Kipptisch. Zur Sicherheit werden die Knie, u. U. auch der Rumpf, fixiert.

Seitlage auf dem Kipptisch

Diese Ausgangsstellung ist schwieriger zu realisieren, weil sich die Patienten dabei auf dem Kipptisch sehr schlecht an den Knien fixieren lassen. Sie hat wegen ihrer Labilität jedoch einen hohen Aufforderungscharakter zur isometrischen Halteaktivität und kann bei geeigneten Patienten in gering dosierter Kippstellung gut durchgeführt werden.

Patienten mit Spitzfußkontrakturen

Da Patienten bei einer Längsbelastung im Kipptisch auf den Fußspitzen stehen, müssen wir die Unterstützungsfläche anpassen. Entweder verändern wir die Kipptischfußteile plantarflexorisch, oder wir passen ein entsprechendes Schrägbrett ein. Sobald auf diese Weise eine gleichmäßige Fußbelastung erreicht wird, kann auch mit einer adäquaten Funktion der bein- und rumpfstabilisierenden Muskulatur gerechnet werden. Diese plantarflexorische Anpassung der Unterstützungsfläche bewirkt, daß eine Zugbelastung auf die Wadenmuskulatur weitgehend vermieden wird. Nur wenn alle kontrakten Gelenke exakt unterpolstert sind, kann reflektorisch mit einer wirksamen Muskelfunktion gerechnet werden. So kann auch mit diesen Patienten isometrisch geübt werden.

Variante: Wenn die Bodenplatte des Gerätes groß genug ist, sich aber in der Winkelstellung zur Liegefläche nicht verstellen läßt, werden die Beine im Sinne einer hohen Sitzposition unterlagert und bei Bedarf von ventral fixiert (*Abb. 48*).
Bei zwischenzeitlich auftretenden Belastungsbeschwerden sollte die Position des Gerätes entsprechend geändert werden.

Die zweite Patientengruppe profitiert nur wenig von den Übungen. Hier kann die sichere Fixation in Rückenlage (s. o.) einen geringen Kontrakturenausgleich sowie ein Kreislauftraining unterstützen.

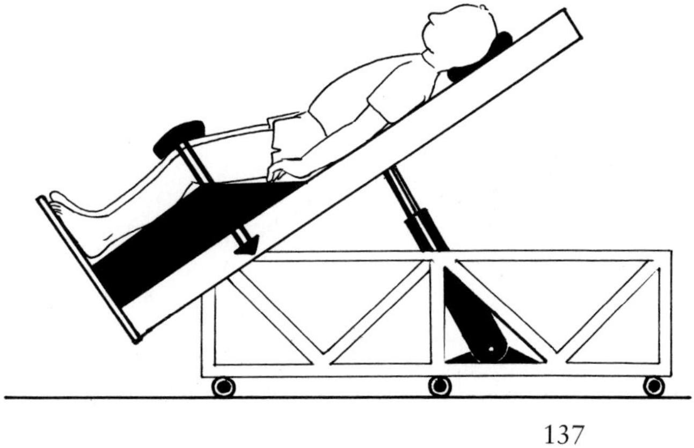

Abb. 48: Durch die spezielle Beinunterlagerung werden die kniebeugenden Muskeln eher gedehnt, während kontrakte Fuß-Plantarflexoren eher entlastet sind.

7.2 Dynamische Übungen

Um Alltagsfunktionen und Fertigkeiten zu optimieren, sind dynamische Übungen unerläßlich. Sie sind in der Regel Schwerpunkt unserer krankengymnastischen Behandlung, wobei die Auswahl geeigneter Übungen aus der differenzierten funktionellen Befunderhebung abgeleitet wird. Es handelt sich hierbei ganz überwiegend um komplexe Bewegungsabläufe, die im Alltag der Kranken relevant sind. Bei einer derartigen funktionellen Behandlung stehen folgende Gesichtspunkte und Teilziele im Vordergrund:

- die Erhaltung und Vergrößerung der *Gelenkbeweglichkeit* durch Dehnen und Gebrauch;
- die Förderung alltagsrelevanter *Funktionsabläufe*, wobei – wenn es unumgänglich ist – Kompensationsmechanismen akzeptiert werden;
- parallel dazu als Voraussetzung für eine sichere und normale Haltung der *Aufbau einer Haltespannung* im Rumpfbereich;
- spielerisches *Üben von Gleichgewicht und Koordination* – wenn nötig unter Einbeziehung von Kompensationsmechanismen.

Hierbei gilt:

- Bei fehlender Haltekraft darf der Patient beim Üben Pendel einsetzen (z. B. Armschwung).
- Die individuelle Belastungsgrenze ist zu beachten.
- Es findet wenig Krafttraining, jedoch viel Ausdauertraining statt.

Die vielfältigen Möglichkeiten dynamischer (auxotonischer) Beanspruchungen der Muskulatur und damit des gesamten Bewegungsapparates erlauben es, ein Ausdauertraining mit einem Krafttraining zu verbinden und so zu dosieren, daß Überlastungen vermieden werden. Vor allem werden auf verschiedene Weise wichtige Bewegungssynergien geschult, wie sie in Alltagssituationen vorkommen. Wir erwarten dadurch in erster Linie eine Verbesserung der inter- und intramuskulären Koordination mit einem Ökonomisierungseffekt. Eine bestmögliche Beweglichkeit und lokale dynamische Ausdauer sind aber hierfür die Voraussetzungen.

Einen von vielen unserer Patienten nach 2–3 Behandlungswochen verspürten Kraftzuwachs führen wir vorwiegend auf eine verbesserte Koordinationsleistung zurück. Bei einem täglichen Übungsprogramm verringert sich oft mit zunehmender Länge der Therapiezeit dieser anfangs wöchentlich empfundene Kraftzuwachs.

Eine Anzahl von Übungen dient der Haltungsschulung des Rumpfes. Infolge einer dorsalen Muskelschwäche tendieren viele Kranke bei aufrechter Haltung (im Sitz oder Stand) zu einer kompensatorischen Hyperlordose. Da diese Mus-

kelgruppen in der Regel nicht völlig funktionslos, sondern sehr geschwächt sind, lassen sie sich mit gutem Körpergefühl und Geschick durchaus dazu einsetzen, die Haltung etwas zu variieren und damit Gleichgewichts- und Funktionsreserven zu erhalten. Gelingt das, so werden Stabilität und Sicherheit sowie bei aufrechter Haltung auch der Gebrauch der Gliedmaßen gebessert.
Bei der überaus wichtigen Behandlung und Prophylaxe von Kontrakturen ist zu den entsprechenden Übungen ein Stehtraining im Stehbarren günstig. Gleichzeitig müssen einseitige Gewohnheitshaltungen vermieden werden. Passive Korrekturen in Form von Geh- oder Nachtschienen sind oft leider wenig hilfreich und kaum geeignet, Kontrakturen aufzuhalten, wie das in Kapitel 5 an Knaben mit Duchenne-Muskeldystrophie dargestellt worden ist.
Wichtig ist bei allen Übungen ein Vermeiden von Überlastungen. Dabei ist das Empfinden des Patienten mit den subjektiven Angaben über sein Befinden ein Kriterium für die Belastungsgrenze. Anläßlich einer Behandlung sollte daher nach der Verträglichkeit der vorherigen gefragt werden.
Nach Belastungsphasen sollen regelmäßig die Puls- und Atemfrequenz kontrolliert werden. Ihr Verhalten läßt jedoch die Grenze der Belastbarkeit nicht zuverlässig erkennen. Aus Sicherheitsgründen sollte der Patient daher nicht bis zur subjektiven Erschöpfung belastet werden. Der Kranke soll lernen, soweit wie möglich seine Belastungsgrenze selbst zu erkennen und sie keinesfalls zu überschreiten, damit sein Training systematisch und schrittweise aufgebaut werden kann.

7.2.1 Aktiv-assistive Rumpfmobilisation aus Seitlage

Wir kommen dem Sicherheitsbedürfnis eines sehr labilen Myopathiekranken entgegen, wenn wir einige vorbereitende Mobilisationsübungen auf sicherer Unterlage durchführen. Die Übungen sind angelehnt an die PNF-Rumpf-Pattern (*Abb. 49*).

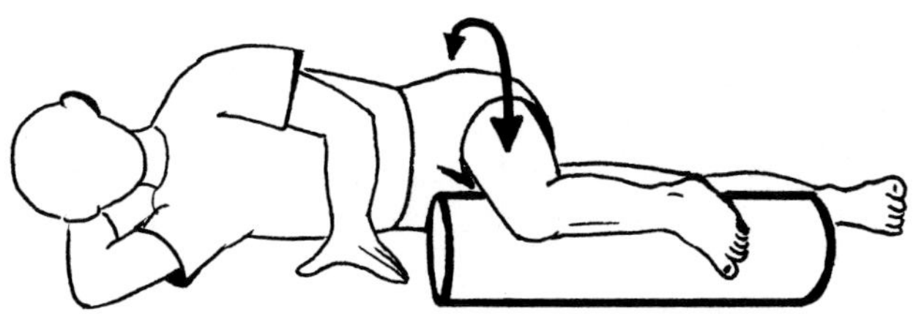

Abb. 49: Rumpfmobilisation in Seitlage: Rotationsbewegungen mit dem Becken und Mobilisation der Hüftgelenke, während der Oberkörper aktiv fixiert bleibt.

Variante: Wenn keine Rolle zur Verfügung steht, kann der Therapeut zwischen den Beinen des Patienten sitzen, das oben liegende gebeugte Bein des Kranken auf einem Oberschenkel ablegen und im gleichen Sinne mobilisieren. Gleichzeitig behandelt der Therapeut auf diese Weise Hüftbeugekontrakturen des unteren (gestreckten) Beines.

Durchführung der Übung

- gegen leichten Widerstand,
- ohne Widerstand, dafür rhythmisch-gleichmäßig, z. B. nach Metronom oder Musik.

Siehe auch Übungsbeispiele der Isometrie in Seitlage (S. 105–111), die dynamisch abgewandelt werden können.

7.2.2 Üben des Positionswechsels Rückenlage-Sitz

Der Patient liegt in Rückenlage auf einer Bank mit sehr hoch eingestelltem Kopfteil, damit er zunächst beim Aufstehen einen kleinen Bewegungsweg hat und sich mit relativ wenig Kraft aufrichten kann (*Abb. 50*).

Erschwerung und Steigerung: Das Kopfteil wird allmählich heruntergestellt.

7.2.3 Trainieren eines sicheren und aufrechten Sitzes

Ausgangsstellung: Aufrechter Sitz auf fester Unterlage, z. B. Behandlungsbank, Füße auf dem Boden aufgesetzt.

Zusätzlich wird ein Gymnastikstab zwischen Armen und Rumpf dorsal fixiert, um bestmögliche Aufrichtung zu erzielen.

Rumpfrotation, günstig nach Metronom oder Musik, aber immer in zügigem Tempo.

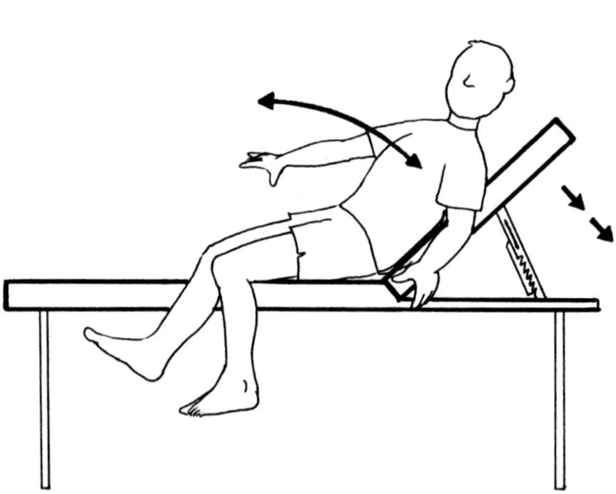

Abb. 50: Üben des Aufsetzens: Je tiefer das Kopfteil eingestellt ist, desto mehr Kraft benötigt der Patient zum Hochkommen.

Abb. 51: Aktive Lateroflexion unter hubarmen Bedingungen zum Trainieren von Rumpfstabilität und Gleichgewicht.

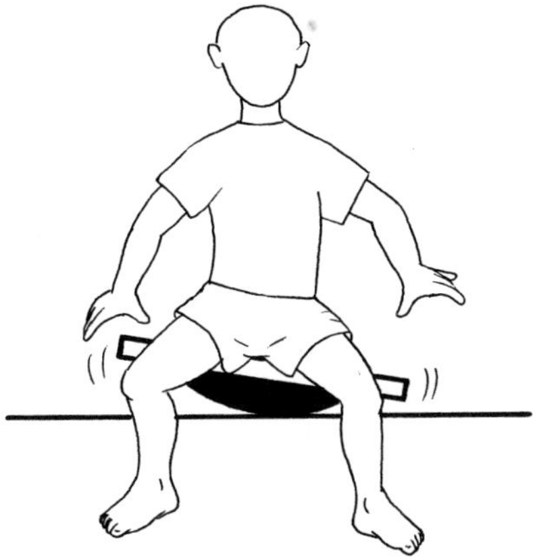

Lateroflexion

Ausgangsstellung: Sitz quer auf einem kleinen Schaukelbrett. Es findet eine aktive Bewegung des Beckens nach rechts und links unten statt, dabei muß der Oberkörper stabil gehalten werden (*Abb. 51*).

Flexion und Extension des Rumpfes

Ausgangsstellung: Sitz längs auf einem kleinen Schaukelbrett. Der Patient bewegt das Brett aktiv nach vorne und hinten unten, dabei hält er den Oberkörper aufrecht (*Abb. 52*).

Hinweis zu Übungen auf dem Schaukelbrett. Es sollte rutschfest auf einer harten Unterfläche liegen. Da die meisten Bankoberflächen gut abgepolstert sind und sich ein belastetes Schaukelbrett nur sehr schwer bewegen läßt, können die Kufen des Schaukelbrettes z. B. mit Holzbrettchen unterlagert werden. Unsichere Patienten halten sich während der Übung zunächst fest.

Erschwerung: Jeweils 2 Schaukelbretter übereinander gelegt. Je nach Therapieziel kippen beide in gleiche oder verschiedene Richtungen.

Achtung: Unfallgefahr, daher sehr sorgfältiger Aufbau, Nähe des Therapeuten zwingend! Nur niedrige Bänke verwenden.

Abb. 52: Hubarme Flexions- und Extensionsbewegungen mit Betonung der Extension.

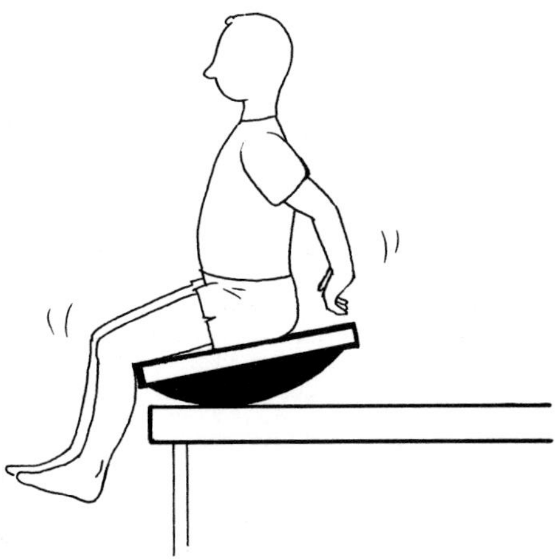

Förderung der Rumpf-Bein-Koordination mittels Zielübungen

Eine alltägliche Kompensation vieler Muskelkranker ist der distale Muskeleinsatz, um proximale Schwächen auszugleichen.
Hier sei das Rutschen auf den Füßen genannt, um Defizite in der Hüftflexion auszugleichen. Wir versuchen, über das optimale Ausnutzen verbliebener Möglichkeiten (z. B. günstige Hebelverhältnisse) Reserven zu erhalten und Kraft zu sparen. Das Ziel dabei ist eine vergrößerte Selbständigkeit bei alltäglichen Bewegungen und Verrichtungen.

Ausgangsstellung: Sitz an der Bankkante (die Bank sollte höhenverstellbar sein, damit auch Rollstuhlfahrer leicht hinauf kommen und schließlich eine Sitzhöhe erreichen, in der die Beine pendeln).

Übung 1: Vor- und Zurückpendeln, dann wegstoßen/-schießen einer Rolle zum Therapeuten (*Abb. 53*)

Erleichterung: Durch flächigen sicheren Sitz (größere Unterstützungsfläche bis unter die Knie), die Hüftgelenke sind ca. 90° flektiert.

Erschwerung: Durch Tubersitz an der Bankkante (geringe Unterstützungsfläche mit dem Gesäß, mindestens ein Fuß muß Bodenkontakt haben), eher gestreckte Hüft- und Kniegelenke.

Varianten: Anstatt einer Rolle wird ein Pezziball benutzt, dadurch hat der Patient weniger Halt am Gerät. Diagonales Zurollen provoziert rumpfrotatorische Komponenten (*Abb. 54*).

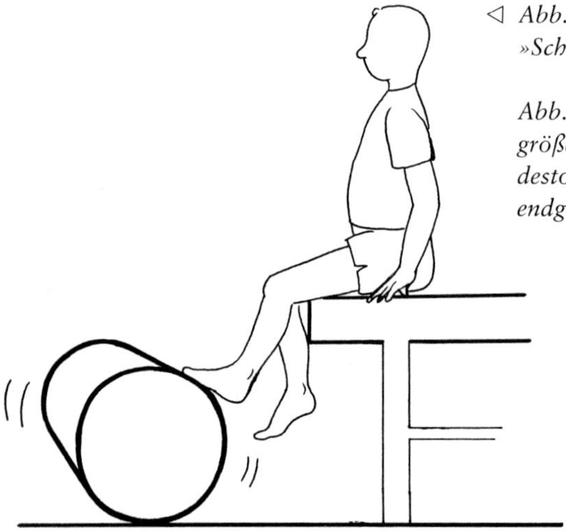

◁ *Abb. 53: Aktive Kniestreckung: Spielerisches »Schießen« und Abfangen einer Rolle.*

Abb. 54: Zurollen eines Balles im Tubersitz: Je größer der Ball (oder die Rolle) ist, desto kräftiger muß das Spielbein endgradig gestreckt werden. ▷

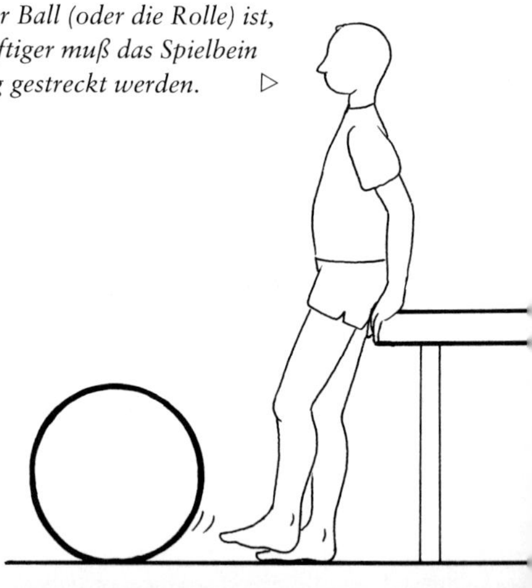

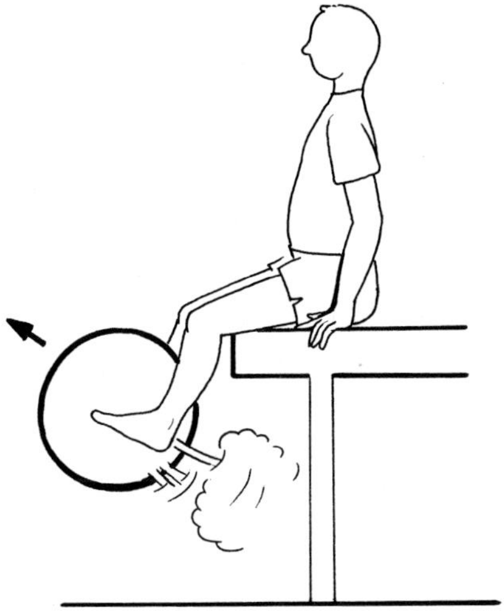

◁
Abb. 55: Zuwerfen eines Balles mit den Füßen: Schnellkräftige Kniestreckung unter Ausnutzung des Schwunges.

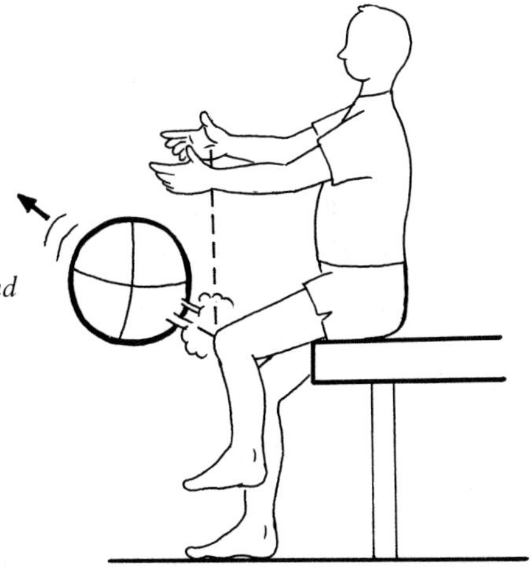

▷
Abb. 56: Trainieren alternierender Beuge- und Steckbewegungen sowie des Gleichgewichts im Tubersitz.
Der Patient kickt einen Wasserball mit dem Knie. Je höher die Bank, desto günstiger.

Übung 2: Seitliches Rollen

Ausgangsstellung: Sitz auf einer Behandlungsbank, die Unterschenkel hängen frei.
Der Ball wird zwischen den Beinen des Patienten, d.h. von einem Bein zum anderen, gerollt.

Erschwerte Ausgangsstellung:
Sitz auf einer Behandlungsbank, beide Füße stehen auf einem Pezziball.
Der Ball wird mit beiden Beinen gleichzeitig zu einer Seite weggerollt, bzw. -geschossen. Dabei muß der Rumpf lateroflexorisch aktiv werden.

Vorsicht: Unfallgefahr, der Therapeut sollte »griffbereit« sein! Die Bank darf außerdem nicht zu niedrig eingestellt sein, damit zunächst eine sichere Unterstützungsfläche auch für die Oberschenkel gewährleistet ist.

Weitere Varianten: Zuwerfen des Balles mit beiden Füßen in verschiedene Richtungen (*Abb. 55*) und wechselseitiges Zuspielen mit den Knien (jeweils ein Fuß hat dabei Bodenkontakt, *Abb. 56*).

Erleichterung: Für sehr schwache Patienten kann anstatt eines Pezziballes ein Wasserball benutzt werden.

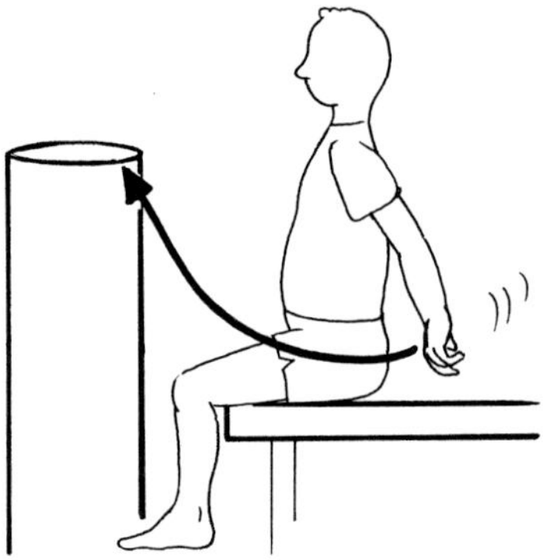

◁
Abb. 57: Anteversion als Zielübung mit Schwung.

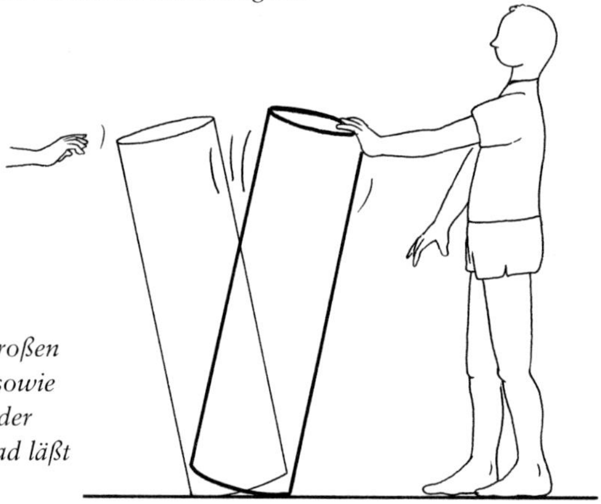

▷
Abb. 58: Schwungvolles Kippen einer großen Rolle mit Betonung der Armstreckung sowie der Körperrotation, als Partnerübung oder gegen eine Wand. Der Schwierigkeitsgrad läßt sich über die Geschwindigkeit steigern.

Förderung der Rumpf-Arm-Koordination mittels Zielübungen

Wir ermuntern den Patienten, seine Arme spielerisch-schwungvoll einzusetzen oder auf Geräten zu plazieren, um sie dann unterstützt zu bewegen. Die Bewegungen sollten insgesamt keine Erschöpfung nach sich ziehen.

Übungsbeispiel: Der Patient sitzt (oder, falls möglich, steht) im Abstand von ca. ½ m vor einer aufgestellten Übungsrolle, Durchmesser ca. 35 cm. Er soll nun mit Armschwung eine Hand oder beide Hände gleichzeitig auf die obere Fläche der Rolle bringen und nach kurzer Verweildauer wieder zurückschwingen. Die Höhe der Rolle richtet sich nach der Funktionsfähigkeit und Kraft der Schultermuskulatur. Vor der zu übenden Bewegung darf einige Male pendelnd Schwung genommen werden (*Abb. 57*).

Erschwerung: Der Patient boxt oder trommelt gegen die Rolle, wie gegen einen Punshing-Ball (*Abb. 58*).

Varianten:

- Die Distanz zur Rolle wird vergrößert.
- Die Rolle steht seitlich zu dem Patienten.
- Die Rolle wird vom Patienten nach rechts und links gekippt und jeweils mit einer Hand abgefangen.

Variante für stehfähige Patienten:

- Die Rolle steht hinter dem stehenden Patienten (*Abb. 59*).

Empfehlenswerte Geräte zur Stimulation des Armschwungs und Einsatz der Rumpfmuskulatur im Sitzen oder im Stehen:

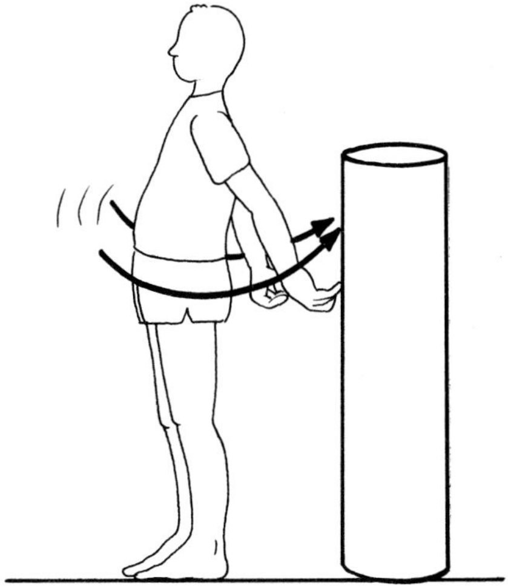

Abb. 59: Üben der Schulterextension mit Adduktionskomponente (»Schürzengriff«).

- Wasserball zuwerfen oder prellen,
- Federball mit Luftballon spielen,
- Luftballon zuwerfen,
- Frisbee-Scheibe (aus Schaumstoff) zuwerfen.

Sitz auf einem Pezziball

Die ständigen Wackelbewegungen auf dem Ball führen durch Aktivierung der Muskelreflexe zur Stabilisierung des Rumpfes im freien Sitz. Zur Erschwerung können die Arme fixiert (s. u.) oder durch pendelnde Bewegungen aktiviert werden (s. Seite 144). Der Körper bekommt zusätzliche Impulse, Gewichte zu verlagern und Muskelaktivitäten widerlagernd einzusetzen, um die Sitzposition zu verteidigen.
Die folgenden Übungen sind besonders für nicht gehfähige, aber noch stehfähige Patienten geeignet. Die beschriebenen Bewegungsabläufe verbessern die Geschicklichkeit und erleichtern das Hantieren im und mit dem Rollstuhl.

Übung 1

Sitz auf einem Pezziball, Wippen, evtl. nach Musik (*Abb. 60*). Bei sehr unsicheren und stärker behinderten Patienten beachte Transfer vom Rollstuhl auf den Pezziball (Seite 113).

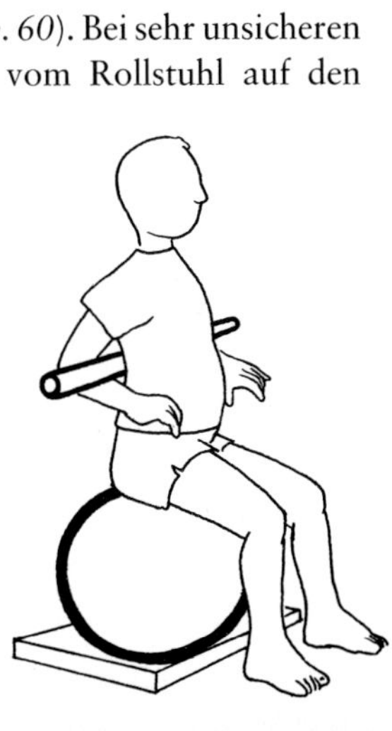

Abb. 60: Zur Verbesserung des aktiven und aufrechten Sitzes ist der Ball unterlagert. Der Gymnastikstab erleichtert die Körperstreckung, erfordert andererseits gute Gleichgewichtsreaktionen.

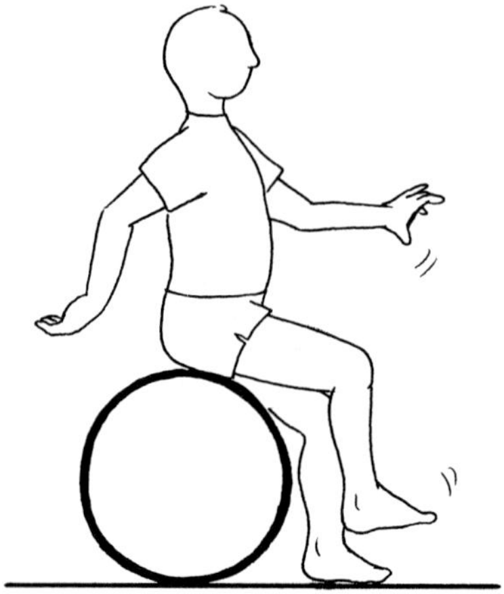

Abb. 61: Simulation von Gehbewegungen im Ballsitz. Rhythmische Betonung von Stand- und Spielbein.

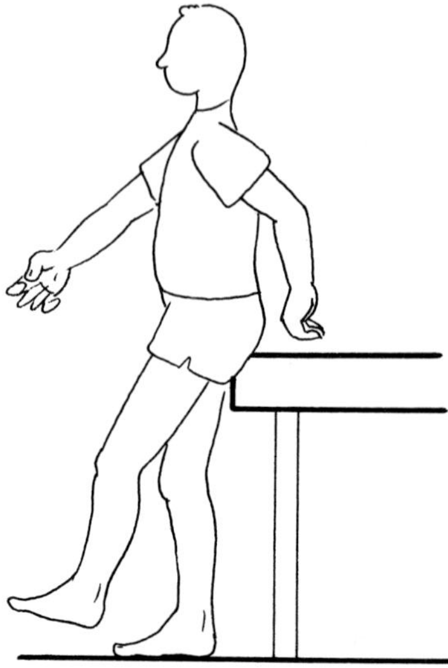

Abb. 62: Langsamer Wechsel von Stand- und Spielbein im Stand an der Bankkante (bei unsicheren Patienten eher Tubersitz).

Übung 2

Ball vor- und zurückrollen.

Übung 3

Schwingen der Arme, gegengleich oder gleichsinnig. Gute Stimulation durch energisches Schwingen mit gestreckten Ellbogengelenken, das aufgrund der langen Hebel schwerer fällt als mit gebeugten!

Übung 4

Hopsen mit dem Ball.

Übung 5

Wechselseitiges geringes Anheben der Beine im Hopsertempo.

Übung 6

Hopsen, dabei Aufstampfen mit Betonung der Beinstreckung. Hier geschieht ein betonter Wechsel von Stand- und Spielbein, somit eine gute Rumpfstimulation. Auf korrekte Oberkörperhaltung ist zu achten (*Abb. 61*).
Für alle Übungen gilt: Unsichere Patienten bevorzugen eine breite Standbasis. Nach einer Gewöhnungszeit empfehlen wir zur

Erschwerung: Füße und Knie werden eng zusammengestellt. Der Patient wird sich zunächst zwar unsicherer fühlen, jedoch ist die erhöhte Reaktionsbereitschaft und Aktivität von Rumpf und Beinen wünschenswert.

Variante für unsichere Patienten: Die Übungen 5 und 6 (ohne Hopsen) können im Tubersitz auf einer hoch gestellten Bank(-kante) durchgeführt werden (*Abb. 62*).

7.2.4 Kontrakturenprophylaxe und -behandlung als Voraussetzung für ein freies Stehen

Der Befund bei vielen steh- und gehfähigen Patienten ergibt häufig bereits eine geringe Kontrakturentendenz. Nach Erfragen und Beobachten der Gewohnheitshaltungen im Alltag, z. B. bei häufig sitzender Tätigkeit, sind entsprechende Korrekturlagerungen erforderlich (s. Seite 101).
Bei bereits funktionseinschränkenden Kontrakturen ist die Aktivierung der Antagonisten gegen die verkürzten Muskelgruppen wichtig.
Arthrogene Kontrakturen werden mit den bekannten Mobilisationstechniken, z. B. manuelle Therapie, günstig beeinflußt. Bei unseren Patienten stehen jedoch fast immer myogene Kontrakturen im Vordergrund, deren Behandlungsmöglichkeiten im folgenden beschrieben werden.

Stehtraining

Bei leichten oder beginnenden Flexionskontrakturen in den Knie- und/oder Hüftgelenken ist zunächst ein Stehtraining im Stehbarren günstig (*Abb. 63*). Durch das Gewicht des Körpers besteht ein physiologischer Druck auf die Gelenke. Die passiven Fixationspunkte des Stehbarrens (Knie und Becken) unterstützen die endgradige Streckstellung der Beingelenke und eine normale Fußgelenkstellung. Beim Stehtraining ist unbedingt die subjektive Schmerzgrenze zu beachten.

Unterstützende Wärmebehandlung

In den meisten Fällen ist eine unterstützende Wärmebehandlung sinnvoll, die in Form lokaler warmer Wickel, Packungen aus Fango oder Heilerde, warmen Teil- oder Ganzbädern bestehen kann.

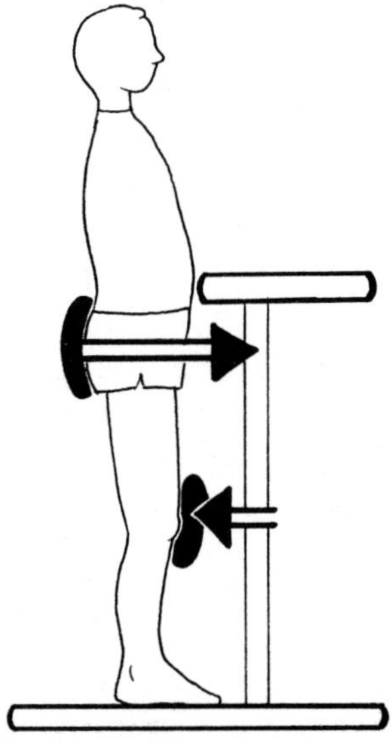

Abb. 63: Fixationsprinzip im Stehgerät, um eine physiologische Körperhaltung zu erzielen. Wenn die Konstitution des Patienten es zuläßt, werden die Gelenke in O-Stellung gebracht.

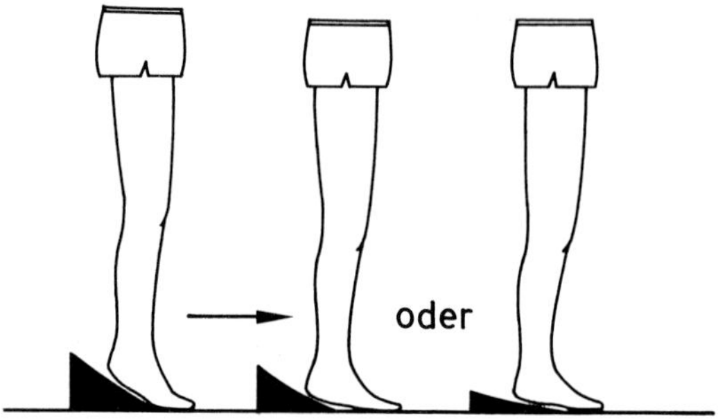

Abb. 64: Reduzierung einer Spitzfußstellung im Verlaufe von Wochen: Der Winkel der Unterstützungsfläche wird kontinuierlich verringert. Der Patient stellt dabei seinen Fuß allmählich weiter vor oder es werden zunehmend flachere Keile eingesetzt. In jedem Fall muß die Ferse fest aufstehen können.

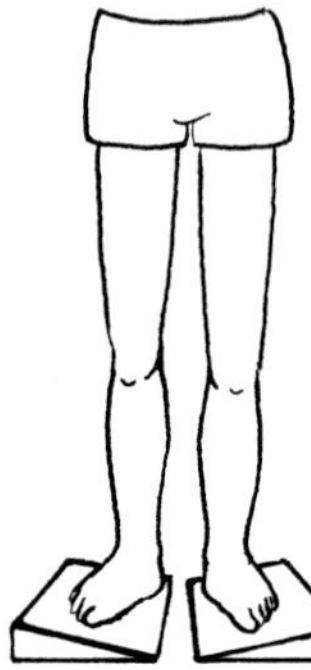

Abb. 65: Im gleichen Sinn wird der Versuch unternommen, die Supinationsfehlstellung zu korrigieren.

Spitzfußkontrakturen

Sollen ein Stehtraining oder Aktivitäten im freien Stand ohne Gelenkschäden durchgeführt werden, muß dabei die korrekte Fußbelastung beachtet werden.
Bei Spitzfußkontrakturen ist ein normaler flächiger Bodenkontakt nicht gewährleistet. Der Fuß sollte dann exakt im Winkel der Kontraktur unterstützt werden, um den Patienten von seiner ständigen Wadenmuskel-Aktivität zu befreien. Bei wirksamer Kombination der vorgeschlagenen Maßnahmen kann die Unterstützung im Verlauf von Wochen zentimeterweise reduziert werden (*Abb. 64*).
Die supinatorische Komponente des Spitzfußes stellt eine zusätzliche Instabilität beim Stehen dar. Eine frühzeitige Prophylaxe kann gravierende Deformitäten verzögern (*Abb. 65*).
Es ist günstig, wenn der Kranke selbst Möglichkeiten kennt, die Gelenkmobilität zu erhalten oder zu verbessern (*Abb. 66*).

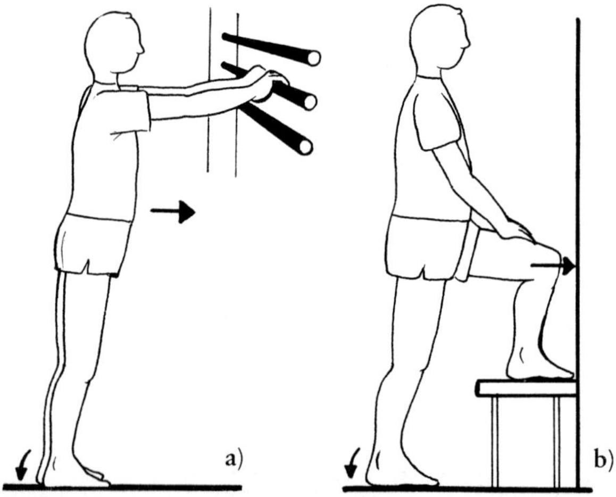

Abb. 66 a, b: Selbständige Verbesserung der Mobilität von Hüft- und Sprunggelenken.

Hüftbeugekontrakturen

Wenn eine aufrechte Haltung vor allem durch Hüftbeugekontrakturen mit zusätzlicher Hyperlordose verhindert wird, ist eine Haltungskorrektur wie folgt möglich:

Ausgangsstellung: Halbsitz an der Bankkante, wobei ein Bein gebeugt auf der Bank abgelegt ist, und das andere neben der Bank gestreckt steht (s. auch Seite 135). Je nachdem, wie weit hinten das Bein steht, werden – außer den Hüftbeugern – auch die Plantarflexoren gedehnt. Diese Ausgangsstellung kann auch mit unterstützendem Fußkeil (s. o.) eingenommen werden, je nach Ausprägung der Spitzfußkontraktur. Der Patient sollte während dieser Dehnstellung intensive Halte- und Gleichgewichtsarbeit leisten, z. B. durch Isometrie in leichter Oberkörper-Vorneigung oder spielerischer Betätigung mit den Armen.
Geübt wird im allgemeinen barfuß, damit die Patienten selbst und die Therapeuten die Gelenkstellung erkennen können. Das Gehen ist jedoch häufig nur mit angepaßten Schuhen (Absatz) möglich. Die Sicherheit steht im Vordergrund.
Weniger erfolgversprechend ist eine Kontrakturenbehandlung, wenn sehr starke Streckdefizite vorliegen (mehr als 15–20°). Hier muß man sich auf rein passive Manipulationsmethoden beschränken, ohne funktionell unterstützen zu können.
Bei schneller verlaufenden Erkrankungen wie Duchenne-Muskeldystrophie haben konservative Maßnahmen nur selten Chancen (s. Kap. 5).

Hüftabduktions-/-außenrotationskontrakturen

Ausgangsstellung: Der Patient lehnt sich mit der zu behandelnden Hüfte seitlich an eine Therapiebank an, deren Liegefläche auf Hüfthöhe eingestellt wird.
Mit zunehmender Entfernung von der Bank wird die Abduktorengruppe immer deutlicher gedehnt, sobald der Patient den Bankkontakt herstellen will. Diese Ausgangsstellung wird bei spielerischen Aktivitäten eingenommen. Wenn zusätzlich die Spielbeinseite (kontralateral zur Bank) locker gelassen wird, verstärkt sich der beschriebene Effekt.
Eine rotatorische Korrektur findet statt, indem die Fußspitze mehr und mehr von der Bank wegweist (*Abb. 67*).

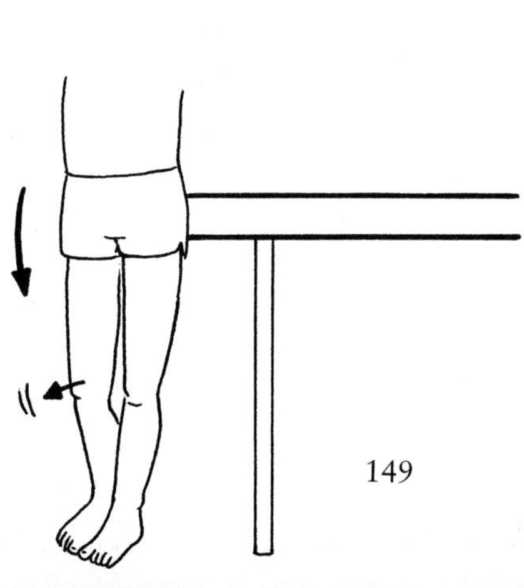

Abb. 67: Ausgangsstellung zur Verbesserung der adduktorischen und innenrotatorischen Mobilität des linken Hüftgelenkes.

7.2.5 Gleichgewicht und Mobilisation im Stehen

Auf dem Schaukelbrett

Wenn ein Patient mit leichter Spitzfußkontraktur auf dem Schaukelbrett das Gleichgewicht übt, kann er sich zunächst nur sicher fühlen und seine Muskeln normal einsetzen, wenn er vor der Drehachse des Brettes steht:
Das Brett kommt seiner Spitzfußstellung entgegen. Somit arbeiten Fußsenker und Fußheber nur dann im Wechsel, wenn der ganzen Fußsohle eine Unterstützungsfläche zur Verfügung steht.
Die Position kann allmählich, je nach Fortschritt der Behandlung, bis hinter die Drehachse verschoben werden. Es müssen aber dorsalextensorische Aktivitäten sichtbar bleiben (*Abb. 68 a, b*).
Ähnlich wäre der Stand auf einem Keil-Schaumstoff-Pack einzurichten, wenngleich dadurch höhere Anforderungen aufgrund seiner Weichheit gestellt werden (*Abb. 69 a, b*). *Vorsicht-Unfallgefahr!*

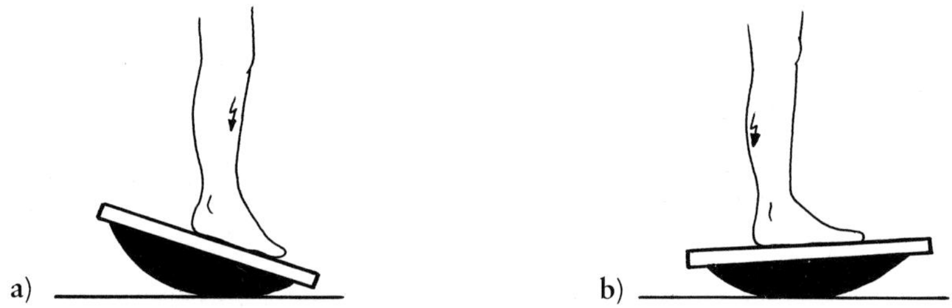

Abb. 68 a: Je weiter vorn der Patient auf dem Schaukelbrett steht, desto mehr Fußheberaktivität wird benötigt, um das Gleichgewicht im aufrechten Stand zu erhalten.
b: Je weiter hinten das Schaukelbrett belastet wird, desto stärker wird reflektorische Wadenmuskelaktivität notwendig.
In der »Idealstellung« sind in beiden Muskelgruppen ausgewogene Aktivitäten zu registrieren.

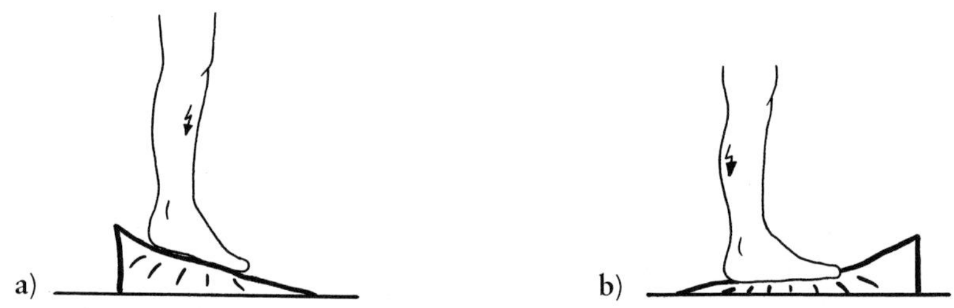

Abb. 69 a, b: Das Stehen auf keilförmigen Schaumstoff-Packs ist nach den gleichen Prinzipien zu trainieren. Durch die Elastizität sind zusätzliche Toleranzen einzuplanen.

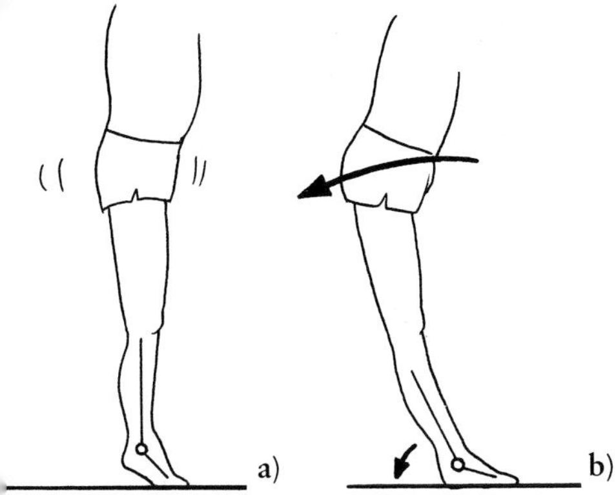

Abb. 70a, b: Ein sicheres Stehen ist mit kontrakten Fußgelenken nicht möglich. Wenn die Ferse auf die Unterstützungsfläche gebracht werden soll, wandern Knie- und Hüftgelenke nach dorsal (Knierekurvation, Beckenretraktion).

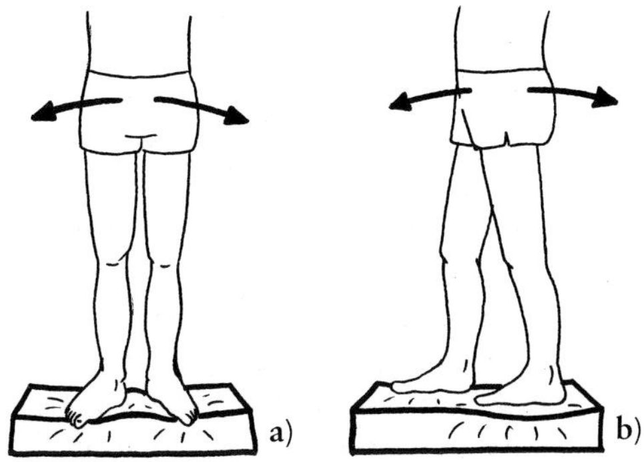

Abb. 71a, b: Das Stehen auf einem Schaumstoff-Pack erfordert gutes Gleichgewicht.
Die Schrittstellung ist wesentlich schwieriger als der Grätschstand.

Bei Überforderung, d. h., wenn der Winkel der Unterstützungsfläche kleiner ist als die dorsalextensorische Toleranz im oberen Sprunggelenk, werden auf labilen Unterstützungsflächen die Knie häufig kompensatorisch in die volle Streckung, im Extremfall in die Rekurvation, gedrückt. Häufig schlägt der Ausweichmechanismus bis zum Becken durch, wenn bei blockierten Kniegelenken auch das Becken von den Füßen nach dorsal gedrückt wird. Der Patient droht dann nach hinten zu fallen (*Abb. 70a, b*).
Der Therapeut muß in unmittelbarer Nähe sein! Sobald die oberen Sprunggelenke eine geringe passive Dorsalextension (ca. 5°) zulassen, kann auch auf einem flachen Pack in leichtem Grätschstand oder später in schmaler Schrittposition geübt werden (*Abb. 71a, b*).
Schließlich kann auf zwei gegensinnig aufeinander gelegten Schaukelbrettern geübt werden, der »schlechtere« Fuß immer zuerst vorn! Dabei sollte das Gerät vor einer hoch gestellten Bank liegen, von der aus der Patient leicht aus dem Sitz zum Stand kommen kann. Der Therapeut sichert Hüft- und Kniegelenke von vorn ab. (*Abb. 72*).

Abb. 72: Das Üben der Stehbalance auf 2 gegensinnig aufeinanderliegenden Schaukelbrettern erlaubt zweidimensionale Bewegungen, ist aber leichter als auf dem Therapiekreisel.
Die Bank steht zur Sicherheit direkt hinter dem Patienten.

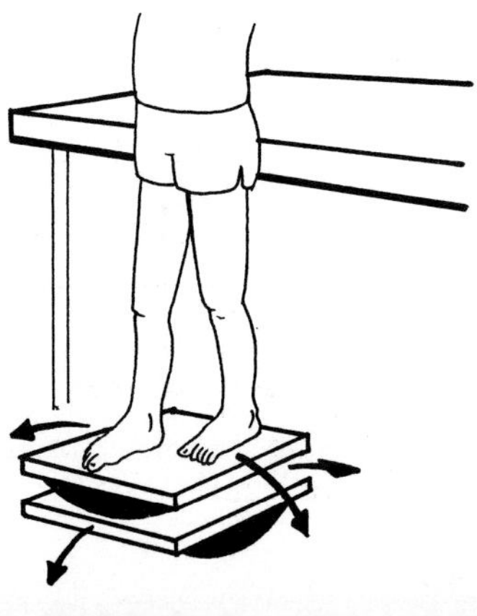

Auf dem Therapiekreisel

Der Therapiekreisel (»Balanco«) erlaubt wegen seiner geringen Höhe ein unkompliziertes Auf- und Absteigen. Der »Göttinger Deckel« hingegen ist etwas höher und damit labiler. In jedem Fall wird anfangs neben einer Sprossenwand geübt, um einen sicheren Halt zu gewährleisten. Außerdem sichert der Therapeut beim Auf- und Absteigen.

Die Übung: Der Patient steht frei auf dem Therapiekreisel und balanciert mit Oberkörper und Armen. Bei genügender Standsicherheit kann er durch rotatorischen Rumpf-Arm-Schwung den Deckel in eine stückweise Gegendrehung versetzen, um danach erneut Schwung zu holen. Dies erfordert, neben guter Rumpfkontrolle, eine gute Reaktionsfähigkeit der Fußmuskeln, die wiederum nur bei korrekter Statik funktionieren können.

Vorbereitende Rumpfkräftigung

Zur Vorbereitung der o. g. Übungen im Stehen, aber auch für nicht stehfähige Patienten, eignen sich folgende Übungen:

Ausgangsstellung: Rückenlage auf unterlagertem großem Schaukelbrett (s. auch Seite 110). Zur Gewährleistung optimaler Rutschfestigkeit liegt auf dem großen Schaukelbrett eine Airex-Matte.

Die Übung: Der Patient spreizt seine Beine, hebt die gefalteten Arme deckenwärts und schwingt sie nach rechts und links in dem Maße hin und her, daß das Schaukelbrett deutlich seitlich kippt (*Abb. 73*).

Variante: Der Patient hält einen Wasserball in den Händen und wirft ihn seitlich dem in direkter Nähe stehenden Therapeuten zu.

Für Kranke mit MF 3–4 der proximalen Arm- und Beinmuskulatur:

Ausgangsstellung: Vierfüßlerstand quer auf dem großen unterlagerten Schaukelbrett.

Abb. 73: Durch rhythmisch-schwungvolle Armbewegungen zur Seite hält der Patient das Schaukelbrett in einer länger dauernden Bewegung. Diese kräftige alternierende Rumpfrotation kann dem Gehtempo entsprechen.

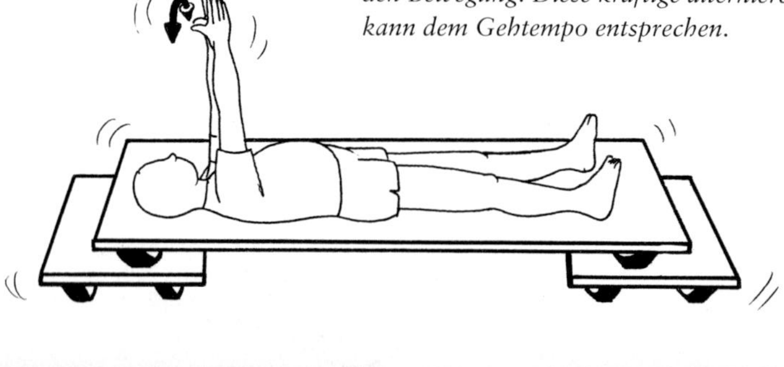

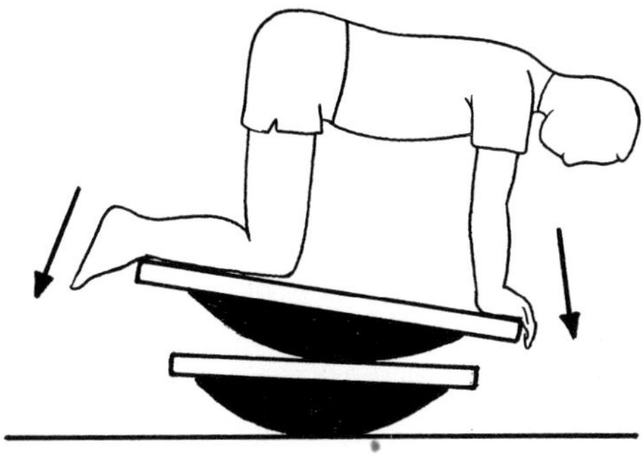

Abb. 74: Die Gewichtsverlagerung im Vierfüßlerstand erfordert gute flexorisch-extensorische Muskelbalance.

Die Übung: Das Schaukelbrett wird nach vorne (durch die Arme) oder nach hinten (durch die Beine) gekippt, dabei muß der Patient sein Gleichgewicht halten und die Druckverhältnisse langsam, aber kräftvoll ändern (*Abb. 74*).

7.2.6 Gleichgewicht und Mobilisation im Gehen

Der Patient steht auf 2 umgedrehten Teppichfliesen, d. h. auf den Teppichrükken. Die Kontaktflächen der Füße auf den Teppichfliesen sind dabei sehr weit medial, damit er schmalspurig gehen kann und sich dabei nicht behindert.

Die Übung: Er rutscht nun wechselweise und langsam mit den Teppichfliesen vorwärts, rückwärts oder seitwärts. Während des gesamten Bewegungsablaufs sollen die Fußsohlen bis zur Ferse Kontakt behalten. Zur Sicherheit kann der Patient 2 Gymnastikstäbe verwenden, um sich daran abzustützen (*Abb. 75*).

Erschwerung: Ein gelenkmobiler Patient kann lernen, eine leicht schräge Ebene (ca. 10–15°) vorwärts hoch und rückwärts herunter zu gehen, mit oder ohne Teppichfliesen. Dabei sind eine vermehrte Muskelaktivität der Hüft- und Kniestrecker und außerdem eine deutliche Wadenmuskeldehnung erforderlich.

Variante: Barfuß über Sand balancieren oder in unebenem Gelände gehen.

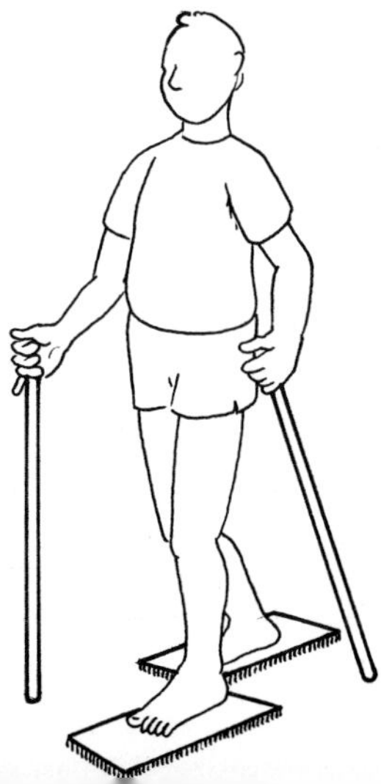

Abb. 75: Das Rutschen auf zwei Teppichfliesen verlangt weiche Bewegungsübergänge. Es erfordert sichere Kokontraktion und gute Fußgelenkbeweglichkeit.

7.2.7 Spielerische Aktivitäten (Abb. I–IX)

Sofern dem Myopathiekranken genügend Stand- und Gangsicherheit zugetraut wird, können die vorher beschriebenen Übungen in Spielen weiter vertieft und damit alltagsnah eingesetzt werden:
Der Patient soll Bewegungsabläufe und Aktivitäten simulieren, die ihm im täglichen Leben helfen, mit ein wenig mehr Bewegungsvielfalt und damit sicherer zurechtzukommen. Vielleicht hilft ihm ein besseres Körperempfinden und das Wissen um größere Reaktionsbreite auch nur, sich mehr zuzutrauen als bisher. Dadurch aber nutzt er die ihm verbliebenen Fähigkeiten besser und erreicht mehr Selbständigkeit.

Stufe 1: Rückwärtiger Stand an der Behandlungsbank

Der Patient empfindet hierbei dorsal ständig Halt an der Bankkante. Sofern der Therapeut in nächster Nähe bleibt, ist diese Ausgangsstellung auch für viele unsichere Patienten nicht zu schwer (s. auch Seite 123).

Vorteil: Selbst bei leichten Spitzfußkontrakturen kann geübt werden.
Folgende spielerische Aktivitäten sind hier durchführbar:
Werfen und Fangen sowie Zurollen und -schießen eines Balles/Ballons in verschiedenen Variationen (s. auch Abb. 54, 56, 62).

Stufe 2: Frontaler Stand vor der Behandlungsbank

Die Ausgangsstellung ist unsicherer als die oben beschriebene, weil das Becken nicht mehr nach hinten gesichert wird. Hier kann zunächst eine zweite Bank in nächster Nähe hinten stehen.
Spitzfußkontrakturen gleicht man u. U. mit Schrägbrettern aus (s. auch Abb. 64).
Der Patient darf sich allerdings mit den Armen vorn abstützen (Abb. I).

Spiele: Ball(on)-Spiele jeder Art, auf der oder über die Bank:
Wasserball, kleiner Pezziball, Medizinball. Empfohlen wird ein schnell wechselndes Zuspiel längs oder diagonal über die Bank.

Stufe 3: Freier Stand

Ball(on)-Spiele mit Schläger
»Federballon«: als Variante des Federballspiels bietet sich der Luftballonsport an, da die mäßige Ballongeschwindigkeit noch gute Teilnahmebedingungen für Muskelkranke gewährleistet (Abb. II). Es können mit dem leichten Schläger

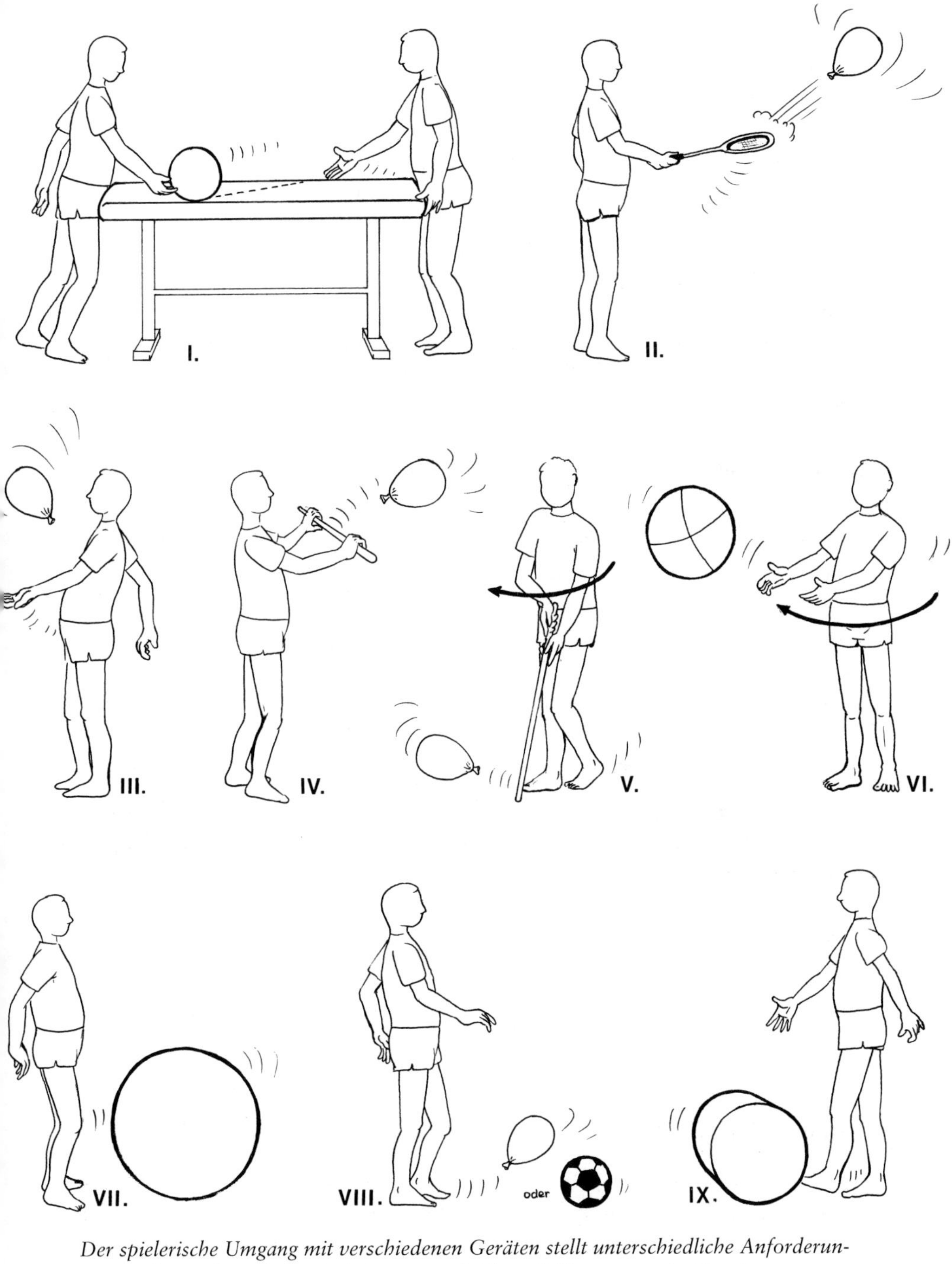

Der spielerische Umgang mit verschiedenen Geräten stellt unterschiedliche Anforderungen an die geschwächten Muskelgruppen. (Weitere Erläuterungen im Text.)

noch Ballons erreicht werden, die mit bloßen Händen nicht mehr getroffen werden.

Verschiedene Schwierigkeitsgrade: Die Spielweise des Mitspielers (Therapeut) bestimmt, inwieweit der Patient Ausgleichsschritte machen muß.

Varianten:

- Es werden anstelle der Ballons Schaumstoffbälle verschiedener Größe benutzt, die allerdings nicht geschlagen, sondern von der Schlägerfläche des einen Mitspielers in hohem Bogen vorgeworfen und nach einem »Aufsetzer« mit der Schlägerfläche des anderen Spielers abgefangen und balanciert werden. Bei diesem Spiel ist mehr Präzision und Haltearbeit notwendig als oben.
- Family-Tennis mit Federballschlägern.

Ball(on)-Spiele mit der Hand als Steigerung

Der Patient muß nun direkten Kontakt zum Ball oder Ballon herstellen, insofern sind diese Spiele schwieriger (Abb. III).

Ballonspiele mit einem Gymnastikstab

Spiel 1: Volleyballon

Die Enden des Gymnastikstabes werden jeweils mit den Händen fixiert, der Ballon darf jeweils nur vom Mittelteil des horizontal gehaltenen Gymnastikstabes getroffen werden!

Schwierigkeitsgrad: Mehr Rumpfeinsatz erforderlich als oben (Abb. IV).

Spiel 2: Hockey

Dieses Spiel ist dann schwierig, wenn der Patient durch die Spielbedingungen in leichter Rumpf- und Beinflexion verweilen muß, um den Ball(on) zu treffen (Abb. V).

Erschwerung: Je kürzer der Hockeystab gehalten werden muß, desto schwieriger die Übung. Viele Patienten weichen über Lateroflexion bei überstrecktem Oberkörper aus. Man sollte sie nicht zwingen, die Körperflexion einzusetzen, sondern im wohl überlegten Einzelfall behutsam dahin führen, da diese Aktivität die schwächsten Muskelgruppen anspricht. Daher Vorsicht!

Drehen und Werfen

Diese Übung soll rotatorische und extensorische Rumpfmuskelketten aktivieren. Sie macht vor allem dann Probleme, wenn der Patient sich leicht vorbeugt und wenn das Gewicht und die Größe des Balles einen gewissen Rückenmuskeleinsatz erzwingen (s. Hockey).

Die Übung: Patient und Therapeut stehen in einigen Metern Abstand seitlich zueinander. Ein Wasserball oder für Fortgeschrittene ein Pezziball (größer und schwerer) werden in lockerem rotatorischen Schwung gegenseitig zugeworfen.
Auch hier muß der Therapeut vorher abwägen, wie stark er den Patienten belasten will (Abb. VI).

Stufe 4: Stand- und Spielbein

Pezziballspiel mit den Knien

Ausgangsstellung: Freier Stand, zur Sicherheit in der Nähe einer Bank oder Sprossenwand.

Vorbereitung: Austestung, inwieweit der Patient in der Lage ist, eine aktive einseitige oder beidseitige Beinflexion zu halten, bzw. sich danach wieder ganz aufzurichten, ohne einzuknicken.

Die Übung: Ein zugerollter Pezziball soll im Wechsel mit dem rechten/linken Knie bzw. Unterschenkel vorgekickt werden. Die wechselseitige Spielbein-Standbein-Phase imitiert das Gehen, wobei hier die durch den kräftigen Kick des Knies gegen den Ball entstehende Instabilität mittels Gleichgewichtsreaktionen abgefangen werden muß. Der Rumpf muß dabei stabilisiert werden (Abb. VII).

Fußballspiel

Viele Patienten können an das Fußballspiel mit Ballon, später Gymnastikball oder ähnlichem herangeführt werden. Es kommt dabei zur Standbein-Phase mit voller Belastung und erschwerter Stabilisationsarbeit.

Eine *Variante* mit noch höherer Anforderung an die Geschicklichkeit (Reaktionsfähigkeit) des Betroffenen ist das Wegstoßen des Balles oder anderer Geräte in Verbindung mit einem Schritt. Ausweichbewegungen des Oberkörpers, z. B. im Sinne eines »Duchenne-Hinkens« sollten mittels Armstütz ein wenig gemindert werden (Abb. VIII).

Erschwerung: Eine große Rolle liegt quer vor dem Patienten auf dem Boden. Da die Rolle relativ schwer ist, kann sie nicht geschossen werden. Sie muß also gefühlvoll und in guter Balance weggeschoben werden. Dabei steht der Patient jeweils für längere Zeit auf einem Bein. Der Schrittwechsel zum nächsten Einsatz erfolgt in »Zeitlupe«.
Variante: Hin- und Herrollen zwischen Patient und Therapeut, d. h. exzentrisch abfangen und direkt anschließend wieder wegschieben (Abb. IX).

Tanzschritte nach Metronom oder Musik

Tempo 60–100/Min.

Hinweis: Nur mit niedrigen Schritt-Frequenzen beginnen und so weit steigern, daß der Patient noch in der Lage ist, mindestens 10 Sekunden durchzuhalten. Später kann die Übung mit Musik unterlegt werden, um Bewegungsfolgen von bis zu einer Minute Dauer und mehr zu erreichen.

Ausgangsstellung: Stand rückwärts vor einer Bank, Liegefläche auf ca. Beckenhöhe hochgestellt.

Übungsfolge:

- Becken nach re. und li. herausschieben,
- Becken nach re. und li. herausschieben, mit spürbar wechselnder Beinbelastung,
- Schrittwechsel re./li. (Spielbein jeweils leicht anheben),
- Schrittstellung, wechselnde Beinbelastung nach vorn und hinten (Bauch-Rücken-Muskel-Einsatz),
- nach Takt gehen, Schritte exakt setzen,
- Tanzschrittkombinationen jeglicher Art, kleinere Tänze einstudieren:

  Beispiel: Li. Schritt vor, re. Schritt vor, li. Schritt zurück, re. Schritt zurück.
- Knie federn, je nach Fähigkeit des Patienten tiefer oder weniger tief.

Die *Schwierigkeit* dabei: Der Patient muß seinen Muskeleinsatz auf Dauer exakt koordinieren, um einem Takt folgen zu können. Insofern stellen gerade diese Aktivitäten ein genau dosierbares und überprüfbares Ausdauertraining dar. Zur entsprechenden Dokumentation können sie mit einer Zeitmessung verbunden werden.

Anmerkungen zu Schuhwerk und Bodenverhältnissen:

Der Boden muß eben und leicht griffig sein, z. B. Parkett- oder Linoleumboden. Die Schuhsohlen sollten nicht zu stumpf sein. Der Patient muß sich sicher fühlen und darf nicht stolpern.

Verboten:

- Turnschuhe auf Gummischwingboden, da zu stumpf. Stolpergefahr!
- Socken auf Parkett, da zu glatt. Ausrutschgefahr!

7.2.8 Balancetraining und Rumpfkräftigung auf dem Kipptisch

für nicht stehfähige Patienten

Der aufrechte Stand ist vielen Muskelkranken – selbst im Stehgerät – nicht mehr zuzumuten. Übungen im Kipptisch stellen für diese Patienten eine sinnvolle Alternative dar.
Nach einer Gewöhnungsphase, in der aus Sicherheitsgründen zunächst an Knien und Rumpf fixiert wird, kann zügig zur Übungsphase ohne Rumpffixation übergegangen werden.
Einstellung des Kipptisches: Zunächst ca. 50–60° aus der Horizontalen heraus.

Übung 1

Ausgangsstellung: Rückenlage auf dem Kipptisch mit Kniefixation.

Der Patient verlagert sein Rumpfgewicht etwas nach rechts und links. Ein seitliches Rutschen wird – reibungsbedingt – nur sehr angedeutet möglich sein. Man kann sich daher auf Rotations- bzw. Rollbewegungen des Rumpfes beschränken, evtl. hilft der Therapeut dabei (*Abb. 76*).

Übung 2

Ausgangsstellung wie 1, mit Oberkörper in Sitzposition.
Der Patient verlagert sein Gewicht nach rechts und links,
Der Patient verlagert sein Gewicht nach rechts und links, während der Rumpf frei senkrecht balanciert wird (Leichtmachen einer Gesäßhälfte).

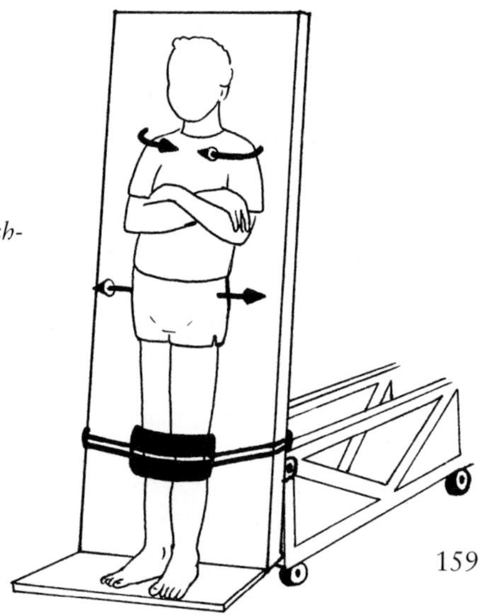

Abb. 76: Auf dem steil eingestellten Kipptisch lassen sich mit wenig Mühe rotatorische und seitliche Rumpfbewegungen durchführen.

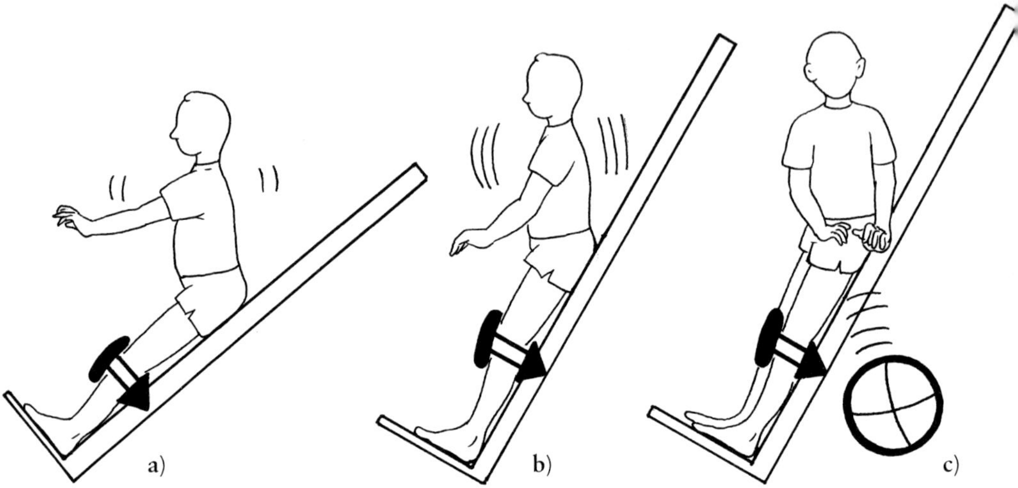

Abb. 77 a–c: Varianten des Langsitzes auf dem Kipptisch:
In steilerer Einstellung kommt der Patient in eine stehende Position, in der die aktive Oberkörperaufrichtung schwieriger wird.

Erschwerung: Je steiler der Kipptisch eingestellt ist, desto schwieriger wird es für den Patienten, den Rumpf aufrecht zu halten. Die jetzt angenäherten Streckmuskeln des Körpers können die aufrechte Rumpfposition nur noch unter Schwierigkeiten halten, daher ist hier wiederum Hilfe des Therapeuten erforderlich. Dies gilt vor allen Dingen für eine sehr hohe Einstellung nahe der Hüftbeugekontrakturstellung (*Abb. 77 a–b*).

Varianten:

- Der Patient rotiert seinen Rumpf in o. g. Ausgangsstellung, dabei sind die Arme evtl. auf dem Brustkorb verschränkt.
- Je nach Fähigkeiten: Federballonspiel (s. Seite 155, Abbildung II).
- Wasserball zuwerfen, nach vorn oder seitlich (*Abb. 77 c*).

Übung 3

Der Kipptisch befindet sich in niedriger Einstellung (30–40° Kippstellung).

Ausgangsstellung: s. o., allerdings sind auch die Knie nicht fixiert.
Je geringer die Kontrakturen von Hüft- und Kniegelenken, desto leichter ist es, diese Position zu halten.

Aufgabe: Der Patient läßt sich ein wenig rutschen (= Knie- und Hüftbeugung) und drückt sich danach entgegen der Rutschtendenz wieder in die gestreckte Ausgangsstellung hoch (*Abb. 78*).

Abb. 78: Langsitz auf dem steil gestellten Kipptisch:
Der Patient übt konzentrische und exentrische Beinbewegungen und stabilisiert währenddessen seinen Rumpf. Der Therapeut befindet sich unmittelbar vor dem Patienten, um vor allem Knie und Oberkörper abzusichern.

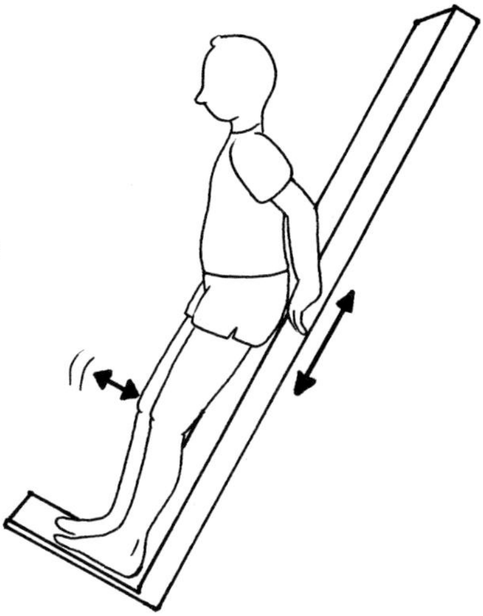

Varianten:

- »Walking« (s. auch Schlingentisch, Seite 195, Abb. 113).
- Bauchlage, Fußrücken mit kleiner Rolle unterlagert. Hierbei unterliegen Bein- und Rumpfextensoren dem Schwerkrafteinfluß. Aufgabe ist es, Knie und Hüften aktiv gestreckt zu halten.

  Erleichterung: Wenn der Patient es nicht allein schafft, hilft der Therapeut, die Knie zu bewegen.

Durch diese Serie von Stehübungen kann bei manchen Patienten die Angst reduziert werden, sich später – mit Hilfe – evtl. frei hinzustellen.
Bei Bedarf, und wenn der Therapeut es für sinnvoll hält, ist ein Training auch in Seitlage auf dem Kipptisch zu empfehlen. Es eignen sich dazu beispielsweise PNF-Rumpf-Pattern. Hierbei ist wieder auf eine korrekte Fußstellung zu achten.

7.3 Üben im Bewegungsbad

Übungen im Bewegungsbad nutzen die bekannten Vorteile, die Auftrieb, Wasserwiderstand, hydrostatischer Druck und Wassertemperatur bieten.
Für Patienten mit neuromuskulären Erkrankungen und geschwächter Muskulatur sind folgende Eigenschaften und Wirkungen des Bewegungsbades zu berücksichtigen:

Der *Auftrieb* ermöglicht Bewegungsfunktionen, die unter Schwerkraftbedingungen nicht mehr erfolgen können. Bei verringerter Muskelmasse und degenerativen Muskelveränderungen bei Myopathien kann das spezifische Gewicht der Extremitäten niedriger werden, so daß ein schwerebedingtes Absinken unterbleibt. Bewegungen mit langem Hebelarm vom Boden zur Wasseroberfläche fallen dann besonders leicht, umgekehrt (von der Wasseroberfläche zum Boden) besonders schwer.

Der *Wasserwiderstand* wirkt sich besonders deutlich aus. Er nimmt mit der Länge des Hebelarmes, Vergrößerung der Fläche, die dem Wasser entgegengesetzt wird (z. B. Handfläche) und der Bewegungsgeschwindigkeit zu. Belastung und Ermüdung sind daher größer.

Der *hydrostatische Druck*, der mit zunehmender Tiefe größer wird, stabilisiert die Ausgangsstellung des Kranken und verringert das Risiko, zu stürzen. Er bietet eine größere Sicherheit beim Üben in aufrechter Position und mindert oder nimmt die Fallangst.

Unter diesen Bedingungen können Alltagsfunktionen leichter geübt und imitiert werden. Wir nutzen diese Vorteile für Funktionen wie die Rumpfstabilisierung im Stand, Hinsetzen und Aufstehen, vor allem aber Gehen mit und ohne Gerät. Hierbei sind das geminderte Körpergewicht und die gleichzeitige Stabilisierung im Rumpf-Becken-Bein-Bereich besonders hilfreich. Auch statische Übungen sind im Bewegungsbad möglich. Im Wasser kann die Wahrnehmung der Rumpfaktivität und damit der Haltung verbessert werden. Nachteilig kann sich auswirken, daß im Wasser eine exakte Bewegungsausführung schwer zu realisieren ist und zahlreiche Ausweichmechanismen erfolgen. Erschwert ist auch eine Kontrakturenprophylaxe bzw. -behandlung dadurch, daß eine dauerhafte Fixation der Extremität, z. B. mittels Bleischuhen und Auftriebskörpern, oder die Anwesenheit des Therapeuten im Wasser erforderlich ist.

Behandlungen im Bewegungsbad belasten sowohl das Herz-Kreislauf-System als auch die Muskulatur und eventuell auch die Atmung der Kranken. Manche Patienten benötigen daher beim Betreten des Beckens eine längere Eingewöhnungszeit. Dadurch werden die eigentlichen Behandlungszeiten häufig begrenzt. Ein zusätzlicher Zeitverlust entsteht bei stärker behinderten Kranken durch das Umziehen, das nur mit Fremdhilfe möglich ist. Schließlich kann bei einer Herzinsuffizienz oder schwereren Atemstörungen eine Therapie im Bewegungsbad kontraindiziert sein.

Da Patienten mit neuromuskulären Erkrankungen oft vermehrt kälteempfindlich sind, behandeln wir bei *Wassertemperaturen* von 34 °–35 °C, die angenehm empfunden werden. Bei Verträglichkeit kann jedoch auch bei niedrigeren Wassertemperaturen gearbeitet werden, z. B. 28 °C.

Um die Wassertiefe sinnvoll zu nutzen, sind Becken mit Hubböden besonders geeignet (wünschenswerte Wassertiefen 100–160 cm). So überzeugend die Vorteile der krankengymnastischen Behandlung im Bewegungsbad auch erscheinen, sie können die Trockengymnastik mit ihren Schwerkrafteinflüssen nicht ersetzen, sondern ergänzen sie sinnvoll.

7.3.1 Wassergewöhnung

Eine Gewöhnungsphase von ein oder zwei Behandlungseinheiten ist meistens sinnvoll. Der Patient soll dem ungewohnten Element auf Dauer so viel vertrauen, daß die gewünschten therapeutischen Einwirkungen eine optimale Stimulation zur Folge haben. Solange er sich aus Unsicherheit krampfhaft fixiert, wird er die angestrebten Erfahrungen auf Dauer nicht machen können. Vielfach wird es sinnvoll sein, daß der Therapeut mit ins Wasser geht, den Patienten zunächst unterstützt, diese Hilfe aber allmählich vollständig abbaut.

Sicherheit durch einen Schwimmkragen

Wir statten jeden Patienten auf Wunsch mit einem Schwimmkragen aus, der in jedem Fall ein Untertauchen des Kopfes verhindert (*Abb. 79*).
Ängstliche Patienten werden aufgefordert, sich an einer Stange am Beckenrand zunächst mit beiden Händen zu fixieren, um mit der Zeit die Angst vor dem »haltlosen« Wasser zu verlieren. Sie alle sollten die Erfahrung machen, daß beim Aufenthalt im Wasser der Kopf sicher durch den Schwimmkragen gehalten wird und sie sich dem Auftrieb mit der Zeit ganz hingeben können.

Ausgangsstellung: Sitzhaltung oder Rückenlage im Wasser, später evtl. Bauchlage.

Fixation: – frontal mit ein oder zwei Händen;
– über Eck, rechts und links seitlich;
– seitlich mit einer Hand.

Übungen: Schritt- und Sprungkombinationen sowie Dehnübungen.
Wenn ein Patient Atemprobleme bekommt, wird die Eintauchtiefe reduziert, indem die Übung zunächst im Sitz auf dem hydraulischen Liegelifter oder auf der Eingangstreppe stattfindet.

Sicherheit auf der Airex-Matte

Patienten, die vor der Rückenlage im Wasser Angst haben, können gut eine Gewöhnung auf der Airex-Matte durchlaufen, zumal dabei der Körper zum Teil aus dem Wasser herausragt. Der Transfer vom Stand im Wasser auf die Airex-

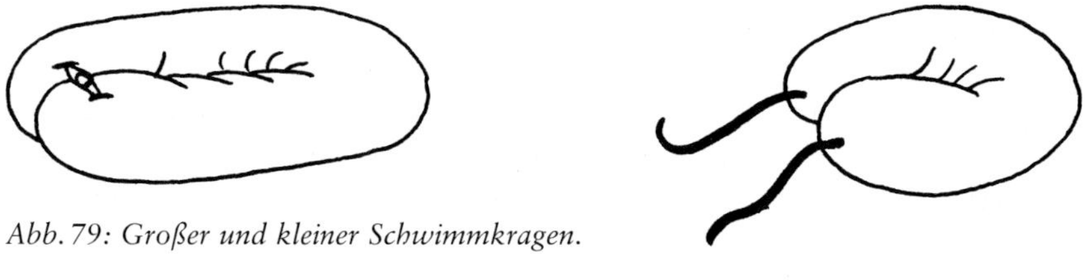

Abb. 79: Großer und kleiner Schwimmkragen.

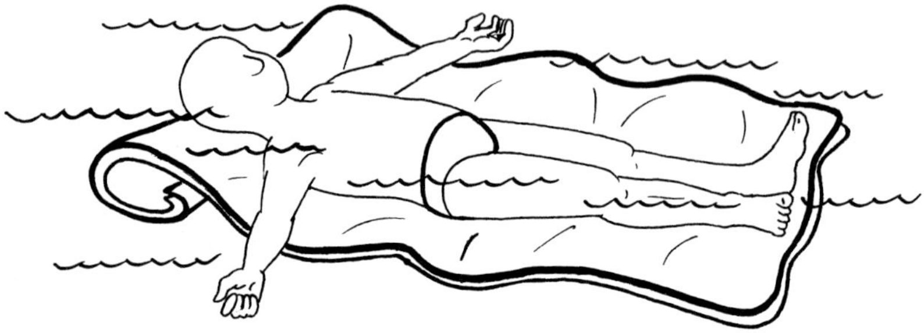

Abb. 80: Rückenlage auf einer doppelten Airex-Matte im Wasser. Bei stark geschädigten Patienten genügt häufig eine Matte. Der Kopf wird durch eine Rolle unterstützt.

Matte funktioniert wie folgt: Der Patient steht zum Beckenrand hin und fixiert sich. Der Therapeut schiebt die nach unten eingeklappte Matte unter das Gesäß, während der Patient sich hinsetzt. Sobald die Matte ihn trägt, kann er sich zurücklegen, und das eingeklappte Ende wird hervorgeholt (*Abb. 80*). Bei nicht stehfähigen Patienten, deren Gesäß ja viel tiefer im Wasser bleibt, ist dieser Vorgang schwieriger, aber trotzdem durchführbar.

Variante: Aus dem Kopfteil der Matte wird eine stabile Rolle geformt, auf die der Patient seinen Kopf legt. So kann u. U. auf den beengenden Schwimmkragen verzichtet werden.

7.3.2 Isometrie

Ausgangsstellung 1: Rückenlage auf der Airex-Matte, s. o.
Die Übung: Der Patient übt kräftigen Druck von den Fersen und ulnaren Handkanten zur Matte hin aus, wobei sich deren Falten zusätzlich als stimulierende Hindernisse gegen die Arm- und Beinadduktion verwenden lassen. Hier sollte evtl. mit leicht gebeugten Kniegelenken geübt werden, zumal dann weniger Ausweichbewegungen in Richtung Hyperlordose zu erwarten sind.

Ausgangsstellung 2: Rückenlage, der Kopf ist mit einem Schwimmkragen, Arme und Beine sind mit Auftriebskörpern ausgestattet.
Anmerkung: Um den Schwierigkeitsgrad abzuschätzen, müssen die auftriebsrelevanten Hebelarme berücksichtigt werden. *Grundregel:* Je proximaler die Ringe anliegen, desto sicherer wird der Patient auf dem Wasser getragen, ohne wesentliche Halteaktivitäten an Rumpf und proximalen Extremitäten aufbauen zu müssen. Je distaler die Auftriebskörper anliegen, desto stärkere extensorische Haltearbeit wird notwendig, um den Körper gerade ausgestreckt zu stabilisieren!

Die Übung: Beide Oberarme und Knie werden durch Auftriebskörper getragen. Die gesamten Arme und Beine sollen unter Wasser gehalten werden. Der Patient stabilisiert aktiv Rumpf- und Hüftstreckung.

Varianten: Bei innenrotierten Armen ergibt sich eher eine Rumpfflexion als weiterlaufende Bewegung, bei außenrotierten Armen eher eine Rumpfextension. Hier muß in jedem Fall so dosiert werden, daß keine nennenswerten Ausweichbewegungen zustande kommen.

7.3.3 Isometrie und Bewegung

Fuß als p. fixum

Als fördernd für das gewünschte Empfinden der Rumpfaktivitäten kann folgende Übung gelten:

Ausgangsstellung: Der Therapeut steht leicht gegrätscht und klemmt die Unterschenkel des liegenden Patienten mit seinen Armen an den Rumpf.

Die Übung: Der Patient wird nun langsam im Halbkreis nach rechts und nach links bewegt, wobei der Therapeut im gedachten Kreismittelpunkt steht. Je schneller die Bewegung verläuft (Wasserwiderstand), desto mehr Haltekraft benötigt der Patient, um seine gerade Haltung zu bewahren.

Aufgabe für den Patienten: Er soll sich vollkommen steif machen und die Beine fest gegen den Therapeuten drücken (Adduktion). Die Armhaltung ist je nach Ziel beliebig festzulegen (*Abb. 81*). Die Anspannung soll während einer längeren Bewegungssequenz (einige Male rechts-links mit langsamen Wechseln) beibehal-

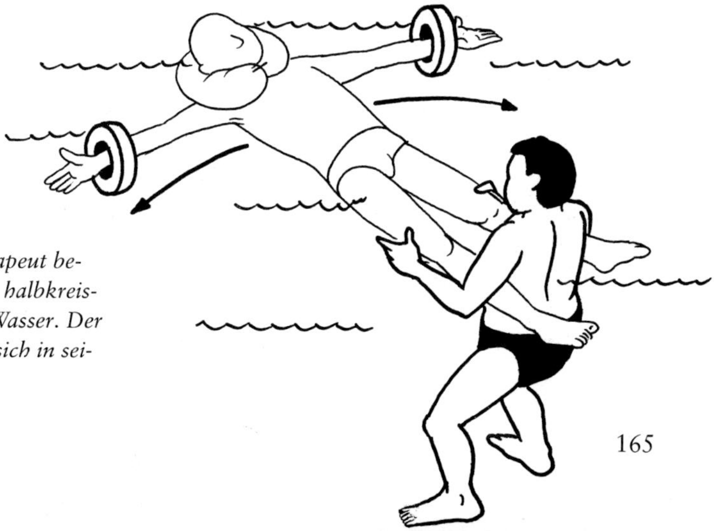

Abb. 81: Der Therapeut bewegt den Patienten halbkreisförmig durch das Wasser. Der Patient stabilisiert sich in seiner Längsachse.

ten werden. Der Patient muß bei jedem Wechsel seine Muskeln angemessen umschalten. Die Übung ist sehr effektiv, auch bei schwachen Patienten, und fördert das Empfinden für Rumpfstabilisation.

Varianten für Fortgeschrittene:

– Der Patient wird nur an einem Bein fixiert, der übrige Körper ist p. mobile, bleibt aber in sich stabil: Training vor allem der abduktorischen, adduktorischen und rotatorischen Komponenten des gehaltenen Beines und des Rumpfes (*Abb. 82*).

– Der Therapeut lehnt sich in breitbeiniger Hockstellung rückwärts gegen eine Wand, stellt die Füße des Patienten auf seine Oberschenkel und fixiert die Knie. Der Patient bewegt seinen Rumpf selbst kräftig nach lateral oder in Richtung Flexion/Extension.

– Wie oben, der Therapeut fixiert nur die Füße des Patienten: Dieser bewegt sich selbständig in alle Richtungen, evtl. auch kreisförmig. Bei den genannten Übungen ist eine gute Fußkoordination und -beweglichkeit unabdingbar.

– Der Therapeut steht außen am Beckenrand. Er fixiert die Füße des Patienten manuell am Beckenrand, evtl. unter der Haltestange. Übungsaufgabe s. o.

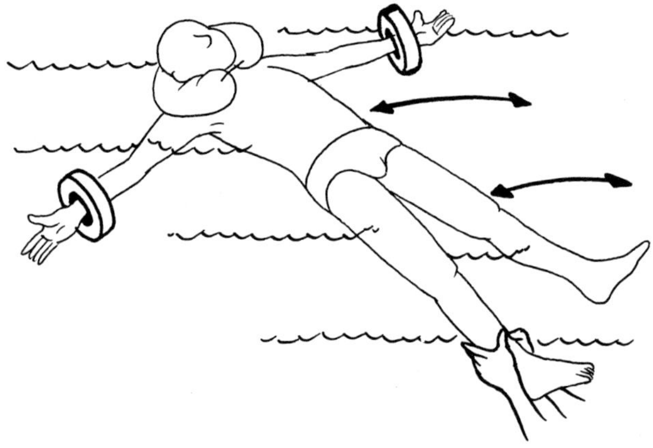

Abb. 82: Der Therapeut bewegt den Patienten an nur einem Bein halbkreisförmig durch das Wasser. Der Patient muß sich stabilisieren.

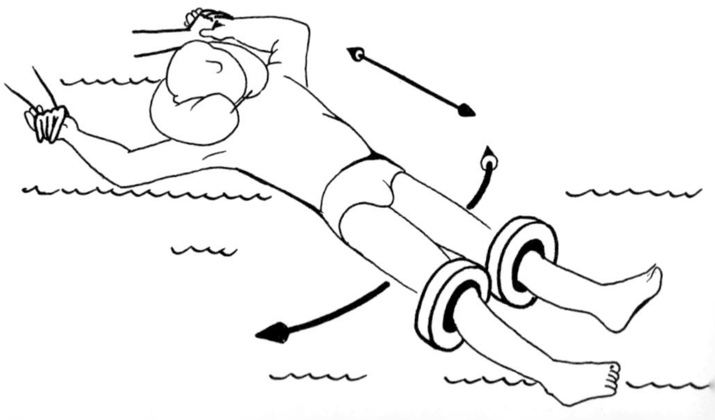

Abb. 83: Der Therapeut bewegt den Patienten nur an den Händen durch das Wasser. Der Patient steuert die Bewegung über die Arme.

Hand als p. fixum

Ausgangsstellung: Der liegende Patient wird an den (nach kranial oder lateral) gestreckten Armen geführt und soll, im Sinne der vorherigen Übung, Rumpf und Beine stabilisieren (*Abb. 83*).

Varianten:

– Die vorgenannte Übung kann er über Eck am Beckenrand nachvollziehen. Dabei betrifft die Aktivität dynamisch die Schulterregion, isometrisch die Arme sowie Rumpf und Beine.

– Der Patient bemüht sich, seine Beine während der Bewegung ständig etwas unter Wasser zu halten.

– Der Patient befindet sich in der Ecke des Beckens. Er fixiert sich mit 90° abduzierten innenrotierten Armen auf den Haltestangen re. und li. oder auf den Überlaufrinnen. Er drückt seine Beine nun langsam gestreckt oder gebeugt (leichter) bis zur Bodenberührung herunter.

7.3.4 Kontrakturenprophylaxe

Die Behandlung von myogenen Kontrakturen verspricht nur bei konsequentem Vorgehen einen Erfolg. Sie ist im Wasser schwieriger zu realisieren als im Trockenen. Es lassen sich einige günstige Ausgangsstellungen finden, in denen Einwirkungen dosierter Schwerkraftreize (Gewichtsmanschetten) sowie des Auftriebs (Auftriebskörper) wirksam werden. Hier spielt die besondere Wirkung des warmen Wassers eine Rolle, die eine Dekontraktion hypertoner Muskulatur unterstützt.
Wenn eine effektive Manipulation durchgeführt werden soll, erfordert dies, daß der Behandler mit in das Becken kommt.

Dehnstellungen zur Mobilisation der Hüft- und Kniegelenke

Zur Vorbeugung von Hüft- und Kniebeugekontrakturen werden reziproke Ausgangsstellungen empfohlen, bei denen ein Bein gestreckt, das andere gebeugt ist. Dadurch sind weiterlaufende Bewegungen und damit Ausweichbewegungen im Becken-Wirbelsäulenbereich weitgehend auszuschließen.

Ausgangsstellungen, die im etwa 130 cm tiefen Therapiebecken jeweils längere Zeit beibehalten werden:

– Gekippte Rückenlage, d. h., der Patient liegt, von einem Schwimmkragen unterstützt, rückwärts im Wasser, wobei seine Fersen den Boden berühren. Ein Bein wird nun gestreckt, das andere in starker Kniebeugung (Richtung Wasser-

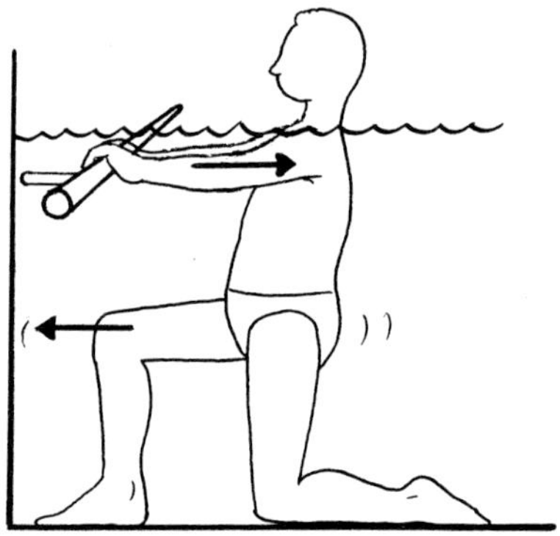

Abb. 84: Der Patient streckt sein linkes Hüftgelenk in dem Maß, in dem er das rechte Knie vorschiebt.

oberfläche) oben fixiert. Die Fixation kann manuell oder durch Auftriebskörper bzw. Gewichtsmanschetten erfolgen.

Achtung: Evtl. rotatorische Ausweichbewegungen korrigieren. *Steigerung:* Zunehmende Kniestreckung auch im oberen Bein.

– Ein-Bein-Kniestand (Hüft- und Kniegelenke in 90 ° Pos.).

Um eine aufrechte Körperhaltung zu bewahren, sollte sich der Patient mit gestreckten Armen auf einer Haltestange abstützen (*Abb. 84*).

Während der Patient den Fuß des hinteren, knieenden Beines fest am Boden hält und belastet, schiebt er das Knie des vorderen Beines in Richtung Wand. Dabei werden die hüftbeugenden Strukturen des knieenden Beines deutlich spürbar gedehnt.

Dynamische Mobilisation mit Betonung der Fußgelenke

Eine dosierte Stehbelastung im Wasser kann gering kontrakte Fußgelenke positiv beeinflussen. Hier ist besonders in Abhängigkeit von der Wassertiefe zu bedenken: Bei komplettem Eintauchen in das Wasser wird der Auftrieb das Körpergewicht überwiegen, d. h., der Gelenkdruck und somit reaktive Muskeltonus wird gering sein.

Bei geringer Wassertiefe hingegen wird der reaktive Muskeltonus, vor allem der häufig verkürzten Wadenmuskulatur, fast normal hoch sein. Dies erschwert eine Dekontraktion der hypertonen Muskulatur.

Günstig ist eine mittlere Wassertiefe (130 cm).

Stufe 1 – Übungen im Sitzen und Aufstehen:

Ausgangsstellung: Sitz auf einem Auftriebsbrett, beide Füße haben festen Bodenkontakt. Der Patient zieht sich sehr langsam zuerst mit den Armen, später mit den Beinen zur Wand hin und läßt sich langsam wieder zurückgleiten (Aktivität von Dorsalextensoren und Knie- und Hüftflexoren notwendig, belastungsarme Dehnung der Antagonisten wird angebahnt).

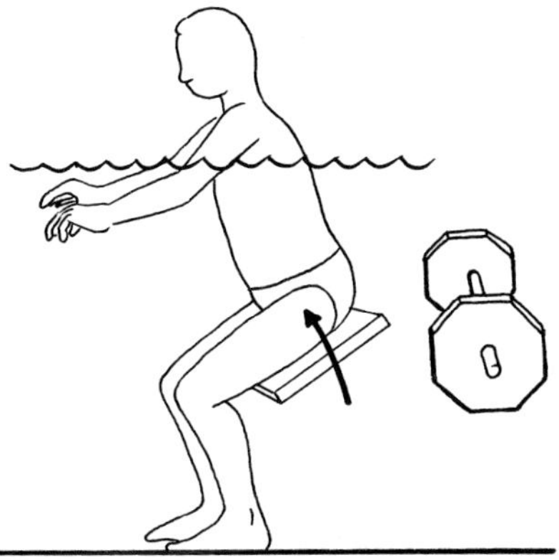

Abb. 85: Aufstehen im Wasser: Selbst schwache Patienten können ein muskuläres Empfinden für die dabei notwendige Aktivität erleben, wenn mit Auftriebskörpern (Brett oder Wassersprosse) unterstützt wird.
Achtung: Je weiter die Bewegung nach oben führt, desto eher rutscht der Auftriebskörper ab.

Steigerung: Die o. g. Übung bekommt einen Alltagsbezug, indem der Patient – bei feststehenden Füßen – die Knie aktiv vorschiebt und sich dann ein wenig aufrichtet und langsam wieder hinsetzt (*Abb. 85*).

Anmerkung: Die Wassersprosse bleibt stabiler an Ort und Stelle als das Auftriebsbrettchen.

Stufe 2 – Übungen im Stehen

Eine Dehnung des M. gastrocnemius ist im Stehen besonders wirkungsvoll. Der Therapeut entscheidet im Einzelfall, welche Wassertiefe geeignet ist. Soweit der Patient in der Lage ist, im Schlußstand frei im Wasser zu stehen (wozu eine 90°-Stellung der Sprunggelenke notwendig ist), können Positionen geübt werden, die ein physiologisches Gehen mit Abrollbewegung der Füße unterstützen.

Beispiel: Belastung auf einem Bein, das andere Bein wird kleinschrittig vor- und zurückgesetzt. Es hat sich bewährt, zunächst mit dem »besseren« Bein als Standbein zu beginnen.
Das Ziel ist hierbei, den stehenden Fuß vor allem dann flächig am Boden zu halten, wenn das andere Bein einen Schritt nach vorn vollzieht (*Abb. 86*).

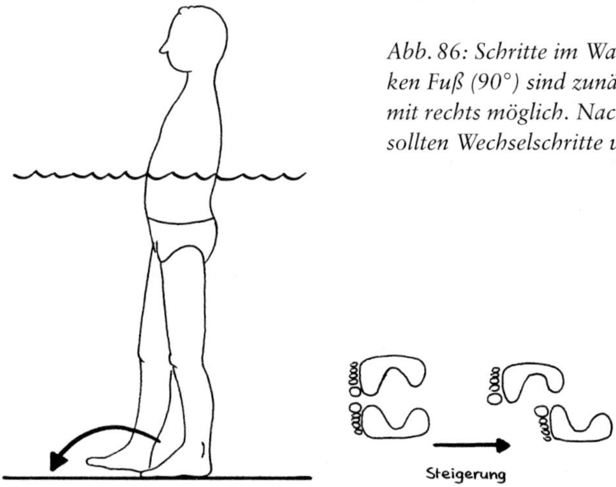

Abb. 86: Schritte im Wasser: Bei kontraktem linken Fuß (90°) sind zunächst nur Beistellschritte mit rechts möglich. Nach intensiver Mobilisation sollten Wechselschritte versucht werden.

Der Patient ist schließlich in der Lage, in Schrittstellung stehen zu bleiben und seine Balance zu halten. Dabei steht das zu beübende Bein hinten.
Sobald der Patient kontrakturenbedingt ausweichen muß, wird therapeutisch unterstützt: gezielte Kontrakturenbehandlung, z. B. manuelle Therapie, zusätzlich effektive langfristige Muskeldehntechniken.
Unter Umständen muß man zunächst Kompensationen zulassen: Der Patient darf sich z. B. an der Stange vorn oder seitlich oder an Auftriebsbrettern abstützen. Eine typische Ausweichbewegung ist die Beckenretraktion, sobald ein flächiger Fußsohlenkontakt hergestellt wird.

Stufe 3 – Übungen im Gehen

Es sollte in einigen Fällen erreichbar sein, daß der Patient kleine Schritte machen kann, ohne den Fersenkontakt des Standbeins zu früh zu verlieren (Voraussetzungen s. o.).

Erleichterung: Der Patient kann mit dem besseren Bein zunächst nur Beistellschritte machen.

Erschwerung: Rückwärtsgehen.
Zur zeitweiligen »Entlastung« der oberen Sprunggelenke kann ein Seitwärtsgehen eingeschaltet werden.

Wichtig: Die o. g. dosierten Belastungen finden immer einige Minuten lang statt und werden während der Pausen in geminderter Stärke beibehalten, da funktionelle Anpassungseffekte nur durch häufigen und intensiven Gebrauch eintreten können. Der Patient kann lernen, im Wasser den Ein-Bein-Stand zu beherrschen und Übungen durchzuführen, die diese Fähigkeit unterstützen.

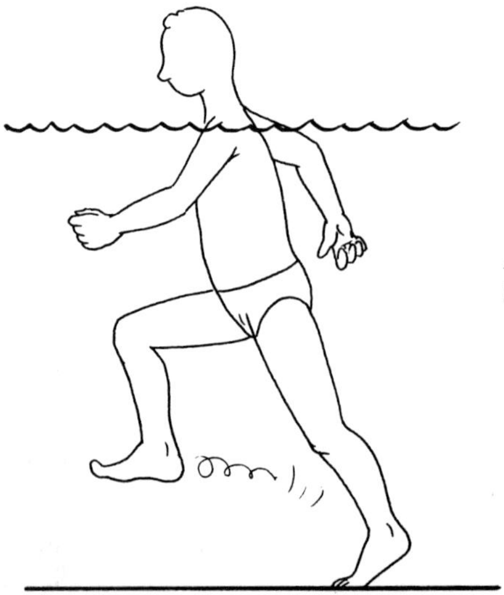

Abb. 87: Im tiefen Wasser sind oft (abgebremste) Laufschritte möglich.

Varianten und Ergänzungen: Wir ergänzen das Gehtraining im Wasser durch:
- Ausfallschritte,
- Tippen gegen mehrere zu bezeichnende Wandkacheln in verschiedenen Höhen,
- »Dribbeln« mit Lamellenringen (das spezifische Gewicht muß größer sein als das des Wassers),
- Gehen und Tanzschritte im Wasser nach Metronom und Musik (s. auch Seite 158).
- Vorsichtiges »Lauftraining«, das sinnvollerweise in tiefem Wasser stattfindet (*Abb. 87*).

Stufe 4 – Steh- und Gehübungen auf dem Auftriebsbrett

Sobald ein Fuß auf dem Auftriebsbrett steht, wird jede Bewegung des gesamten Beines durch den enormen Auftrieb irritiert. Es folgen einige Beispiele, die die Anpassungsfähigkeit des Fußes fördern sollen.

– Das Spielbein balanciert das Brett unter dem Fuß in verschiedene Richtungen, ohne aufzutreten (*Abb. 88*).

– Das Spielbein setzt in hohem Bogen seitlich, später vor und zurück.

Vorsicht: Das Zurücksetzen ist schwierig, weil Fußgelenk-kontrakte Patienten dabei schnell das Brett verlieren. Erst wenn der Fuß in jeder Beinposition annähernd horizontal eingestellt bleibt, hält das Brett (Dorsalextension somit auch beim Spielbein).

– Besonders schwierig, weil zusätzlich mit gutem Gleichgewichtsgefühl verbunden, ist das »Langlauf-Skifahren« im Wasser (*Abb. 89*). Der Patient gleitet alternierend mit den Brettern vorwärts oder rückwärts.

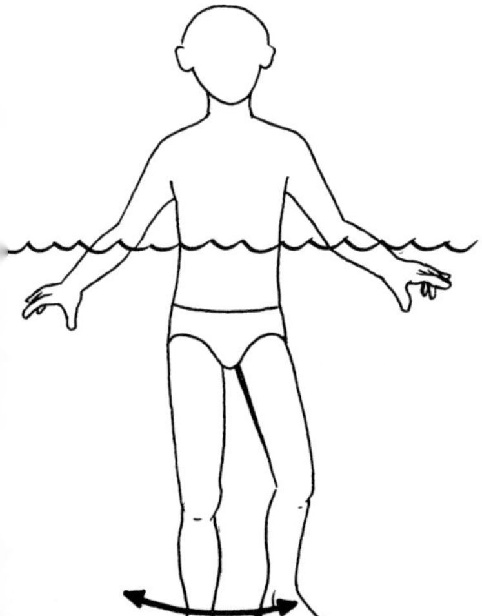

◁ Abb. 88: Stehübungen auf dem rechten Bein, während das linke trotz Irritation durch den Auftriebsdruck gezielt bewegt wird. Schwache Patienten sollten eher kurze Rutschbewegungen am Boden machen.

Abb. 89: Doppelter Auftrieb unter den Füßen erfordert gute Rumpfstabilisation. ▷ Bei dieser Übung sollte ein Teil des Oberkörpers aus dem Wasser ragen (als Gegengewicht).

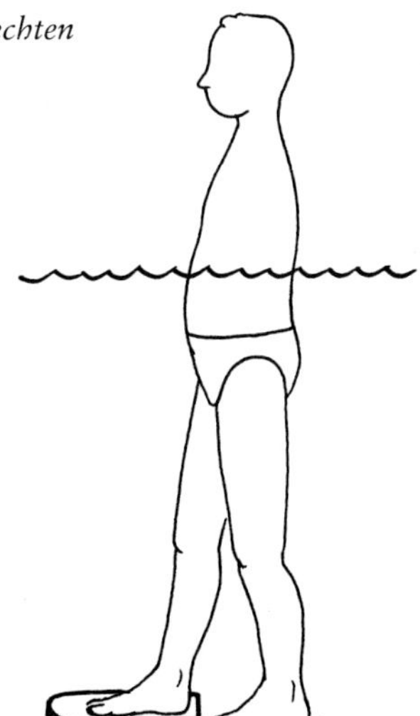

Steigerung: Wechselseitig hochgezogenes Spielbein, weiche oder kräftige Landung.

– Simulation des Treppensteigens. Das Brett wird als niedrige Stufe benutzt, der Patient steigt mit dem freien Bein vorwärts und rückwärts wechselnd darüber hinweg. Erreicht wird hiermit eine Stimulation der Beinstrecker in Kombination mit einer Fußgelenkmobilisation.

Anmerkung: Wenn nur ein Becken geringer Wassertiefe zur Verfügung steht, ist es manchmal nötig, das Eigengewicht des Patienten zu reduzieren: Er stützt sich mit den Armen auf Auftriebskörper oder senkrecht stehende Gymnastikstäbe.

7.3.5 Nutzen von Halte- und Gleichgewichtsreaktionen

Sobald im Wasser labile Ausgangsstellungen eingenommen werden, kommt es – wie an Land – zwangsläufig zu Halte- und Gleichgewichtsreaktionen. Alle auftretenden Bewegungseffekte werden allerdings durch die Dichte des Wassers erheblich gebremst. Andererseits werden diese Reaktionen durch den Auftrieb begünstigt, indem z. B. die Arme in optimalen Ausgangsstellungen gehalten werden können, die an Land mangels Kraft unmöglich wären. Das alles stimuliert und fördert das Muskelzusammenspiel. Bei den folgenden Bewegungsabläufen ist der Therapeut zunächst mit im Wasser und führt den Patienten bei seinen Bewegungen.

Vorbereitende Übungen

Übung 1: Hocke

Der Patient ist mit Schwimmkragen ausgestattet in Rückenlage und wird vom Therapeuten an den Unterschenkeln oder Füßen gefaßt und durch das Wasser bewegt. Nun zieht der Therapeut den Patienten schnell zu sich heran, drückt dabei die Beine mit Schwung unter Wasser und fordert ihn auf, in der Hocke – Arme vorgestreckt – zu »landen«. Der Patient läßt sich anschließend mühelos in die Rückenlage zurückgleiten (*Abb. 90*).

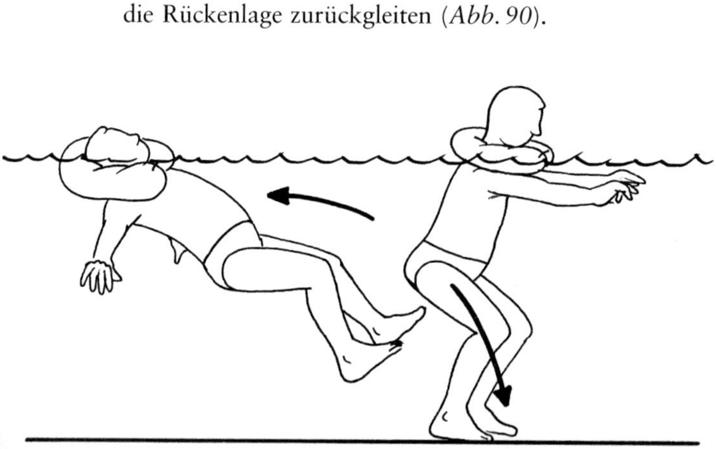

Abb. 90: Wechsel von Rückenlage und Stand. Der Therapeut kann die Bewegung anfänglich unterstützen.

Abb. 91: Erschwerter Wechsel von Rückenlage und Stand durch Auftriebsringe an den Knien.
Wenn der Schwimmkragen stört, werden alternativ je 3–4 Auftriebsringe um die Oberarme gelegt.

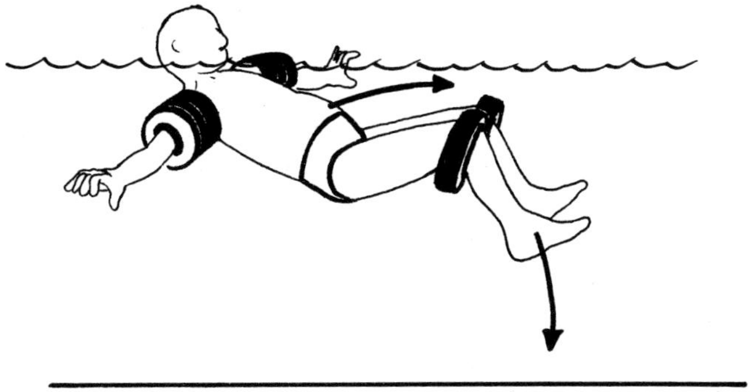

Dieser Wechsel sollte einige Male wiederholt werden, bis der Patient mit immer mehr Geschick immer weniger Hilfe benötigt. So lernt er auch, wie er sich verhalten kann, wenn er sich selbständig aus einer unsicheren Lage heraus aufrichten muß.

Erschwerung: Auftriebskörper an beiden Knien.

Variante: Soll der Kopf frei eingestellt werden und die Bewegung unterstützen, ist es sinnvoll, anstatt des Schwimmkragens um den Hals, proximal um die Arme je 3 Auftriebsringe anzulegen (*Abb. 91*).
Patienten, die mit den seitlichen Balancebewegungen Probleme haben, werden mit zusätzlichen Auftriebskörpern versorgt, die sie jeweils in den Händen halten.

Zur Vorbereitung der für Übung 1 erforderlichen Bewegungsabläufe empfehlen wir folgendes Vorgehen:

Ausgangsstellung: Der Patient befindet sich in leichter Hocke, die Füße auf dem Beckenboden. Der Therapeut verschafft sich guten Halt an einer Stange und fixiert die Füße des Patienten mit seinen eigenen.

Die Aufgabe: Der Patient läßt sich zurückgleiten und zieht sich anschließend kräftig zu seinen Füßen hin, um schließlich in die Hockstellung zu gelangen. Er wird dabei intensiv seine flexorisch und extensorisch arbeitende Muskulatur spüren!
Erfahrungsgemäß läuft danach die Übung 1 flüssiger ab.

Übung 2: Erspüren des Gleichgewichts mittels Schaukelbewegungen

Ausgangsstellung: Rückenlage auf dem Wasser, Arme und Beine leicht angebeugt. Der Kopf ist mit einem Schwimmkragen unterstützt, die Knie mit leichten Auftriebskörpern.

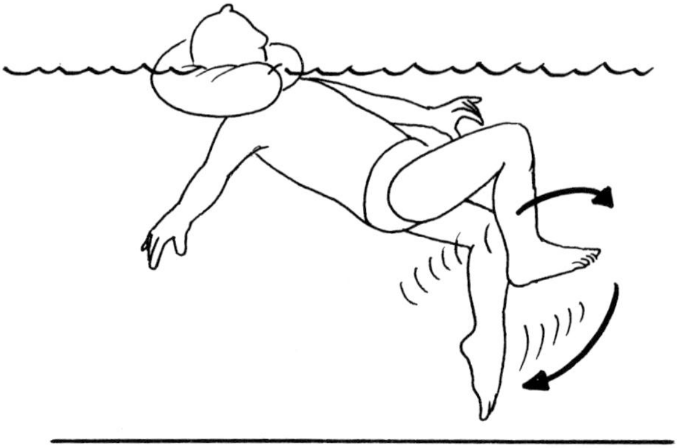

Abb. 92: »Radfahren« im Wasser mit kräftigem Vorwärtszug.

Die Aufgabe: Arme und angewinkelte Beine werden gegengleich nach rechts und links geschaukelt. Dieser Rhythmus soll längere Zeit gehalten werden.

Übung 3: »Radfahren« in Rückenlage

Ausstattung: Schwimmkragen.
Es kommt auf kräftig beugende Beinbewegungen an, um einen Vorwärtstrieb zu gewährleisten (*Abb. 92*).

Übung 4: »Wasserwaage«

Ausstattung: Schwimmkragen, außerdem kleine Auftriebsringe an den Händen.

Die Aufgabe: Aus der gestreckten Rückenlage sinken die Beine langsam zu Boden, um anschließend wieder hochzutreiben. Das Hoch- und Herunterkippen des Körpers wird durch Änderung der Kopf- und Armhaltung bewirkt: Je mehr HWS-Inklination bei weit abgepreizten Armen, desto besser sinken Becken und Beine herunter und umgekehrt (*Abb. 93*).

Abb. 93: Durch entsprechende Armhaltung kann der Patient Kippbewegungen des ganzen Körpers steuern.

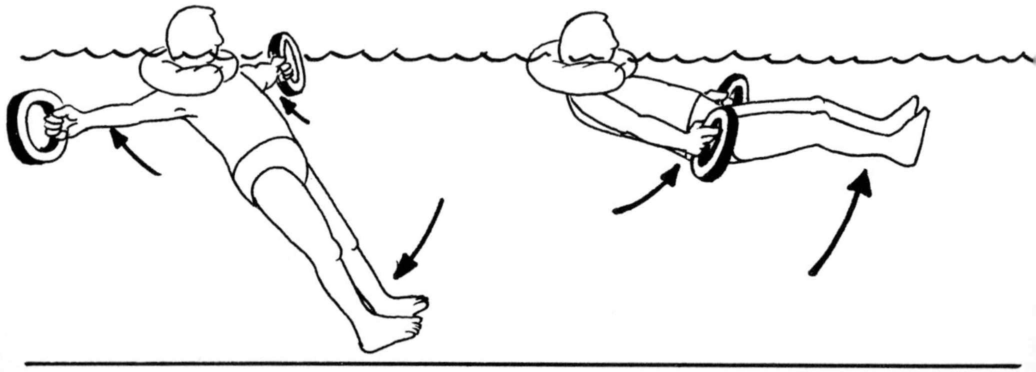

Varianten: Der Patient hält jeweils einige Zeit die Extrempositionen (oben/unten) oder beliebige Zwischenpositionen.

Anmerkung: Manche schwerer betroffene Patienten schaffen es nicht, die Beine in der gewünschten Weise zu Boden sinken zu lassen. Hier spielt wahrscheinlich das geringere spezifische Gewicht der dystrophisch stark veränderten Muskulatur eine Rolle.

Erschwerung: Die Beine werden zusätzlich mit Auftriebskörpern ausgestattet:

- Auftriebskörper an beiden Knien oder
- Auftriebskörper an beiden Füßen (schwerer, weil ungünstigere Hebelverhältnisse wirksam werden).

Vorsicht: Hyperlordose und andere Ausweichbewegungen müssen vermieden werden.

Übung 5: Rotatorisches Gleichgewicht

Ausgangsstellung: Rückenlage

Ausstattung: Schwimmkragen. Kleine Auftriebskörper in rechter Hand und an linkem Knie, oder umgekehrt.

Die Aufgabe: Der Patient soll alle vier Extremitäten unter Wasser drücken, dort halten und sich ausbalancieren (*Abb. 94*). Er soll lernen, sich so auszubalancieren, daß er in die Lage kommt, mit beiden Füßen allmählich den Boden zu erreichen.

Erschwerung: Die Fersen im rhythmischen Wechsel sanft auf den Boden klopfen, evtl. mit zusätzlich ausgleichenden Armbewegungen.

Anmerkung: Die richtige Ausführung dieser Übung erfordert längere Vorbereitungszeit, in der z. B. die Übung 4 mit nur einem Auftriebskörper durchgeführt wird.

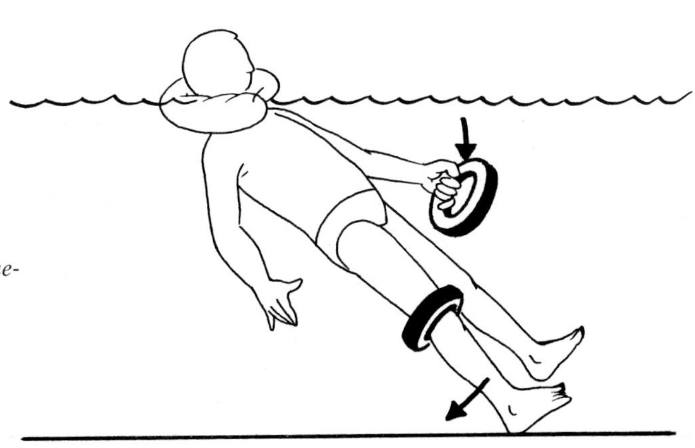

Abb. 94: Rotatorische Haltungskontrolle gegen asymmetrisch wirkenden Auftrieb.

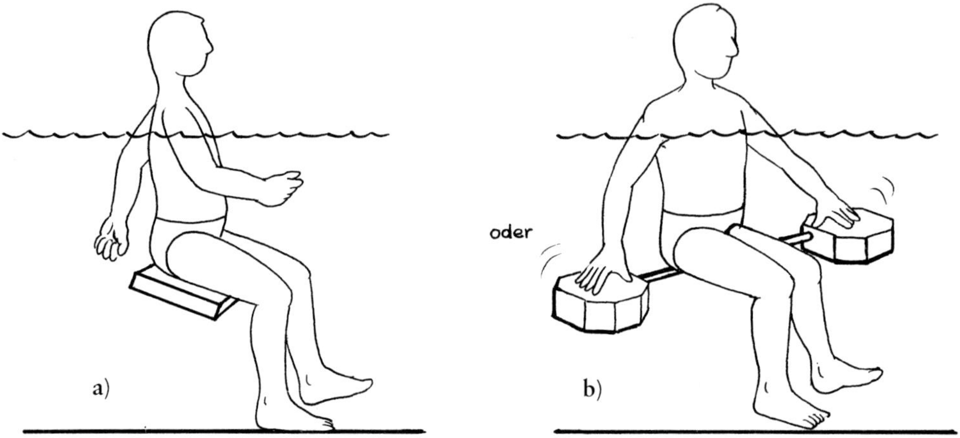

*Abb. 95 a, b: Gehbewegungen in sitzender Haltung:
Wenn dabei die Wassersprosse benutzt wird, müssen eventuell deren Auftriebskörper zunächst mit den Armen stabilisiert werden.*

Sitzpositionen

Der Patient sitzt auf einem Auftriebskörper, der – ähnlich wie der Pezziball im Trockenen – den Sitz im Wasser labilisiert, da er nach allen Seiten beweglich ist. Es eignen sich vor allem große Auftriebsbretter (Maße ca. 20 × 40 cm) und die sogenannte »Wassersprosse«. Die meisten gehfähigen und auch nicht gehfähigen Patienten können sich allein auf das Gerät setzen. Es sollte genau unter dem Tuber liegen und somit weder die Beine hochdrücken, noch nach hinten abrutschen.

Übung 1: Im Sitz die Arme frei hängen lassen, dann in verschiedene Richtungen »schwingen«.

Übung 2: Vorwärts, rückwärts durch das Wasser »gehen«, dabei in der Nähe des Randes bleiben und evtl. mit den Armen vorwärts »baggern« (*Abb. 95 a,b*).

Übung 3: Die Füße stehen fest, der Rumpf und die Knie werden vorgeschoben, die Wadenmuskeln einer Dehnung ausgesetzt. Die Arme hängen locker.

Übung 4: Seitwärtsgehen in weiten Schritten, danach jeweils »die Hacken zusammenschlagen«.
Dieser Bewegungsablauf stimuliert besonders die Rumpflateroflexion und Rotation sowie abduktorisch/adduktorische und rotatorische Beinkomponenten. Schließlich unterstützen supinatorisch-pronatorische Fußbewegungen den gesamten Bewegungsablauf (*Abb. 96 a,b*).

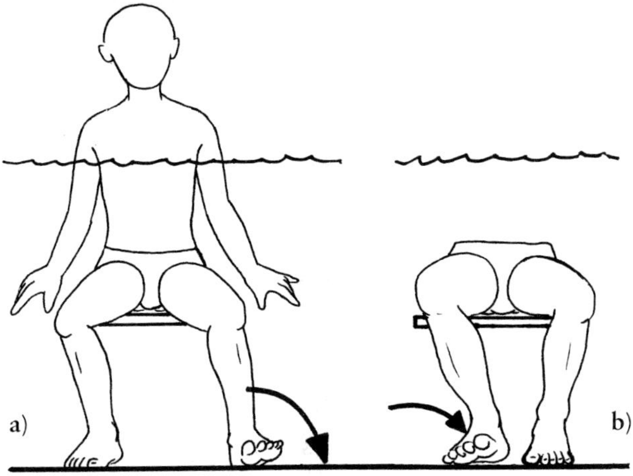

Abb. 96a, b: Zwei Phasen des Seitwärtsgehens in sitzender Haltung: Während die Abdruckphase im allgemeinen gut gelingt, bereitet das enge Heransetzen (Hüftadduktion mit rotatorischen Komponenten) oft Probleme.

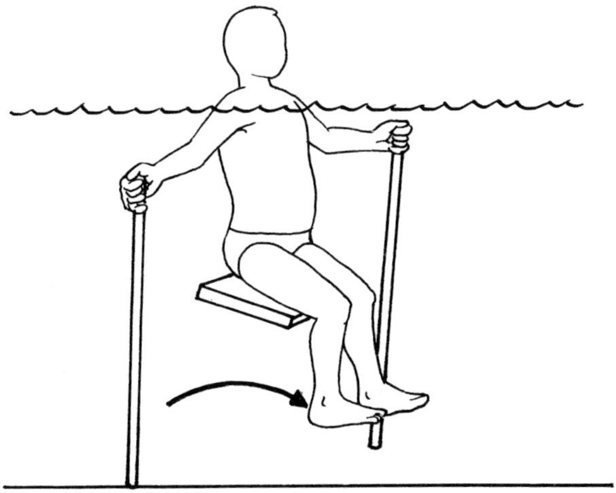

Abb. 97: Hüpfen in Zeitlupe durch symmetrisches Abdrücken von zwei Stäben.

Sobald der Patient genügend Sicherheit empfindet, kann eine Kombination mit Geräten versucht werden, um Gleichgewicht, Koordination und Kräftigung zu verbinden.

Übung 5: Während des Vorwärtsgehens: Abstoßen mit 2 (luftgefüllten) Wassergymnastikstäben.

Übung 6: Die Stäbe werden so kräftig aufgedrückt, daß ein leichtes Hüpfen möglich wird (*Abb. 97*).

Übung 7: Um eine bessere Rumpfaufrichtung zu erzielen, wird ein Stab hinter dem Rücken fixiert, d. h. entweder in den Händen gehalten oder von den Ellbogen angepreßt (*s. auch Abb. 60*).
Dabei ist sehr häufig zunächst Hilfe des Therapeuten notwendig.

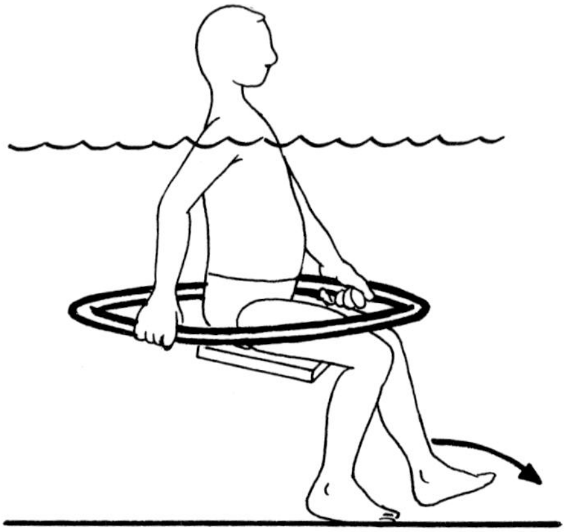

Abb. 98: Gehbewegungen in sitzender Haltung:
Durch energische rotatorische Gegenbewegungen der Arme kann der Patient mehr Stabilität entwickeln.

Übung 8: Schließlich kann ein Wasser-Gymnastikreifen zur Anregung der betonten Rumpfrotation in der Schrittfolge eingesetzt werden: rechten Fuß vor, dabei schwingt der linke Arm ebenfalls nach vorne, usw. (*Abb. 98*).

Erschwerung aller vorgenannten Übungen:

Statt einem Auftriebsbrett werden allmählich 2, 3 oder 4 Auftriebsbretter unterlegt. Die oben beschriebenen Übungen werden damit deutlich schwieriger, weil auftriebsbedingt ein Teil des Rumpfes aus dem Wasser ragt, der – wasserungebremst – stets neu in die Körperlängsachse eingeordnet werden muß.
Mit zunehmender Sitzhöhe ändern sich auch die Gelenkstellungen der Beine in Richtung Streckung. Dies wirkt, gerade bei Rollstuhlfahrern, einer weiteren Kontrakturenbildung entgegen.

Gleichgewichtsübungen in Verbindung mit intensiver Schulter-Arm-Kräftigung

Die vorab schon mehrfach genannte »Wassersprosse« sowie die Auftriebsbretter werden im folgenden zur Anregung kräftiger Arm- und Rumpfaktivitäten in Verbindung mit Gleichgewichtsreaktionen eingesetzt.
Beide Geräte haben starke Auftriebseigenschaften, so daß es für einige Patienten unmöglich sein wird, sie unter Wasser zu drücken.
(Tip für den »kleinen Heimwerker«: Die Auftriebsbretter lassen sich mühelos halbieren oder noch weiter zerteilen, so daß der Therapeut für jeden Bedarf angepaßte Übungshilfen bereithalten kann.)

Faustregel: Je schwächer der Patient ist, desto kleiner müssen die Bretter sein. Außerdem kann bei schwachen Patienten ein Schwimmkragen genügende Sicherheit gewährleisten.

Wichtige Unterschiede: Üben mit 2 Auftriebsbrettern oder einer Wassersprosse (*Abb. 99 a,b*).

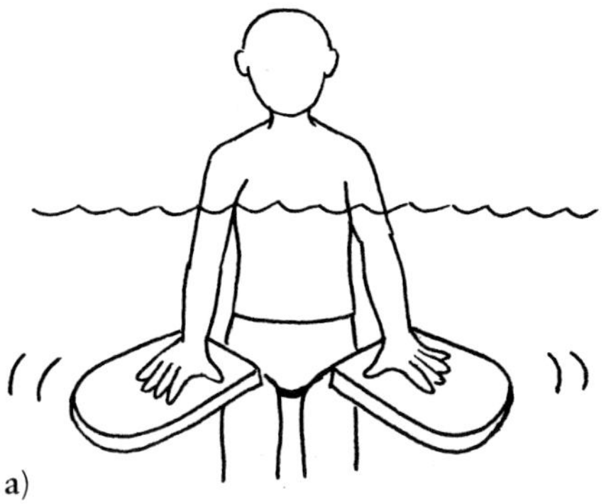

a)

Abb. 99 a, b: *Zwei isoliert gehaltene Auftriebsbretter sind schwerer zu stabilisieren als zwei durch eine Stange verbundene (Wassersprosse).*

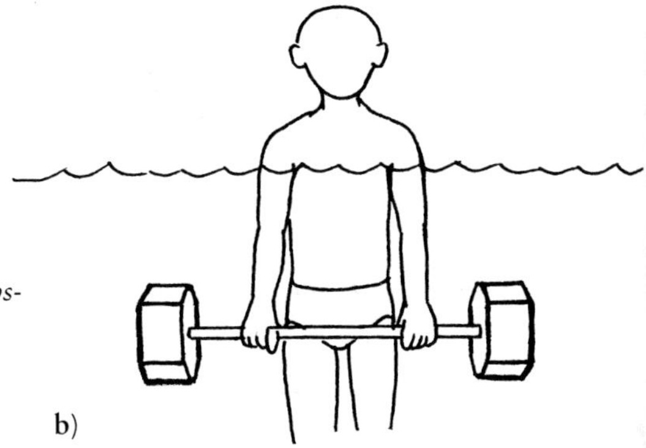

b)

Während die gehaltene Sprosse die Arme gegeneinander fixieren hilft (sie bildet mit dem Schultergürtel quasi ein Dreieck), sind die Arme unter Brett-Auftriebsbedingungen labiler: Rotatorisch und abduktorisch/adduktorisch können sie nicht gegenseitig stabilisieren. Im übrigen lassen sich die Bretter im allgemeinen nur mit völlig geöffneter Hand, also mit Handflächenkontakt, optimal führen, während die Sprosse ein normales Greifen erlaubt. Die richtige Wahl des Gerätes kann nur erfolgen, nachdem Schulter- und Handfunktionen beurteilt worden sind.

Übung 1: Vorwärtsgehen

- Ein Auftriebskörper liegt unter beiden Händen (*Abb. 100*),
- Zwei aufeinandergepackte Auftriebskörper liegen unter beiden Händen,
- die Wassersprosse wird mit beiden Händen gefaßt.

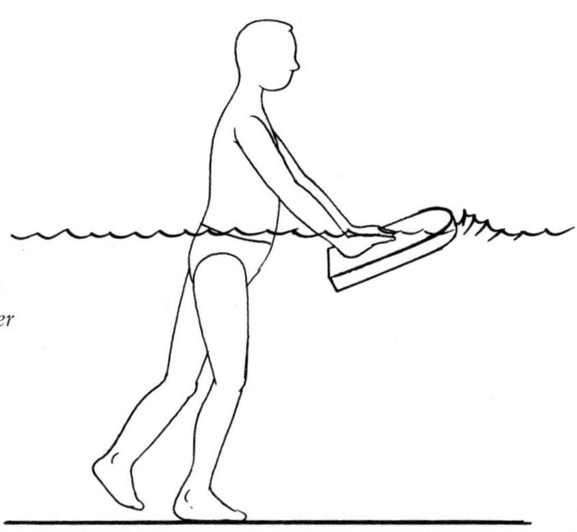

Abb. 100: Energisches Vorwärtsgehen in geringer Vorneigung. Der Auftriebskörper verleiht den nötigen (labilen) Halt.

Die Aufgabe: Der Patient schiebt den Auftriebskörper so schnell über die Wasseroberfläche, daß er damit eine kleine Bugwelle erzeugt. Ob der Auftriebskörper auf dem Wasser liegen oder während der Bewegung heruntergedrückt werden soll, muß der Therapeut entscheiden.

Beachte: Je mehr Druck die Arme nach vorn-unten erzeugen, desto mehr entsteht Bauchmuskelaktivität im Sinne einer »Brückenaktivität«. Außerdem bekommt die Haltung mehr Vorlage, somit werden auch die Rückenmuskeln eingesetzt.

Wenn der Patient sich bei Übung 1 nicht genügend Vorlage zutraut, empfehlen wir folgende Vorübungen:

Übung 2: Grätschstand

Das Brett wird halbkreisförmig nach rechts und links bewegt, der Patient bleibt dabei stehen und neigt sich deutlich mit dem Oberkörper vor.

Variante: gleiche Übung in leichter Schrittstellung, je schmaler die Spur, desto günstiger.

Übung 3: Schrittstellung

Vorschieben und Zurückziehen eines oder zweier Auftriebskörper, dabei wechselseitiges Belasten der Beine.

Achtung: Hüft-, Knie- und Fußgelenkbeweglichkeit des hinten stehenden Beines vorher überprüfen, bei Bedarf Vorübungen.

Der Patient benötigt hierbei relativ gutes Gleichgewicht und Rumpfkontrolle, vor allem genügend Kraft von Bauch-, Rücken- und Hüftmuskulatur.

Übung 4: Rückwärtsgehen

Der Patient stützt sich seitlich, evtl. sogar seitlich hinten auf die Bretter. Hier fällt meistens die besondere Schwäche der Arm-Adduktoren in Außenrotation sowie der Rückenmuskulatur auf, daher finden wir viele Ausweichbewegungen.
Die Schwierigkeitsgrade können nach Gehgeschwindigkeit, Winkelstellung und Druck der Arme gegen die Auftriebskörper sowie Grad der Außenrotation individuell gewählt werden (*Abb. 101*).

Erleichterung: Üben mit Wassersprosse.

Bei den nun folgenden Übungen treten große Auftriebskräfte auf. Es werden hohe Anforderungen an Arm- und Rumpfstabilität sowie das Balance-Empfinden gestellt.

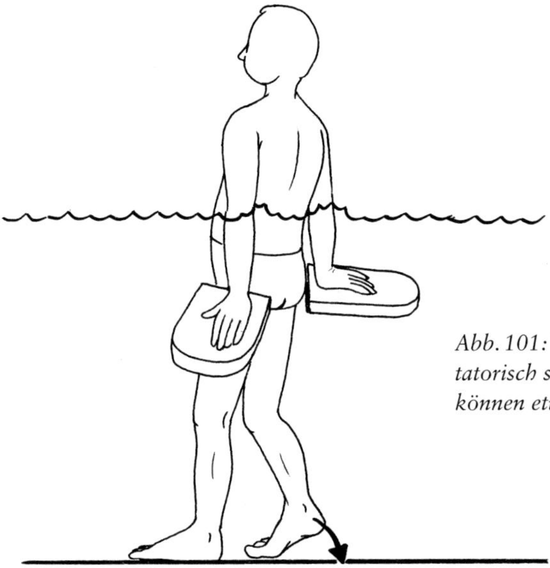

Abb. 101: Rückwärtsgehen mit außenrotatorisch stabilisierten Armen. Die Arme können etwas abduziert gehalten werden.

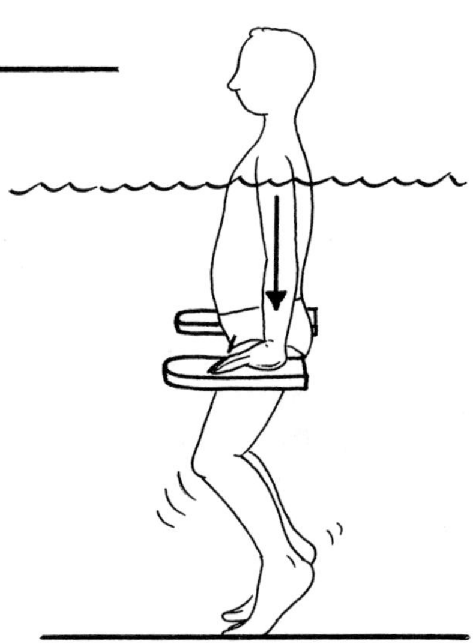

Abb. 102: Eintauchen mit exakt lotrecht gehaltenen Armen.

Übung 5: Armstütz

Je ein Auftriebsbrett unter den Händen. Erreichen der Ausgangsstellung: Aus dem Stand mit gestreckt-adduzierten Armen läßt der Patient sich in die Hocke herunter, bis die Schultern komplett eingetaucht sind. Er soll – gegen den Auftrieb der Bretter – seine Arme zunächst exakt senkrecht halten (*Abb. 102*).

Die Aufgabe: Schwierigkeiten treten auf, sobald die Arme aus der Senkrechten genommen werden, d. h. sobald Hebelwirkungen auftreten und somit die auftreibenden Arme muskulär gebremst oder in die Neutralstellung zurückgezogen werden müssen (*Abb. 103 a,b*).

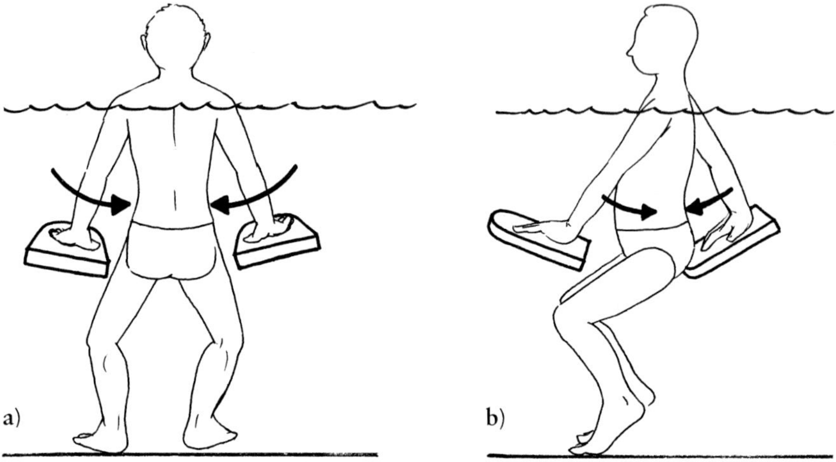

Abb. 103 a: Die gestreckten Arme werden aus der Lotrechten in die Abduktion und langsam wieder zurückbewegt. Dabei werden vor allem adduktorische Schulter- sowie Rumpfmuskeln exentrisch und konzentrisch aktiviert.
b: Flexorisch-extensorische Armarbeit aktiviert speziell die Rumpfrotatoren.

Varianten: »Pendel«-Bewegungen nach vorne und hinten, deren Ausmaß je nach Kraft des Patienten zu bemessen ist:

- Parallelschwung: wechselseitige Bauch- und Rückenmuskelstimulation (bei aufrechter Haltung),
- Wechselschwung: zusätzliche rotatorische Rumpfmuskelstabilisation.

Übung 6: Liegestütz

Je ein Auftriebsbrett für die Arme oder eine Wassersprosse.
Erreichen der Ausgangsstellung: Aus der Hocke (s. o.) kippt der Patient weiter nach vorn, bis er sich im Liegestütz befindet. Er steht schließlich nur noch auf den Zehenspitzen, die Beine dabei gestreckt.

Aufgabe: Balance im Liegestütz erhalten.

Erleichterung: Breit aufgestellte Beine.

Varianten:

– Die Arme werden aus der Senkrechten langsam nach vorn bewegt, dort gehalten und langsam wieder zurück in die Neutralposition gezogen. Reaktiv wird ein besonders intensiver Muskeleinsatz der Mm. trizeps brachii, Mm. latissimus dorsi sowie Armadduktoren und Bauchmuskulatur gefordert.
– Die Arme werden aus der Senkrechten langsam nach hinten (beckenwärts) bewegt. Das kann so weit führen, daß durch Schwerpunktverschiebung die Beine in die Schwebe geraten und der Patient ausgesprochen feine Gleichgewichtsakti-

vitäten einsetzen muß. Beim Vornehmen der Arme hingegen werden die Füße auf den Boden zurückgepreßt.

- Die Arme werden aus der Senkrechten langsam nach seitlich-außen bewegt.
- Im Liegestütz werden kleine Trippelschritte in verschiedene Richtungen gemacht.

Übung 7: Rückwärtiger Liegestütz

Nach dem gleichen Prinzip wie Übung 6.
Diese Übung ist besonders schwer, da sie vom Patienten – außer Gelenkigkeit – relativ gute Kraftverhältnisse und gutes Gleichgewicht verlangt.

Die Aufgabe: Der Patient soll

- die Arme senkrecht auf die Bretter stützen, evtl. noch etwas weiter zurückbewegen, um die Fersen gut am Boden halten zu können.
- die Finger weit nach außen zeigen lassen (Schulteraußenrotation).
- die Arme zusätzlich etwas in Abduktion halten (Adduktoren-Stimulation).
- den Körper in sich gestreckt halten.
- weder Hyperlordose, noch Hüftflexion zulassen.
- die Knie gestreckt halten.
- den Kopf nicht überstrecken (*Abb. 104*).

Varianten: Gleichzeitige Beinbewegungen, um die Rumpf-Armaktivitäten weiter zu erschweren:

– Ein Fuß drückt gegen den Boden, das andere Bein wird gestreckt hochgehalten.

– Ein Fuß drückt gegen den Boden, das andere Bein wird maximal gebeugt gehalten.

– Beide Füße stehen auf dem Boden, der Patient schleift seine Füße in langsamen Bewegungen seitlich weiter und bewegt seinen Oberkörper allmählich mit in die Bewegungsrichtung.

– Der Patient »geht« bei erhaltener Ausgangsstellung in verschiedene Richtungen.

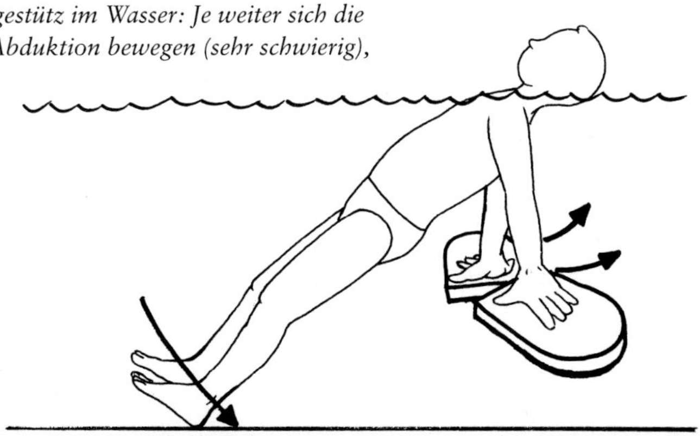

Abb. 104: Rückwärtiger Liegestütz im Wasser: Je weiter sich die außenrotierten Arme in die Abduktion bewegen (sehr schwierig), desto stabiler ist die Rumpfhaltung. Je weiter sich die Arme nach hinten bewegen (Extension), desto fester stehen die Fersen.

7.3.6 Vorschläge zur Behandlung von Rollstuhlfahrern im Bewegungsbad

Die abschließend dargestellten Übungen eignen sich besonders für schwache, unsichere und kontrakte Muskelkranke (Rollstuhlfahrer). Sie dienen der Wassergewöhnung und sprechen vorwiegend die Koordination von Armen und Rumpf an. Wir üben hier schwerpunktmäßig Schultermuskelfunktionen, indem p. fixum und mobile vertauscht werden (der Arm hält, der Körper bewegt sich).

Übung 1

Ausgangsstellung: Sitz auf einem Auftriebskörper (vergleiche auch Kontrakturenprophylaxe im Wasser, Fußgelenk S. 168; Sitz auf Auftriebskörpern im Wasser S. 176).
Beidhändige frontale Fixation, z. B. an einer Stange.

Die Aufgabe: Beinbewegungen in verschiedene Richtungen, spielerisch bzw. tänzerisch.

Variante: wechselseitiges Weitergreifen mit den Händen, so daß der Körper auf dem Auftriebsbrett kontinuierlich zur Seite »weiterschwebt« (einige Meter nach rechts und links).

Übung 2

Sitz auf dem Auftriebskörper rücklings zur Ecke. Der Patient hält sich rechts und links seitlich an den Stangen oder Überlaufrinnen fest.

Die Aufgabe: Er versucht, sich durch Armeinsatz soweit hochzuheben, daß die Füße keinen Bodenkontakt mehr haben.

Varianten:

– Der Patient versetzt seinen Körper in seitliche Schaukelbewegungen, Rumpfmuskeln sowie Schulterab- und -adduktoren werden stimuliert.
– Der Patient bewegt seinen Körper langsam etwas vor und zurück (Imitation einer Schaukelbewegung), wobei eine gedachte Achse durch seinen Schultergürtel die Bewegungsachse darstellt. Beim Bewegungsweg von vorn nach hinten werden die dorsalen Muskeln stimuliert, beim Bewegungsweg von hinten nach vorne die ventralen. Zusätzlich halten die Schulteraußen- und -innenrotatoren kraftvoll (*Abb. 105*).

Erschwerung: Wenn die auftreibenden Kräfte größer gewählt werden, wird der Bodenkontakt geringer. Auch kann die Unsicherheit zunehmen.

Erleichterung: Üben mit zusätzlich aufgestützten Ellbogen.

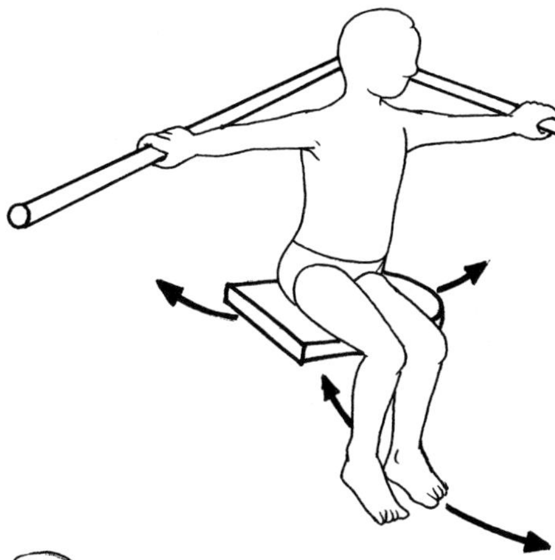

Abb. 105: Bei seitlicher Fixation der Arme werden langsame Schaukelbewegungen durchgeführt.

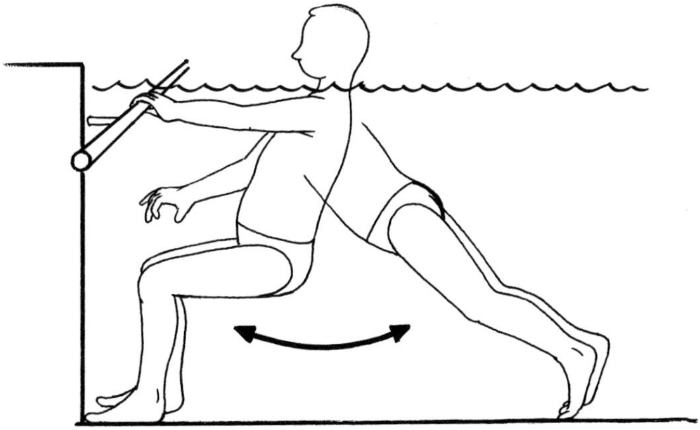

Abb. 106: Der Patient »springt« – bei ein- oder beidseitiger Armfixation – von der Wand nach hinten und wieder vor. Wenn das nicht gelingt, macht er wenige große Schritte.

Übung 3 (ohne Auftriebsbrett)

Eine weitere Erschwerung ist es, wenn der Patient sich nur einhändig fixiert: Zunächst frontal. Dadurch, daß eine Reihe von Aktivitäten und Bewegungen »um den Haltearm herum« im Wasser durchgeführt wird, ist dieser Arm zu ständiger Aktivität gezwungen, weil er als einziges Bindeglied den sicheren Kontakt zu einem erwünschten Halt herstellt.

Übungsbeispiel: Der Patient gleitet in einem »Zeitlupensprung« zur Wand hin und anschließend in die einarmige Liegestützposition zurück (*Abb. 106*).

Übung 4

Ausgangsstellung: Der Patient fixiert sich seitlich mit 90° abduziertem Arm. Bewegungsabläufe s. o.

Die dargestellten Übungsreihen erheben keinerlei Anspruch auf Vollständigkeit. Sie sind Beispiele, mit denen wir Muskelkranken eine Hilfe geben konnten, ihren Körper durch Gebrauch besser wahrzunehmen und einige Reserven für ihren Alltag zu entwickeln. Die den Rollstuhlfahrern gewidmeten, häufig sitzenden Positionen unterstützen den sicheren Sitz im Rollstuhl und tragen zu einer rückengerechten Haltung sowie Selbständigkeit bei.
Bei unseren Patienten fanden wir immer wieder, daß aufgrund ihrer geringen Kraftgrade spezielle Methoden nicht angewendet werden konnten. Im Vordergrund unserer Bemühungen standen dann eine durch das fein abgestimmte Spiel mit den Wassereigenschaften noch mögliche Förderung der Bewegungsabläufe und die Motivierung unserer Patienten durch ihre Freude an den im Wasser neu empfundenen Aktivitäten.

7.4 Üben im Schlingentisch

Bestehen ärztlicherseits Bedenken gegen eine Therapie im Bewegungsbad, oder wird diese vom Patienten abgelehnt, so nutzen wir den Schlingentisch, wenn eine Behandlung unter Neutralisierung der Schwerkraft angezeigt ist. Eine geschickte Aufhängung der Kranken erlaubt ähnliche Mobilisierungsmöglichkeiten wie im Wasser.
Im Unterschied zum Bewegungsbad können im Schlingentisch dreidimensionale Bewegungen kaum ausgeführt werden. Dafür erfolgen exakt definierte Bewegungsabläufe, die ein Beüben der gewünschten Muskelgruppen unter Vermeiden von Ausweichbewegungen ermöglichen. Im vorgegebenen Rahmen können zahlreiche Kranke unter Aufsicht auch selbständig Übungen durchführen und den Therapeuten zeitlich entlasten.
Das mitunter zeitraubende Umziehen Schwerstbehinderter, wie das bei Wasserbehandlungen unumgänglich ist, entfällt.
Werden alte Schlingentischmodelle mit einem starren Stahlgestell verwendet, so können bei gehunfähigen Patienten Schwierigkeiten beim Transfer auf die Behandlungsliege entstehen. Besonders geeignet sind daher Decken-Schlingentische. Gute Behandlungsmöglichkeiten bieten auch Glissonschlingen-Geräte oder ein über eine Umlenkrolle an der Wand oder Decke befestigtes Schlingenge-

rät. Sie sind genügend stabil, sind vom Therapeuten gut erreichbar sowie schnell verstellbar und erlauben einen leichten Transfer des Kranken.

7.4.1 Ausgangsstellungen

Unsere Patienten konnten folgende Ausgangsstellungen einnehmen (*Abb. 107*).

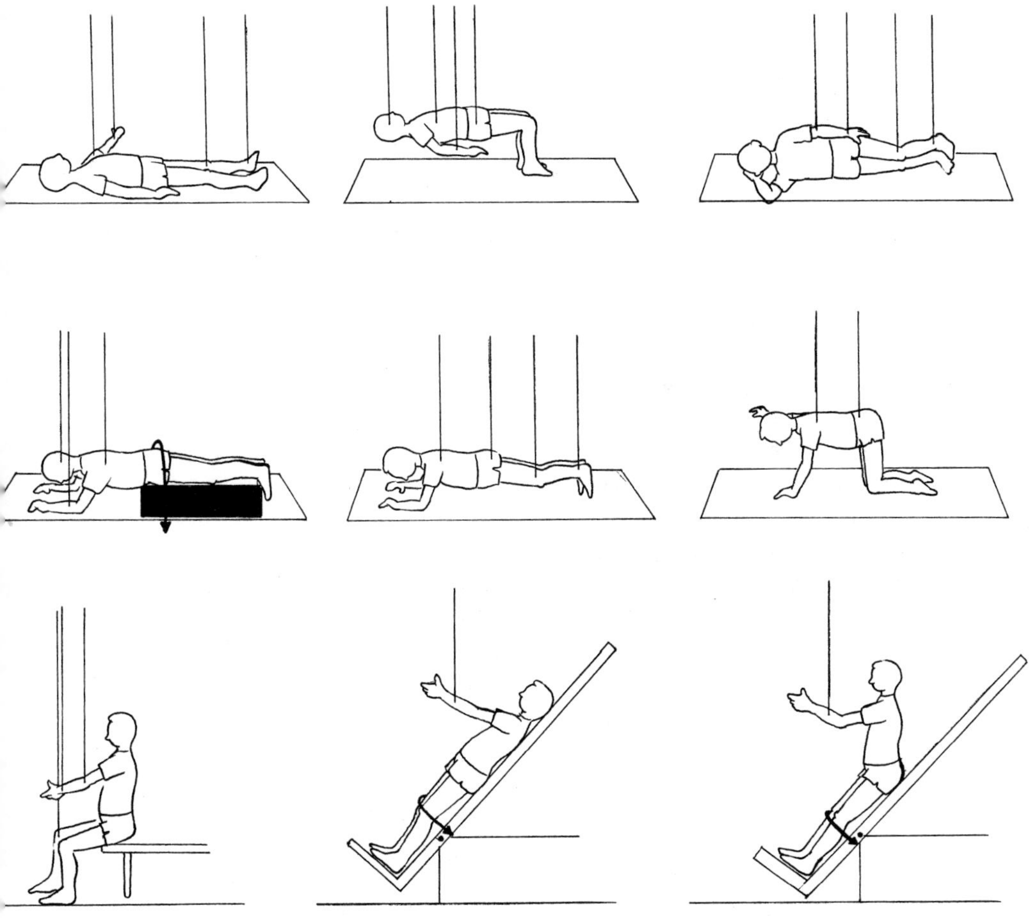

Abb. 107: Möglichkeiten von Ausgangsstellung und Aufhängung im Schlingentisch.

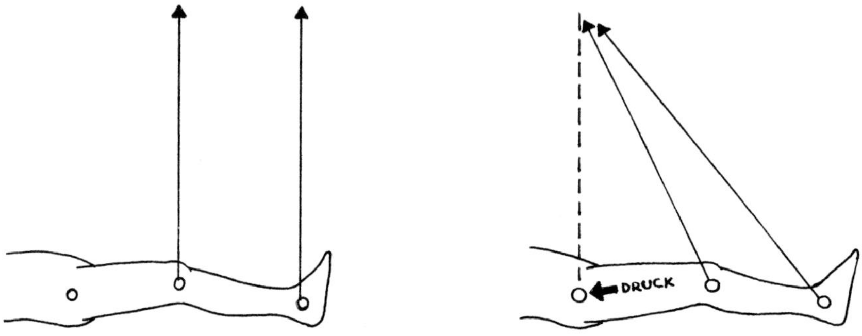

a) b)

Abb. 108 a: Stabile Aufhängung, b: Mobile Aufhängung.

7.4.2 Arten der Aufhängung

Je nach angestrebter Aktivität des Patienten können *stabile* oder *mobile* Aufhängungen verwendet werden.
Beispiele für die stabilen und mobilen Aufhängungen anhand der Beinmobilisation im Hüftgelenk, Abduktion und Adduktion in Rückenlage finden sich in Abb. 108 a, b.

Stabile Aufhängung (*Abb. 108 a*)

Das Bein wird jeweils lotrecht über Knie- und Fußgelenk aufgehängt, so daß die angestrebte Bewegung relativ begrenzt ist.

Mobile Aufhängung (*Abb. 108 b*)

Der Aufhängepunkt liegt exakt lotrecht über dem Hüftgelenk als Drehpunkt. Damit vergrößert sich die Bewegungsmöglichkeit, gleichzeitig aber auch die Gefahr von Ausweichbewegungen. Der Druck in Richtung Hüftgelenk nimmt zu. Bei ungenügender aktiver Kniekontrolle wird z. B. das Kniegelenk in die Beugung gezogen. Abhilfe kann hier geschaffen werden, indem der Aufhängepunkt ein wenig nach distal verrückt wird. Eine aufhängebedingte Gelenkapproximation kann allerdings den positiven Effekt einer muskulären Kokontraktion um das betroffene Gelenk haben.

Varianten der Aufhängung:
– Der Aufhängepunkt liegt über dem Kniegelenk (Gelenkbelastung neutral, gering begrenzte Scharnierbewegungen).

– Der Aufhängepunkt liegt über dem Fußgelenk (Gelenkentlastung durch Zug, stark begrenzte Scharnierbewegung).
– Wird der Aufhängepunkt nach medial verlegt (Lot medial vom aufgehängten Bein), muß die Abduktion mit mehr Krafteinsatz eingeleitet werden, während die Adduktion besonders leicht fällt, und umgekehrt.

Aus einer Kombination dieser Möglichkeiten kann der Therapeut die günstigsten Bedingungen für seinen Patienten komponieren.

7.4.3 Dosierung des Krafteinsatzes

In Abhängigkeit von der Hebellänge erlauben mobile und stabile Aufhängungen Pendelbewegungen mit minimalem Kraftaufwand. Im Vordergrund stehen dabei:

Horizontale Bewegungen
Zielbewegungen mit Zielberührung, z. B. Boxbewegungen oder Ballschießen (s. u.).

Erschwerung:
- Bewußte Verlangsamung des Bewegungsablaufes,
- Haltemomente einschalten.

Anmerkung: Je langsamer die Bewegung, desto mehr statische Muskelaktivität wird gefordert.
- Haltemomente am Ende bestimmter Bewegungen (= Halten gegen das Zurückschwingen).

Schwieriger sind demgegenüber

Vertikale Bewegungen
Damit sie bei geringer Kraft überhaupt durchführbar sind, müssen wir sie unterstützen.
Technisch geschieht das über
- Federzüge oder
- Gegengewichte (z. B. über Umlenkrollen oder im Pullingformer).

Beispiel Armhebung
Ein Patient ist nur zu einer Anteversion von 60° in der Lage. Infolge der dystrophiebedingten ungenügenden Skapulaführung entsteht eine Skapula-alata-Fehlstellung. Sie erlaubt nicht, den Arm muskulär proximal zu stabilisieren. Es soll der physiologische skapulohumerale Rhythmus geübt werden.

Ausgangsstellung: Seitlage, Aufhängepunkt (AP) über dem Drehpunkt der Bewegung.

Bewegung: Flexion und Extension des Armes zu gleichen Teilen.

Varianten: Verlagerung des Aufhängepunktes nach ventral bedeutet: Der Arm wird passiv weiter in Flexion gezogen. Die Extension ist also deutlich erschwert. Dies ist sinnvoll, wenn die Armflexion sehr schwach und weitere Unterstützung nötig ist, oder wenn die Extension im Schultergelenk gegen leichten Widerstand geübt werden soll. Für eine erschwerte Flexionsübung wird der Aufhängepunkt sinngemäß hinter die Schulter gelegt. Durch geeignete Aufhängung kann die Flexion mit zusätzlicher Protraktion geübt werden, bei der ein Greifziel erreicht werden muß.
Wenn mit Rollenzügen oder Federn gearbeitet wird, können die Bewegungen dreidimensional ausgeführt werden. Um dem natürlichen Bewegungsablauf näher zu kommen, empfiehlt es sich, die Übungen in einer alltäglichen Ausgangsstellung wie dem Sitz durchzuführen.
Sobald der Patient in einer labilen Ausgangsstellung (z. B. Seitlage ohne Fixation, freier Sitz und ähnliches) übt, muß er sich proximal aktiv stabilisieren, um eine koordinierte Armflexion zu schaffen.
Die Aufgabe sollte so dosiert werden, daß der Patient – in Abhängigkeit von evtl. Kontrakturen – sich aktiv optimal bewegen kann. In unserem Beispiel muß demnach die Synergisten-Kette Armheber-Schulterblattdreher-Rückenstrecker in möglichst natürlichem Zusammenspiel eingesetzt werden, während die angemessene Aktivität der ventralen Muskulatur Ausweichbewegungen verhindert.

7.4.4 Gezielte Aktivierung verschiedener Muskelgruppen unter unterschiedlichen Bedingungen

Es werden Übungen beschrieben, die zwar komplexe Aktivitäten erfordern, jedoch die genannten Muskelgruppen speziell stimulieren. Das Übungsprogramm bezieht sich schwerpunktmäßig auf Muskeldystrophiker, deren auffällig geschwächte Rumpf- und proximale Extremitätenmuskulatur bei der Behandlung im Vordergrund stehen muß, um Haltung und Gleichgewicht zu fördern.

Übungsbeispiele

Aktive Hüftstreckung

Übung 1

Ausgangsstellung: Rückenlage mit aufgestellten Beinen.

Aufgabe: Der Patient soll den Beckenaufzug ohne Hyperlordose üben, insbesondere das Hochstemmen und langsame Herunterkommen.

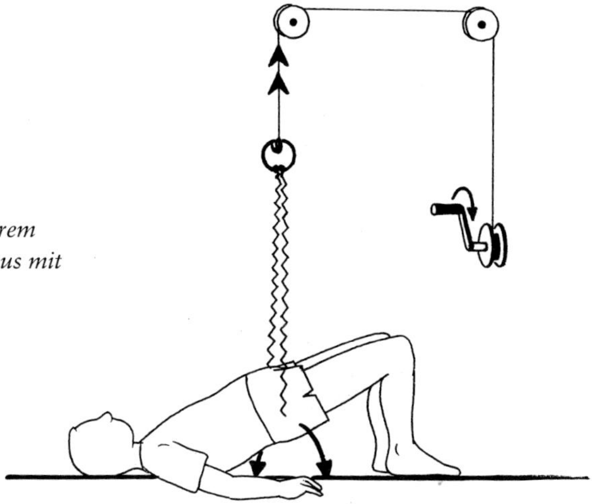

Abb. 109: Beckenaufzug mit dosierbarem Federzug, hier über Kurbelmechanismus mit Umlenkrollen.

Unterstützung: Mittels Beckengurt, aufgehängt an 2 starken Federzügen (schwarz, 10 kp Haltekraft), die wiederum mittels Kurbel über einen Seilzug in der Höhe verstellt werden können (*Abb. 109*). Dosierung der Seilzugkraft: Nachdem der Patient sich auf den Gurt gelegt hat, wird er exakt so weit hochgezogen, daß er sein Beckengewicht in dem vorgegebenen Bewegungsabschnitt aktiv bewegen kann (z. B. nur Abheben-Landen oder nur endgradiges Strecken-Halten, (*Abb. 110 a,b*).

Varianten:

– Beckenaufzug, rechts landen, Beckenaufzug, links landen, usw. Es kommt dabei zu einer deutlichen rotatorischen Rumpfaktivität, die aktiv widerlagert werden muß.
– Beckenaufzug, Halten und wechselweises Aufstampfen der Füße, verschiedene Schrittfolgen nach Metronom oder Musik. Das Ziel ist hierbei, die Streckmuskeln der Hüftgelenke und des Rumpfes endgradig zu aktivieren.

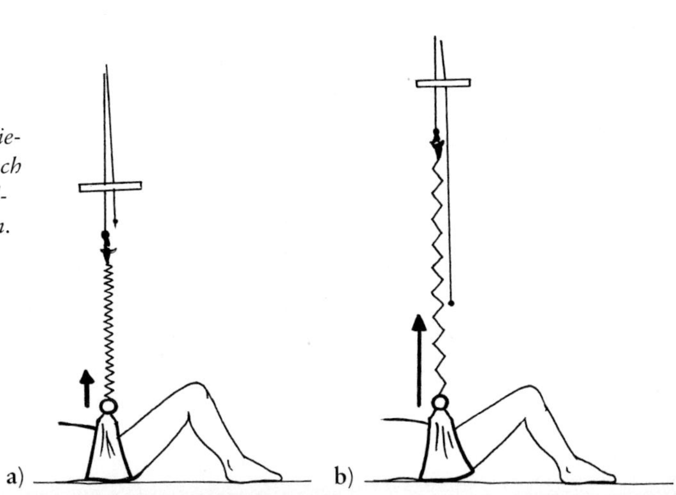

Abb. 110 a, b: Die Kraftdosierung der Federzüge kann auch in der Kombination mit Seil- oder Flaschenzügen erfolgen.

Unterstützung: S. o. Der Zug ist so stark, daß der Patient beim jeweils einseitigen Beinheben nicht zu sehr mit dem Becken absinkt. Zusätzliche Unterstützung ist evtl. erforderlich bei der Beinhebung, dazu werden leichtere Federzüge unterhalb der Knie fixiert.

Erschwerung: Je höher die »Stampffrequenz«, desto größer die motorische Leistung (stark erschöpfend).

Übung 2

Ausgangsstellung: Rumpfaufhängung in Rückenlage, Füße stehen auf.

Unterstützung: Kopf, Schulter- und Beckengürtel werden mittels Flaschenzügen per Kurbelseilzug in die Ausgangsstellung gebracht. Der Körper ist horizontal gestreckt, während die Kniegelenke in 90° Flexion stehen.

Die Aufgabe: Schrittfolgen in verschiedene Richtungen, Halten oder Bewegen des Rumpfes.

Erschwerung: Federzüge am Becken. Jetzt werden rotatorische Ausgleichsaktivitäten gefordert.

Varianten:

– stärkere Aktivität der Hüftstrecker und Kniebeuger, indem der Patient weiter fußwärts wandert;

– stärkere Aktivität der Kniestrecker, indem der Patient weiter kopfwärts wandert;

– Rumpfkontrolle mit Gleichgewichtsanregung: Bei feststehenden, u. U. fixierten Füßen beschreibt der aufgehängte Körper verschiedene vorgegebene Figuren, z. B. Kreise oder Achten;

– vorbereitende oder zusätzliche Fußgelenkmobilisation: Die Füße bleiben fest stehen, der Therapeut schiebt die Knie unter sanftem Druck vor, also über die Füße.

Anregung der Rumpfflexoren- und -extensorentätigkeit, Arme als p. fixum

Ausgangsstellung: Bauchlage-Ellbogenstütz.

Unterstützung und Aufhängetechnik: Becken- und Brustkorbgurte werden wechselweise so weit hochgezogen, daß die Unterarme bei rechtwinkligem Ellbogengelenk locker aufliegen, danach folgen Füße und schließlich Knie.

Die Aufgabe: Der Patient stemmt seine Unterarme gegen den Boden und zieht seinen aufgehängten Körper vor und zurück (*Abb. 111*).

Anmerkung: Eine Stimulation der Bauchmuskulatur findet bei Zug nach kranial statt, eine vermehrte Rückenmuskelstimulation bei Schub nach kaudal, zusätzlich gute Schulterprotraktion.

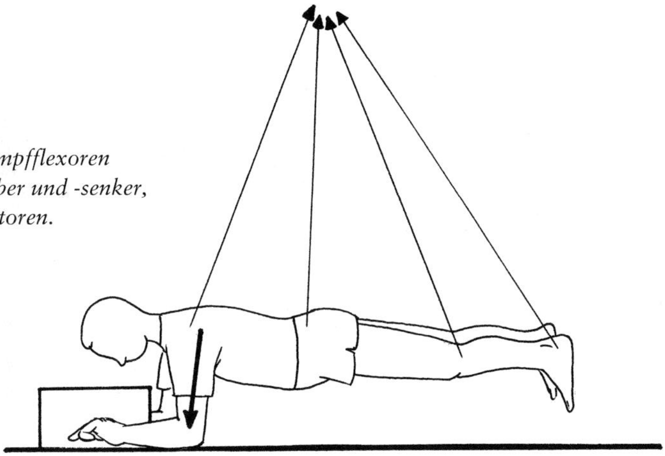

Abb. 111: Aktivierung der Rumpfflexoren und -extensoren sowie Armheber und -senker, außerdem der Schulterprotraktoren.

Erschwerung:
- Haltemomente einbauen;
- mit dem Körper Figuren beschreiben, z. B. Kreise, Achten, Zick-Zack usw.;
- mit den Unterarmen in verschiedene Richtungen marschieren und den aufgehängten Körper mitziehen.

Vorsicht bei Patienten mit Hüft- und Kniebeugekontrakturen!

Rumpfstabilisation durch Beinstemmen

Unterstützung und Aufhängung: Becken-Brustkorb-Kopf-Aufhängung in Rükkenlage oder Bauchlage.

Die Aufgabe: Die Beine drücken, je nach Ausgangsstellung, mit den Fersen oder Fußspitzen »in« den Boden. Der Patient schwingt währenddessen seinen Rumpf seitwärts.

Varianten: Verschiedene Armhaltungen, die statische Haltekontrolle des Schultergürtels erfordern.

Kräftigung der Schultermuskulatur und der Lateralflexoren des Rumpfes

Ausgangsstellung: Rückenlage.

Aufhängung: Becken und Beine.

Die Aufgabe: Die fest auf die Unterlage aufgedrückten Arme versetzen den in sich stabilisierten Körper in Pendelbewegungen nach rechts und links. Das Gewicht des Körpers wird auf diese Weise genutzt, um Armabduktoren und -adduktoren in ihrer Funktion anzuregen.

Anmerkung: Der abstoßende Arm muß jeweils abduzieren, der ziehende Arm muß adduzieren, um den Körper zu bewegen. Die Funktion der Rumpf-Lateroflexoren kann überwiegend statisch oder dynamisch sein.

Varianten der Armhaltung: Je nach angestrebter Muskelfunktion
- endgradig abduziert,
- 90° abduziert und bei gebeugten Ellbogengelenken außenrotiert,
- mit einem Arm abstoßen, während der andere frei gehalten wird oder auf dem Körper liegt.

Extremitätenbewegungen, die eine Rumpffixation und gutes Gleichgewicht verlangen

Ausgangsstellung: Seitlage.

Die Aufgabe: Flexorische und extensorische Pendelbewegungen von Arm oder/und Bein, mit kurzem oder langem Hebel.
Im günstigsten Fall wird der Rumpf des Patienten nicht von außen fixiert, sondern während der Pendelbewegungen aktiv widerlagert.

Schnell wechselnde Arm- oder Beinbewegungen gegen Federzüge

(*Abb. 112, 113 a,b*).

Rumpfstabilisation durch Beinaktivität in aufrechten Positionen

Ausgangsstellung: Sitz auf der Bankkante, bei verminderter Sicherheit können die Hände hinten aufgestützt werden.

Unterstützung und Aufhängetechnik: Die Beinhebung wird mittels höhenverstellbarer Federzüge (über Seilzugkurbel) erleichtert.

Die Aufgabe: Der Patient soll in möglichst freiem Sitz wechselweise die Beine anheben und dabei das Gleichgewicht behalten.
Es ist kein Problem, die Bewegungen für Tanzschritte (nach Musik) oder zum »Fußballspielen« zu nutzen.

Achtung: Bei sehr straffer Einstellung behindert der Federzug das Aufsetzen der Füße und regt eher Strecker-Aktivitäten an. Anweisung: »auf den Boden stampfen«.

Varianten:

- *Tiefer Sitz* (bei kontrakten oder sehr unsicheren Patienten).
  Technik: Zwei Knieschlingen (*Abb. 114*).
- *Hoher Sitz* (erfordert gute Hüftgelenkbeweglichkeit und gutes Gleichgewicht).

Abb. 112 u. 113 a, b: Schnellkräftige und kurze Extremitätenbewegungen

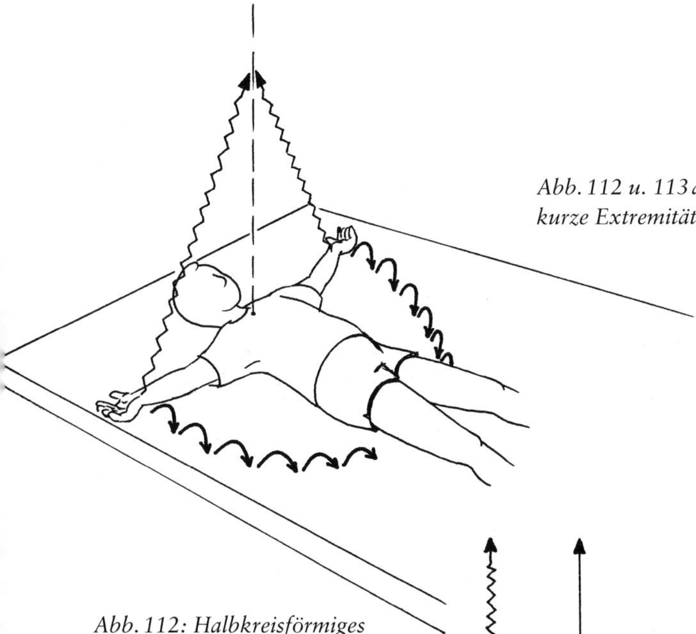

Abb. 112: Halbkreisförmiges rhythmisches Aufklopfen der Arme gegen Federzüge

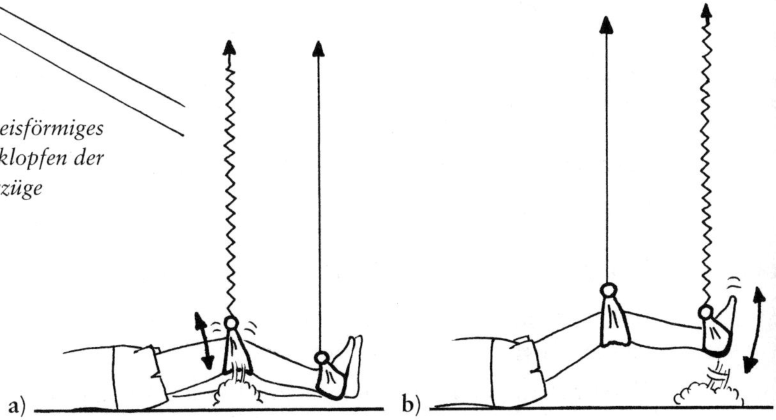

Abb. 113 a: Rhythmisches Strecken der Beine gegen Federzüge (»Walking«),
Abb. 113 b: Rhythmisches Kniestrecken und -beugen mit kurzem Fersenkontakt.

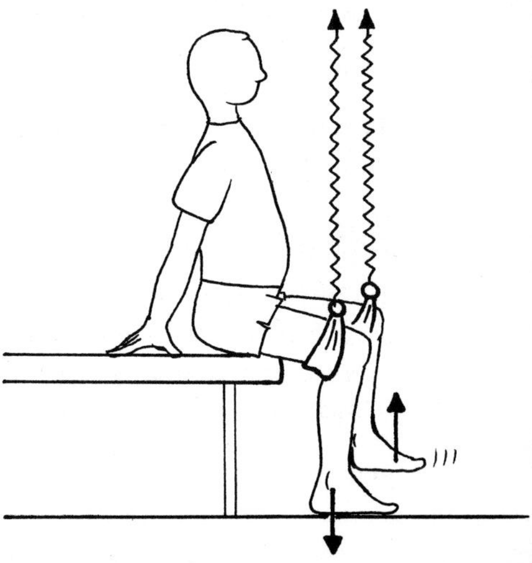

Abb. 114: Rhythmische Beinbewegungen, z. B. nach Musik als Tanzschritte ausführbar. Die Kraft der Federzüge muß genau dosiert werden, der Patient soll frei und aufrecht sitzen. ▷

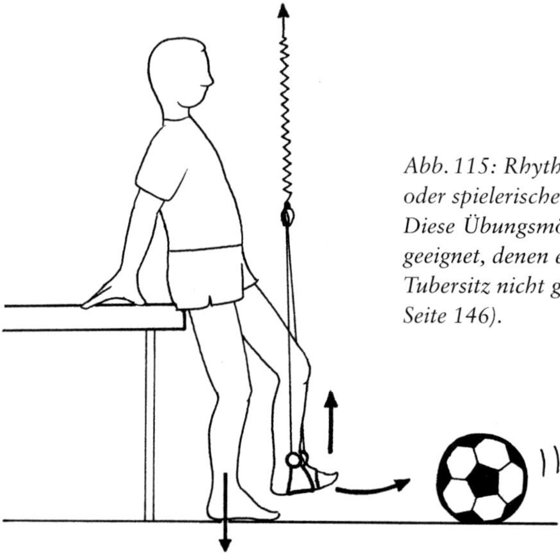

Abb. 115: Rhythmische Beinbewegungen oder spielerische Aktivitäten im Tubersitz. Diese Übungsmöglichkeit ist für Patienten geeignet, denen ein freies Beinheben im Tubersitz nicht gelingt (vgl. Abb. 62, Seite 146).

Technik: Gut um die Füße gewickelte Knieschlingen, die von außen und innen mit Seilzügen und jeweils einem Federzug (Gewichtsklasse 5.0 oder 7.5 kg) fixiert werden (*Abb. 115*).

Zur Förderung intensiver Muskelaktivität hat sich besonders jede Art von p. fixum-mobile-Vertauschung bewährt. Wir nutzen hier die natürliche Bewegungsträgheit und das Gewicht der aufgehängten Körperabschnitte, die unter Bewegung noch in sich stabilisiert werden müssen, um eine Aktivierung der impulsgebenden Muskelgruppe zu gewährleisten.
Die Leistung ergibt sich durch häufiges Wiederholen der im Schlingentisch genau definierbaren Muskelaktivitäten bzw. durch die Benutzung statisch wirkender Übungskomponenten. Soweit Ausweichbewegungen vermieden werden können, erreichen wir exakt die zu beübenden Muskelgruppen. Dies macht das Schlingentisch-Verfahren reproduzierbar und läßt die Planung und den Einsatz genau dosierbarer Muskelaktivitäten zu.

Literatur

1. *Arnold, C.-R., M. Kemper, G. Weimann.:* Intraindividuelle Verlaufsbeobachtungen bei Patienten mit progressiver Muskeldystrophie während Behandlung mit statischer und dynamischer Krankengymnastik. Z. Phys. Med. Baln. Med. Klim. 17 (1988), 305.

2. *Beckmann, R.:* Aktuelle therapeutische Möglichkeiten bei myogenen und neuromuskulären Erkrankungen. Therapiewoche 32 (1982), 6165–6177.

3. *Beckmann, R.:* Die Muskeldystrophien: Klinik, Differentialdiagnose u. Therapieversuche. Z. Krankengymnastik 32 (1980), 78–91.

4. *Beckmann, R., H. Teirich-Leube.:* Krankengymnastik bei progressiver Muskeldystrophie. Deutsche Gesellschaft »Bekämpfung der Muskelkrankheiten e.V.«, Freiburg, Merkblatt.

5. *Conze, I.:* Krankengymnastik bei Muskelkrankheiten. Informationsschrift Deutsche Gesellschaft »Bekämpfung der Muskelkrankheiten e.V.«, Freiburg 1990.

6. *Egger, B., W. Zinn:* Aktive Physiotherapie im Wasser/Neue Ragazer Methode mit Ringen. G. Fischer, Stuttgart – New York 1990.

7. *Eickhof, C.:* Krankengymnastische Therapie bei Myopathien. Z. Krankengymnastik 36, (1984) 86–90.

8. *Forst, R., B. Hausmann, B. Rienäcker:* Zur krankengymnastischen Behandlung der Duchenne-Muskeldystrophie. Z. Krankengymnastik 36 (1984), 81–85.

9. *Hettinger, Th.:* Isometrisches Muskeltraining. 4. Auflage. Thieme, Stuttgart 1972.

10. *Kemper, M., D. Niehoff, M. Schaper:* Krankengymnastik bei Muskeldystrophien Erwachsener. Z. Krankengymnastik 43 (1991), 8–17.

11. *Klein-Vogelbach, S.:* Funktionelle Bewegungslehre, Rehabilitation und Prävention 1. 4. Aufl., Springer, Berlin–Heidelberg–New York–Tokyo 1990.

12. *Krafft, B.:* Die Anwendung der Meerwasserauftriebstherapie bei Muskelkrankheiten. Z. Krankengymnastik 36 (1984), 798–810.

13. *Müller-Stephan, H., P. Schmidt-Peter:* Orthopädie und physikalische Behandlung der progressiven neuromuskulären Erkrankungen. In: Die progressiv-dystrophischen Myopathien, hrsg. v. H. Heyck u. G. Laudahn, Springer, Berlin–Heidelberg–New York 1969.

14. *Schöning, N.:* Bewegungstherapie im Wasser. Grundlagen und praktische Übungsanleitungen. G. Fischer, Stuttgart – New York 1988.

15. *Senn, E.:* Ziel und Prinzipien der physiotherapeutischen Behandlung von Muskeldystrophien. Der Physiotherapeut 1978, 17–18.

16. *Stiefel, M.:* Krankengymnastik für Muskelkranke, Schriftenreihe d. Deutschen Gesellschaft »Bekämpfung der Muskelkrankheiten e.V.«, Heft 4, Freiburg.

17. *Stiefel, M.:* Krankengymnastik bei Muskelkrankheiten nach Dr. Teirich-Leube. Z. Krankengymnastik 32, (1980), 691–695.

18. *Weimann, G.:* Krankengymnastik und Bewegungstherapie. Physikalische Medizin, Bd. 2, Hrsg. H. Drexel, G. Hildebrandt, K. F. Schlegel, G. Weimann, Hippokrates, Stuttgart 1989.

19. *Wenk, W.:* Der Schlingentisch in Praxis und Unterricht. Pflaum, München 1989.

8 Hilfsmittelversorgung und Ergotherapie

U. Fecke und C. Schmid

8.1 Aufgaben

Die Erleichterung der Alltagsverrichtungen und das Erwerben der für die Alltagsanforderungen notwendigen Fertigkeiten sind ein wichtiger Bestandteil des Behandlungskonzeptes bei neuromuskulären Erkrankungen. Hierbei hat neben der Krankengymnastik die Ergotherapie die Hauptaufgabe. Sie besteht in erster Linie in der Versorgung der Kranken mit Hilfsmitteln, die eine Bewältigung der Alltagsanforderungen ermöglichen, in der Überprüfung ihrer Eignung sowie im Einüben des Umganges mit ihnen.

Das Angebot an technischen Hilfsmitteln ist sehr reichhaltig, jedoch nicht immer auf die speziellen Bedürfnisse der Patienten mit neuromuskulären Erkrankungen zugeschnitten. Die Anschaffung eines Hilfsmittels sollte daher nur nach sorgfältiger Beratung in Zusammenarbeit von Ärzten, Krankengymnasten, Ergotherapeuten und Erkrankten erfolgen. Jedes Hilfsmittel sollte vom Erkrankten persönlich ausprobiert werden. Nur so kann eine optimale, zielgerichtete Versorgung des Betroffenen mit dem für ihn und seine Behinderung entsprechenden Hilfsmittel gewährleistet werden. Nicht selten verändern oder ergänzen die Patienten vorgefertigte Hilfsmittel entsprechend ihren besonderen Bedürfnissen.

Zu den Aufgaben der Hilfsmittelberatung und -versorgung können auch notwendige Veränderungen des Wohnbereiches oder eine Umstrukturierung des Arbeitsplatzes gehören. Umbaumaßnahmen können erforderlich werden, die für die Erhaltung der Mobilität der Erkrankten unbedingt notwendig sind. Veränderungen wie die Anschaffung von geeigneten sanitären Einrichtungen, Liftersystemen, behindertengerechten Möbeln und Betten etc. erleichtern den Alltag des Erkrankten und machen ihn unabhängiger. Die Ausstattung des Wohnbereiches

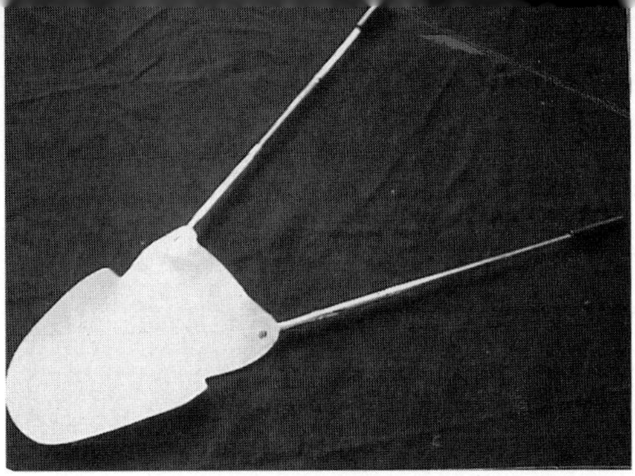

Abb. 1: Strumpfanzieher (Fa. Levin GmbH).

mit den ihren Einschränkungen entsprechenden Hilfsmitteln vermag vielen dieser behinderten Erwachsenen über lange Zeit ein selbständiges Leben zu ermöglichen.

8.2 Hilfsmittel

Im ständigen Umgang mit Patienten mit neuromuskulären Erkrankungen und in Zusammenarbeit mit den Betroffenen haben sich folgende Hilfsmittel* immer wieder als nützlich und hilfreich erwiesen:

8.2.1 Kleinere Alltagshilfen

Hierzu zählen Hilfsmittel zum An- und Ausziehen, zur Körperpflege, zum Essen und für andere tägliche Verrichtungen.
Bei Patienten, denen es aufgrund ungenügender Rumpfkraft nicht möglich ist, sich zu bücken, können folgende Hilfsmittel zum An- und Ausziehen hilfreich sein:

- Strumpfanzieher (*Abb. 1*),
- Verlängerter Schuhlöffel mit Ausziehhilfe,
- Greifzange, es gibt Greifzangen in unterschiedlichen Ausführungen mit Längen 40 cm–80 cm,
- Schuhe mit elastischen Gummischnürsenkeln oder mit Klettverschlüssen.

Bei Schwäche der schulterblattführenden Muskeln gelingt es dem Patienten infolge einer ungenügenden proximalen Stabilität nicht, seine Arme ausreichend zu abduzieren bzw. im Schultergelenk zu flektieren. Hier bieten sich folgende Alltagshilfen an:

- Toilettenpapierhalter,
- Verlängerungen für Waschlappen, Haarbürste und Kamm, Badebürste (*Abb. 2*),

* Die Auswahl der Abbildungen und die Benennung der Herstellerfirmen erfolgten willkürlich und bedeuten keinerlei Empfehlung oder Bevorzugung derselben.

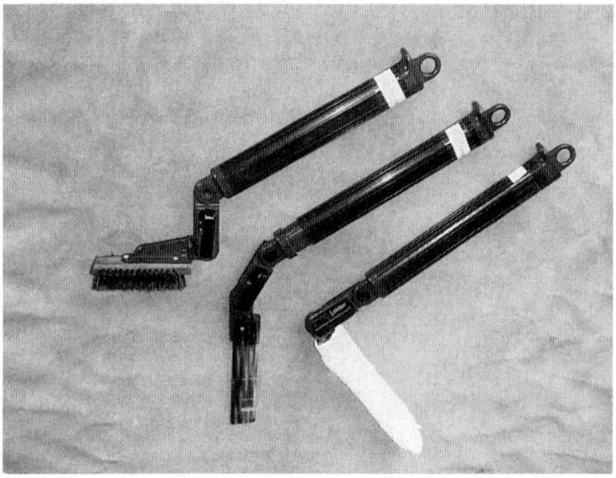

Abb. 2: Verlängerungen für Bürste, Kamm, Waschlappen (von links nach rechts) (Fa. Meyra).

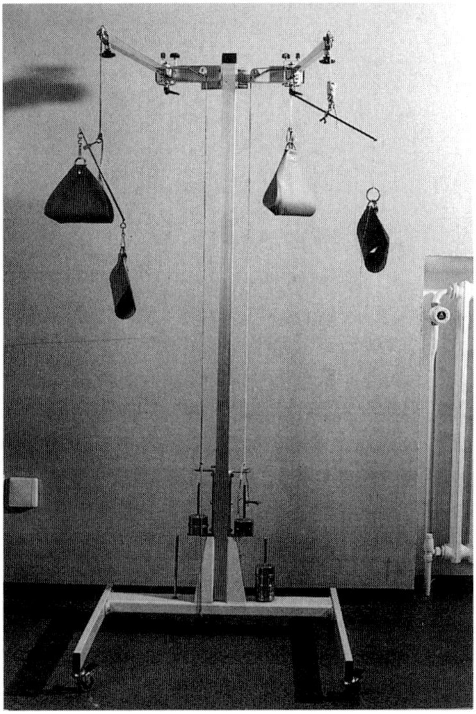

Abb. 3: Helparm zur teilweisen oder völligen Aufhebung der Eigenschwere des Armes.

– Kleiderbügel mit Noppengummi am Rand als An- und Ausziehhilfe.

Der *Helparm* ist vielseitig verwendbar. Er ermöglicht bei ausgeprägter Halteschwäche der Arme unter Aufhebung der Schwerkraft Bewegungen in allen drei Ebenen (*Abb. 3*). Für bestimmte Tätigkeiten wie zum Essen besteht die Möglichkeit einer Befestigung des Helparmes am Tisch.

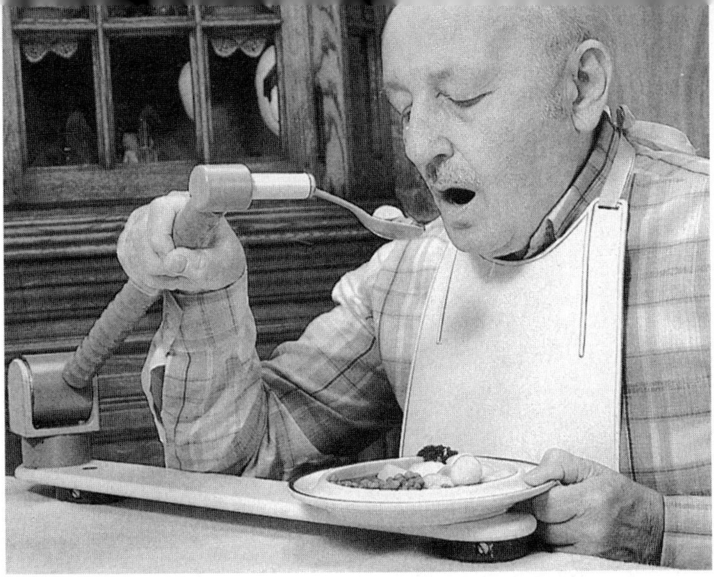

Abb. 4: Eßhilfe »Neater Eater« (Fa. Harald Jacob GmbH).

Der *Neater Eater* ist eine Eßhilfe in Form eines beweglichen Hebels (*Abb. 4*). Der Patient stützt dabei den Ellenbogen beim Essen auf die Tischplatte auf, so daß ein Anheben des gesamten Armes zum Essen nicht erforderlich ist. Jeder Betroffene muß hier die ihm am bequemste und für seine Kräfte angemessene Position selbst bestimmen. Es gibt jedoch auch Kranke, die zu schwach sind, um diese Eßhilfe benutzen zu können.

8.2.2 Hilfen für die Toilettenbenutzung

Der Toilettengang wie auch das Baden bereiten Menschen mit neuromuskulären Erkrankungen oft große Schwierigkeiten. Mangels extensorischer Muskelkraft der Beine und des Rumpfes können die Patienten häufig nicht oder nur unter großer Anstrengung aus dem Sitz in den Stand gelangen. Diesen Kranken helfen geeignete Liftersysteme, mit deren Hilfe sie sich mühelos unter geringem Kraftaufwand aufrichten können.

WC-Aufrichtehilfen

Ohne fremde Hilfe kommen Kranke, die es aus eigener Kraft nicht schaffen, mit der WC-Aufrichtehilfe in die Standposition. Die Höhe dieses Liftersystems (*Abb. 5 a, b*) läßt sich stufenlos verstellen (ab Toilettenhöhe möglicher Höhenunterschied 40 cm, so daß die höchste Stufe bei etwa 80 cm erreicht wird). Die

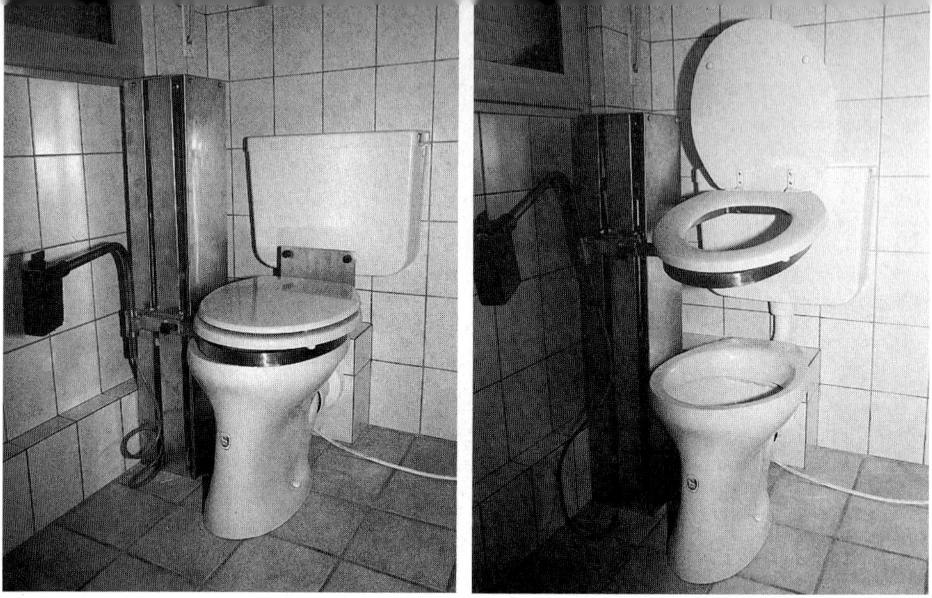

a) b)

Abb. 5: WC-Aufrichtehilfe (Lifter) (Fa. Perfekta Maschinenbau GmbH).
a) Tiefgestellter Toilettensitz, b) Hochgestellter Toilettensitz.

Spindel, die den Sitz hochtransportiert und sich in der Säule neben der Toilette befindet, hebt und senkt sich recht langsam. Dadurch wird eine Katapultwirkung vermieden. Von der niedrigsten bis zur höchsten Stufe hebt sich der Sitz in ca. 45 Sekunden, abwärts in der gleichen Zeit (unbhängig vom Körpergewicht des Benutzers). Zu dem WC-Aufrichtelifter gehört ein elektrisches Umspannungsgerät, welches an eine Steckdose anzuschließen ist. Das Liftersystem ist mit und ohne hochklappbarer Armlehne erhältlich.
Diese von uns vorgestellte Aufrichtehilfe wurde in enger Zusammenarbeit mit Betroffenen entwickelt und hat sich bewährt. WC-Aufrichteliftersysteme werden von verschiedenen Herstellern angeboten, Unterschiede bestehen in der zu erreichenden Lifthöhe und in der Art der Bedienung.

Toilettensitzerhöhungen

Als Alternative zu den WC-Aufrichtehilfen eignet sich auch ein Toilettenaufsatz, der den Toilettensitz erhöht (*Abb. 6*). Es sollte ein fester oder auch ein in der Höhe verstellbarer Toilettenaufsatz gewählt werden, der auf die Sitzhöhe des Rollstuhles abgestimmt werden kann. Dies erleichtert das Umsetzen wesentlich. Je nach Ausführung kann der Toilettensitz zwischen ca. 5 cm und 15 cm erhöht werden. Der Aufsatz sollte fest montiert sein, damit ein Wegrutschen vermieden wird.

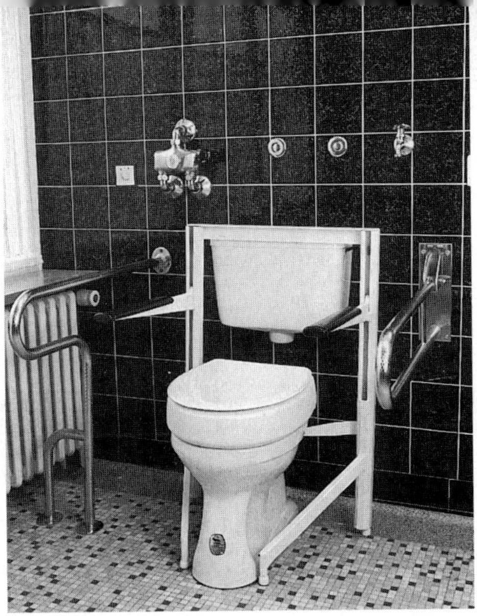

Abb. 6: Festmontierter Toilettenaufsatz (Fa. Spahn Sanitär GmbH).

Von Herstellern angebotene gepolsterte Toilettensitzerhöhungen sind bequemer und schonen die Haut.
Die Öffnung des Toilettenaufsatzes sollte nicht zu groß gewählt werden, da dann die Gefahr des Durchrutschens in die Toilettenschüssel besteht.

Automatisches WC-Bidet

Bei manchen Patienten ist das selbständige Säubern nach einem Toilettengang erheblich erschwert oder sogar unmöglich. Die Verwendung eines automatischen WC-Bidet vermag über lange Zeit die Selbständigkeit des Toilettenganges zu erhalten.
Bei der Anschaffung eines automatischen WC-Bidet sollten folgende Ausstattungsvarianten berücksichtigt werden:
- Das Modell sollte problemlos an der vorhandenen Toilette nachgerüstet werden können.
- Es kann zwischen Boden- oder Wandgeräten gewählt werden.
- Die WC-Spülung sollte je nach den Bedürfnissen durch eine variabel verstellbare Tastatur auszulösen sein.
- Der Wasserdruck sollte variabel verstellbar sein und auf den Benutzer eingestellt werden können.
- Die Waschwassertemperatur sollte stufenlos verstellbar sein.
- Die Warmwasserunterdusche sollte je nach vorhandener Bewegungsbeeinträchtigung durch einen Hand- oder Fußschalter bzw. durch berührungslose Näherungsschalter auszulösen sein.

- Die Warmlufttemperatur zur Trocknung sollte stufenlos verstellbar sein.
- Das WC-Bidet sollte auf Wunsch kombiniert mit einem Anti-Dekubitus-Toilettensitz oder/und einer Toilettensitzerhöhung auszustatten sein.

Toilettenstuhl und Toilettenrollstuhl

Sollte der Raum der Toilette zu klein sein, um den Einsatz der zuvor aufgeführten Hilfsmittel (Liftersysteme) zu ermöglichen, so kann ein fahrbarer Toilettenstuhl als geeignetes Hilfsmittel eingesetzt werden.
Der Toilettenstuhl sollte so konstruiert sein, daß er über den Toilettentopf gefahren werden kann. Die Hersteller bieten unterschiedliche Ausstattungsvarianten an, die auf die Bedürfnisse der Behinderten und auf die räumlichen Gegebenheiten abgestimmt werden sollten:

- Größe der Gesamtplatte des Toilettenstuhles (wichtig bei schmalen Türen) mit Spurbreite, Sitzhöhe, -breite und -tiefe des Toilettenstuhles,
- mit oder ohne Rückenlehne,
- Polsterung von Sitz oder Rückenlehne,
- Seitenteile (abnehmbar, abklappbar, höhenverstellbar),
- Fußteile (abnehmbar, abschwenkbar, höhenverstellbar),
- Bremsvorrichtung (Fußbremse, Zentralfeststeller durch Handbedienung).

Bei ausreichender Armkraft kann immer ein Toilettenrollstuhl gewählt werden, da auf diese Weise die Unabhängigkeit des Kranken unterstützt und erhalten wird.
Bei vorhandener Naßzelle ist ein kombinierter Dusch-Toiletten-Stuhl empfehlenswert. Diese Stühle verfügen über einen Rahmen aus nichtrostendem Edelstahl und sind sowohl zum Duschen als auch zum Waschen vor dem Waschbekken sowie zur Toilettenbenutzung geeignet.
Durch kombinierte Hilfsmittel und geeignete Varianten können zusätzliche Hilfsmittelanschaffungen überflüssig werden und zudem platzsparend sein.

Haltegriffe für Bad und Toilette

Beim Umsetzen vom Rollstuhl auf die Toilette können Haltegriffe eine wesentliche Unterstützung und Hilfestellung bieten. Die Anbringung von Halte- und Stützgriffen sollte gut durchdacht und mit dem Benutzer ausprobiert werden. Es werden unterschiedliche Modelle von Halte- und Stützgriffen angeboten, die nach Art der Behinderung, Bauart des Hauses und dem Verlauf von Rohren fest an der Wand oder auch als Standmodell installiert werden können.
Der Haltegriff sollte vom Benutzer gut umschlossen werden können und sein Durchmesser ca. 3,5 cm betragen. Der Wandabstand sollte ca. 5 cm betragen,

um Verletzungsgefahren zu vermeiden. Die Oberfläche der Griffe sollte eine handgriffige Prägung besitzen, um ein Abrutschen zu verhindern.
Folgende Griffarten sind für die Installation in Bad oder WC geeignet:

Senkrechte Haltegriffe

- Sie ermöglichen, sich in senkrechter Haltung sicher vom Sitz hochzuziehen.
- Sollte die Montage solcher Haltegriffe nicht möglich sein, eignet sich als Alternative das Anbringen einer Decken-Boden-Stange, die sicheren Halt in jeder Greifhöhe ermöglicht.

Waagrechte Haltegriffe

- Sie sollten dann eingesetzt werden, wenn es dem Erkrankten leichter fällt, sich aus sitzender Position in den Stand hochzustemmen.

Schräge Haltegriffe

- Sie ermöglichen dem Benutzer, sich mit der Hand am oberen Ende der Stange hochzuziehen und sich gleichzeitig am unteren Ende mit dem Ellenbogen abzustützen. Schräge Haltegriffe sollten bei optimaler Ausnutzung eine Mindestlänge von 60 cm haben.

Winkelgriffe

- Diese Kombination von Griffen vereinigt die vorher genannten Vorteile von senkrechten und waagrechten Haltegriffen.

Schwenkstützgriffe

- Diese Griffe werden mit Arretierung links oder rechts verwendbar angeboten sowie mit einem Greifbogen zur linken oder rechten Seite.
- Sie können zudem in der Regel hochgeklappt und auch seitlich gekippt werden.

Standstützgriffe

- Sie verfügen über die gleichen Halte- und Stützmöglichkeiten wie auch Schwenkstützgriffe und werden dann eingesetzt, wenn für die Installation eine feste Seitenwand nicht zur Verfügung steht.

Toilettenstützgestelle

- Derartige Stützgestelle, die seitlich von der Toilette angebracht werden, bieten dem Benutzer sicheren Halt beim Hinsetzen sowie beim Aufstehen von der Toilette. Der Stützarm am Gestell ist um 360° schwenkbar und in 45°-Schritten zu arretieren.

8.2.3 Hilfsmittel für die Badewannenbenutzung

Die Vor- und Nachteile der Benutzung von Dusche oder Badewanne müssen berücksichtigt und Hilfen auf die Bedürfnisse der Erkrankten abgestimmt werden. Da in den meisten Wohnungen keine Naßzellen vorhanden sind, sind viele Behinderte auf die Benutzung einer Badewanne angewiesen. Besonders an der Beckengürtelform erkrankte Muskeldystrophiker haben ein unsicheres, kleinschrittiges Gangbild. Bodenunebenheiten im Bad können das Fallen begünstigen. Geeignete Hilfsmittel bieten den Betroffenen Sicherheit in der Benutzung der Badewanne und ermöglichen auch hier über längere Zeit weitere Selbständigkeit.

Badewanneneinstieghilfen

Ist der Patient noch relativ selbständig, genügen einfache Hilfsmittel wie Badesitz und Badebrett kombiniert mit Haltegriffen bei der Benutzung der Badewanne (*Abb. 7*). Das Badebrett liegt in einer geraden Ebene auf den Badewannenrändern auf und bietet Sicherheit und Hilfe beim Überwechseln auf den Badewannensitz. Ein Verrutschen des Badewannenbretts ist kaum möglich, da es an den Wanneninnenwänden fixiert wird. Durch Abstützen am Badewannenrand oder durch Festhalten an den Haltegriffen ist es möglich, sich langsam auf den Badewannensitz herunterzulassen. Badewannensitze gibt es in unterschiedlichen Ausführungen:
- mit oder ohne Rückenlehne,
- mit gelochter Sitzfläche,
- mit ebener Sitzfläche,
- mit oder ohne Hygieneaussparung.

Bei der Benutzung von Badebrett und -sitz empfiehlt es sich immer, eine rutschfeste Unterlage auf den Badewannenboden zu legen. Dadurch wird die Gefahr des Ausrutschens in der Badewanne beim Abstützen mit den Füßen vermindert. Ein Nachteil bei der Benutzung von Badewannensitz und -brett liegt darin, daß aufgrund der Sitzhöhe ein Vollbad nicht möglich ist.

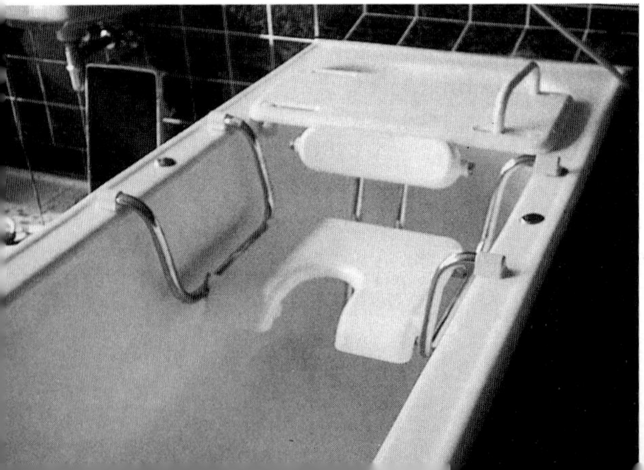

Abb. 7: Badewannenbrett und Badewannensitz (Fa. Meyra).

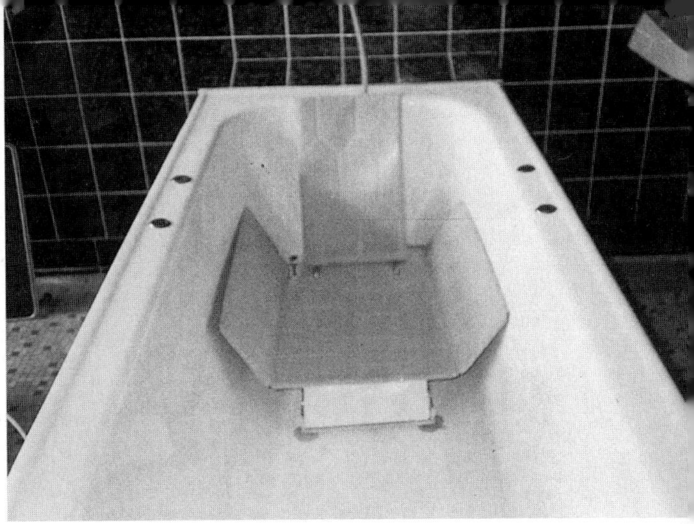

Abb. 8: Badewannenlifter »Aquatec« (Kurzsitzlifter) (Fa. Peter Schmidt GmbH).

Badewannenlifter

Badewannenlifter ermöglichen eine selbständige Benutzung der Badewanne und sollten folgende Voraussetzungen erfüllen:

- Das Heben und Senken des Lifters sollte durch Leitungswasserdruck erfolgen.
- Die Bedienung des Lifters sollte vom Benutzer selbst wahlweise durch Hebel oder flexible Handsteuerung möglich sein.
- Jeder Lifter sollte auf die vorhandene Wannengröße und Wannenform individuell abgestimmt werden.
- Die Rückenlehne sollte im Neigungswinkel zu verstellen sein.
- Die Rückenlehne sollte wahlweise mit aufklappbaren Seitenteilen, die seitlich mehr Halt und Unterstützung bieten, versehen werden können.
- Eine höhenverstellbare Kopfstütze sollte angebracht werden können.
- Es sollte zwischen Langsitzliftersystemen, die ein Anheben der Beine oder ein Ausstrecken des gesamten Körpers und damit Vollbäder ermöglichen, und Kurzliftern, die ein Sitzen in der Badewanne erlauben (*Abb. 8*), gewählt werden können.
- Der Badewannenlifter sollte in jeder Höhe zu stoppen sein, damit er sich auch zum Duschen in der Badewanne eignet.

Eine Alternative zu den Badewannenliftern sind die sog. »Universal-Lifter«, die als Umsetzhilfen nach dem Prinzip des Flaschenzuges eingesetzt werden. Sie dienen dem Umsetzen vom Bett zum Stuhl, vom Stuhl zur Toilette, zum Liften in die Badewanne u. a. Diese Liftersysteme können nur mit Unterstützung einer Hilfsperson, aber nicht vom Erkrankten selbst bedient werden. Sie sind je nach Einsatzbereich mit unterschiedlichen Trage- und Haltegurten ausgestattet. Derartige Hilfen werden häufig in Krankenhäusern und Pflegeheimen verwendet.

8.2.4 Betten

Bettsysteme gibt es in zahlreichen Ausführungen, und ihre Wahl muß gleichfalls nach den individuellen Bedürfnissen der Betroffenen und ihrer Zweckmäßigkeit getroffen werden. Hierbei sind folgende Möglichkeiten zu berücksichtigen:

Höhenverstellbarkeit

Die mechanische, elektrische oder hydraulische Niveauverstellung der Liegefläche liegt bei den im Fachhandel angebotenen Betten je nach Hersteller und Modell zwischen ca. 32 cm und ca. 85 cm ohne Matratze. Jedes Bett sollte auf Transferhöhe, beispielsweise Rollstuhl – Bett, eingestellt werden können.
Die Steuerung kann je nach Behinderung durch einen pneumatischen oder elektrischen Schalter (Wippschalter) erfolgen. Schwerstbehinderte können bei ungenügender Arm- und/oder Handkraft die Bettfunktionen durch einen Mundschalter betätigen.

Positionsvarianten

Bei einigen Bettmodellen wird dem Betroffenen durch eine vierteilige Liegefläche ermöglicht, den Rücken-, Fuß- und Unterschenkelteil unabhängig voneinander stufenlos zu verstellen. Die Einstellung kann mechanisch mit der Hand oder durch einen Elektromotor unabhängig von fremder Hilfe erfolgen.

Bremsen/Räder

Bei einigen Bettausführungen blockieren Bremsen die Räder beim Stand und bei der obersten Höheneinstellung automatisch. Eine durch den Fuß zu betätigende Bremse ist meist seitlich angebracht und blockiert bzw. löst alle Räder gleichzeitig.

Zubehör

Als Aufrichte- und Transferhilfe für Patienten mit geringer Rumpfkraft eignen sich sog. Aufzugsbügel, die in Richtung der Bettlänge fixiert sind oder bis zu 30° seitlich schwenkbar sein können. Die Aufzugsbügel können mit einem festen Haltegriff oder mit einer Armschlaufe versehen werden.
Als Rutsch-Transferhilfe eignet sich ein über das Bettlaken gespanntes Seidentuch oder das sog. »Rolltuch« aus PVC-Nylon-Gewebe, das im Handel erhältlich ist.

Bettsysteme gibt es im Fachhandel in allen individuellen Abmessungen als Einzel- und auch als Doppelbett, gegebenenfalls in gleicher Ausführung, wahlweise mit bzw. ohne Mechanik.
Als Besonderheiten sollen nur kurz Bettkonstruktionen erwähnt werden, die Sitzen, Stehen und Drehen mit elektrischer Betätigung ermöglichen. Die Sitz-

und Stehbetten haben einen Neigungswinkel von 60° und 80° und sind um 40 cm höhenverstellbar. Einige Bettmodelle haben als Sonderzubehör ein abklappbares Fußteil, um dem Patienten das Verlassen des Bettes über das Fußende zu ermöglichen. Die Kombination von Steh- und Drehbett ist speziell für durch Dekubitus gefährdete Patienten konstruiert. Die Seitlage kann vom Benutzer selbst mittels elektrischem Handschalter vorgenommen werden (Seitdrehung 60°, Stehfunktion 85°). Der Antrieb erfolgt durch pneumatisch gesteuerte Spindelmotoren, jedoch kann das Bett auch manuell in die waagrechte Normalstellung gebracht werden.

8.2.5 Sitzkissen

Zum Ausgleich einseitiger Belastungen bei längerem Sitzen, zur Verbesserung des Sitzkomforts und zur Vorbeugung von Druckgeschwüren dienen Sitzkissen. Sie sollen folgende Eigenschaften haben:
- Der Druck sollte gleichmäßig auf einer größeren Fläche verteilt sein, d. h. ein Sitzkissen soll sich dem Körper anpassen und das Körpergewicht tragen, ohne dabei zu stark zusammengedrückt zu werden.
- Hautscherungen durch Rutschen sollten verhindert werden.
- Auftretender Schweiß sollte von ihnen aufgenommen werden, um Hautmazerationen vorzubeugen.
- Ein angenehmes und sicheres Sitzen soll gewährleistet sein.
- Sie sollen leicht zu pflegen und zu handhaben sein.

Im Handel sind Sitzkissen aus verschiedenen Materialien erhältlich, z. B. Kissen aus Schaumstoff, Luftkissen, Wasserkissen, Gelkissen (u. a. Silikon), Schaumkissen und Kissen in verschiedenen Materialkombinationen.

Schaumstoffkissen: Sie sind leicht zu verändern und können den individuellen Bedürfnissen einfach angepaßt werden, z. B. indem an kritischen Stellen (Sitzen) Vertiefungen eingeschnitten werden. In Sitzkissen aus Schaumstoffelementen, sog. »Puzzlesitzkissen«, die durch Klettverschluß gehalten werden, können speziell vertiefte Elemente mit abgeschrägten Zwischenstücken oder Elemente mit unterschiedlicher Festigkeit eingesetzt werden. Bei vorgeformten Schaumstoffkissen ist darauf zu achten, daß das Kissen für den Betroffenen geeignet ist, d. h. daß sich die Vertiefungen an der richtigen Stelle befinden. Einige Schaumstoffe können im Laufe der Zeit ihre Elastizität verlieren.

Im *Luftkissen* wird der Luftdruck individuell auf das Gewicht des Benutzers eingestellt, um ein richtiges Einsinken in das Kissen und dadurch eine gleichmäßige Gewichtsverteilung zu erzielen. Bei einigen Kissen sind die Luftkammern miteinander verbunden, so daß der Druck sich auf die gesamte Belastungsfläche

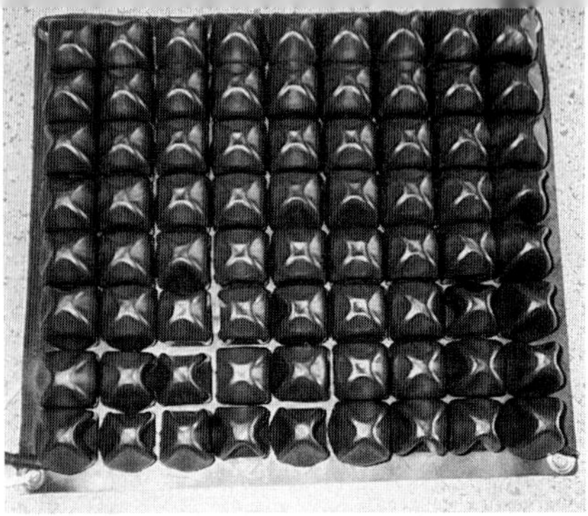

Abb. 9: Luftkissen »Roho-Kissen« (Fa. M.O.H.I. Vertriebsgesellschaft für medizin.-orthopäd. Hilfsmittel mbH).

gleichmäßig verteilt. Die einzelnen Luftkammern können vollkommen geleert und abgebunden werden, um so kontaktfreie Flächen zu schaffen (*Abb. 9*).
Gelkissen sind mit einer gallertartigen Substanz gefüllt, die sich dem jeweiligen Druck anpaßt. Sie sind im Vergleich zu anderen Kissen sehr schwer.
Bei Patienten mit geringer Rumpfstabilität können aufgrund der instabilen Eigenschaft bei Gel- und Luftkissen Schwierigkeiten beim Halten des Gleichgewichtes auftreten (z. B. beim Umsetzen).
Im Handel sind auswechselbare Bezüge aus natürlichem und synthetischem Fell, Stretchmaterial oder Fellauflagen für die Sitzkissen erhältlich.

8.2.6 Aufricht- und Umsetzhilfen

Patienten, die aufgrund mangelnder extensorischer Muskelkraft der Beine oder des Rumpfes nicht oder nur unter großen Anstrengungen aus dem Sitz in den Stand gelangen und dabei unnötige Energie verbrauchen, benötigen Aufricht- bzw. Umsetzhilfen. Hierfür bestehen die folgenden Möglichkeiten:

- Erleichterung durch ein extrem dickes Kissen;
- Katapultsitz;
  der Katapultsitz wird auf den Stuhl gelegt und durch das Körpergewicht niedergedrückt. Leichtes Abstützen auf den Armlehnen oder Neigen des Körpers nach vorn lösen die Federwirkung zum Aufrichten aus. Für Kranke mit stärkeren Krafteinbußen ist dieser Sitz nur bedingt geeignet, da das Aufrichten sehr schnell erfolgt und dies bei ungenügender Rumpf- und Beinstabilität zum Sturz führen kann.
- Aufsteh- und Hinsetzhilfe durch einen mechanisch oder mittels Elektromotor zu betätigenden Katapultsitz;
- Liftsitz mit Elektromotor, wobei entweder der gesamte Stuhl oder nur die Sitzfläche höhenverstellbar ist. Einige Sitzmodelle sind bis zu 1 m höhenverstellbar (*Abb. 10*). Die Armlehnen sind in der Regel mit dem Sitz verbunden, so daß in jedem Neigungswinkel Arm und Oberkörper abgestützt werden. Das ist besonders bei Patienten mit geringer Rumpfstabilität wichtig. Vorteilhaft sind abnehmbare und versenkbare Armlehnen, die ein Umsetzen leichter ermöglichen.

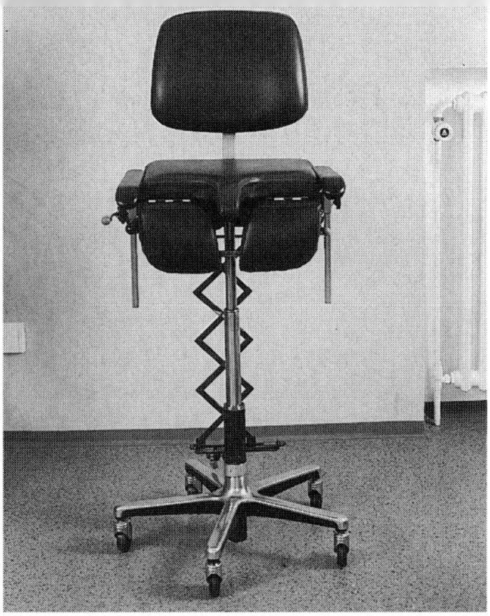

Abb. 10: Aufrichtehilfe »Mobi-Lift« mit versenkbaren Armlehnen (Fa. Kubatsch & Rühlmann).

Die Sitzmöbel gibt es in zahlreichen Ausführungen, auch als Polsterliftsessel. Sicherheit beim Umsetzen, beispielsweise vom Bett zum Rollstuhl, vom Rollstuhl zum Sessel oder zur Toilette u. a., bieten auch mobile Drehliftumsetzhilfen, die sich beim Einsatz in der Klinik, aber auch zu Hause sehr gut bewährt haben. Das Umsetzen erfolgt durch eine Hilfsperson ohne großen Kraftaufwand (*Abb. 11 a, b*). Zur Sicherheit und besseren Führung können zusätzliche Hebe- und Beingurte eingesetzt werden.
Ein Mehrzweckhebegerät stellt der »Mangar Booster« dar. Er wird durch Niederdruckluft betrieben und kann ein Gewicht bis zu 127 kg vom Boden aus (10 cm) auf eine Höhe von 50 cm bringen. Er eignet sich u. a. zum Transfer vom Boden in den Sessel oder auch als Notlifter.
Für viele Betroffene sind Treppen oft unüberwindliche Hindernisse. Diese Problematik ist mit verschiedenen technischen Einrichtungen zu bewältigen:

Abb. 11: Drehlift-Umsetzhilfe »KOMAWARI SAN« (Fa. ABM – Elke Reimers). a) Ansicht. b) In Benutzung mit Hilfsperson.

a)

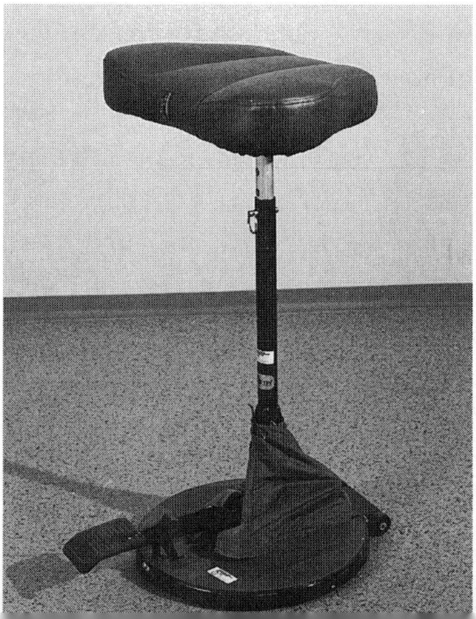

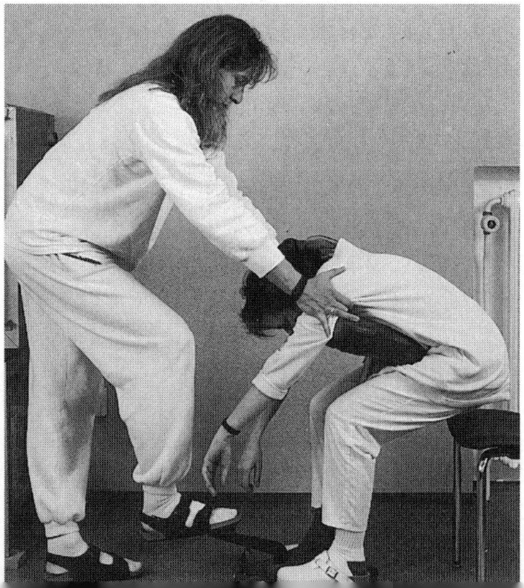

b)

- selbstfahrenden Treppenliftern,
- fest installierten Treppenliftern,
- Treppensteigevorrichtungen für Rollstühle mit Begleitperson (»scalamobil«).

8.2.7 Rollstuhlversorgung

Eine Rollstuhlversorgung wird häufig notwendig und sollte grundsätzlich nicht zu spät erfolgen. Der Kranke wird mit einem Rollstuhl nicht zur Gehunfähigkeit verurteilt, sondern kann dadurch auch den Kontakt mit seiner Umwelt erweitern. Das Geh- und Stehtraining darf jedoch nicht durch den Rollstuhleinsatz vernachlässigt werden. Bei der Rollstuhlversorgung gilt der Grundsatz wie bei jedem anderen Hilfsmittel: er muß individuell auf jeden einzelnen abgestimmt sein und sollte im alltäglichen Einsatz vom Erkrankten ausprobiert werden.
Bei Patienten mit fortgeschrittenen neuromuskulären Erkrankungen dient der Faltrollstuhl als universelles Fortbewegungsmittel. Bei seiner individuellen Anpassung müssen Art und Charakter der Behinderung wie Lokalisation der Muskelschwächen, Balancevermögen, aber auch Gelenkversteifungen berücksichtigt werden. Für die Wahl eines bestimmten Rollstuhlmodells sind zudem Lebensalter, Körpermaße und Körpergewicht von Bedeutung. Die baulichen Gegebenheiten von Wohnung oder Arbeitsplatz geben bereits erste Richtlinien für die Auswahl eines Stuhles vor. Die Rollstuhlversorgung sollte daher niemals schematisch erfolgen und ausschließlich von erfahrenem Fachpersonal durchgeführt werden. Nur Fachkräfte können in Zusammenarbeit mit behandelnden Ärzten, Therapeuten und den Behinderten selbst das reichhaltige Angebot von Rollstühlen und entsprechendem Zubehör übersehen und eine optimale Nutzung ermöglichen.
In der Regel werden Faltrollstühle benutzt. Ein Faltrollstuhl sollte so ausgerüstet sein, daß er gleichermaßen für Wohnung, Schule, Beruf, aber auch für die Straße geeignet ist.
Die Verordnung eines Rollstuhles sollte über eine »ärztliche Verordnung« erfolgen, die gleichzeitig Antrag und Begründung der Kostenübernahme durch die Krankenkassen ist.
Die Rollstühle lassen sich nach Antriebsart in vier Hauptgruppen unterteilen:
1. Greifreifen-Rollstühle
2. Elektro-Rollstühle
3. Handhebel-Rollstühle
4. Schiebe- oder Transit-Rollstühle.

Da der Einsatz des Rollstuhles das Ziel hat, den Aktionsradius des Kranken zu erweitern und seine Selbständigkeit zu fördern, haben Greifreifen-Rollstühle

und Elektro-Rollstühle bei Patienten mit neuromuskulären Erkrankungen vorrangige Bedeutung. Häufig wird eine Doppelversorgung mit zwei Rollstühlen verschiedener Antriebsart notwendig, beispielsweise dann, wenn der Betroffene lediglich für weitere Fahrten außer Haus einen motorbetriebenen Rollstuhl benötigt und in der Wohnung einen handbetriebenen Rollstuhl benutzen kann.
Die nachfolgenden Hinweise zur individuellen Rollstuhlversorgung sollen einen Überblick über die vielfältigen Möglichkeiten der Rollstuhlanpassung geben. Die Aufstellung erhebt keinen Anspruch auf Vollständigkeit.

Mechanisch betriebene Rollstühle

Bei ihrer Anschaffung sind zu berücksichtigen:

Räder

- Der Faltrollstuhl verfügt über zwei kleine Lenkräder und zwei große Antriebsräder. Wird der Stuhl nur in der Wohnung benutzt, können als Lenkräder Vollgummireifen gewählt werden, die den Stuhl leichtläufiger machen.

Rückenlehne

- Bei gängigen Rollstuhlmodellen beträgt die Rückenlehnenhöhe ca. 40–43 cm.
- Die Rückenlehne sollte bei gut erhaltener Rumpfstabilität so niedrig wie möglich sein und die Höhe der Achselhöhlen nicht überragen (größerer Aktionsradius).
- Bei fehlender Rumpfstabilität sollte eine höhere Rückenlehne gewählt werden, die auch im Neigungswinkel verstellbar ist (zum Ruhen und zur Gewichtsverlagerung).
- Eine Alternative bieten höhenverstellbare und abklappbare Rückenlehnen, wie sie bei Aktiv- oder Sport-Rollstühlen angeboten werden.

Sitzbreite

- Zwischen Hüfte und Armlehne sollte beidseits ein Spielraum von ca. 2 cm bestehen (um Druckstellen zu vermeiden).
- Je schmaler die Sitzbreite, desto geringer ist die Gesamtbreite eines Rollstuhles.

Sitztiefe

- Beim aufrechten Sitzen in entspannter Körperhaltung sollte zwischen der vorderen Sitzkante und der Kniekehle ein handbreiter Spielraum bleiben (zwei Drittel Unterstützung des Oberschenkels).

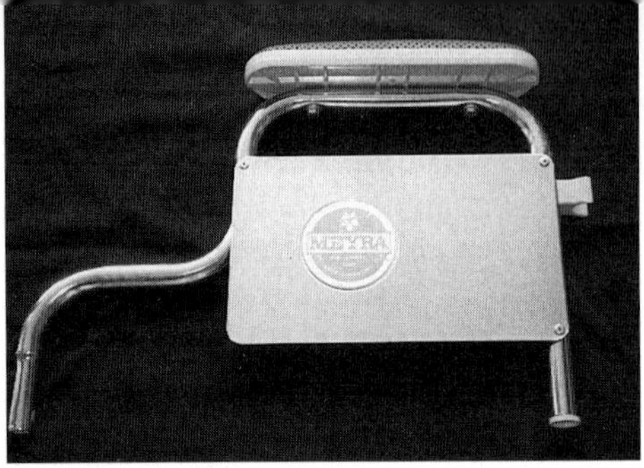

Abb. 12: Seitenteil für Rollstuhl zum Unterfahren von Tischen: »Desk-Seitenteil« (Fa. Meyra).

Sitz- und Rückenfläche

- Durchhängende Sitz- und Rückenbespannungen können durch speziell geformte Sitzkissen ausgeglichen werden, nur so können auf Dauer Fehlhaltungen vermieden werden.

Armlehnen oder Seitenteile

- Die Seitenteile sollten beim aufrechten Sitzen ca. 2 cm höher sein als die Ellenbogenspitze.
- Sie dienen zur Armauflage.
- Sie geben seitlichen Halt bei mangelnder Sitzbalance.
- Sie bieten ausreichende Unterstützung beim Hochstützen oder Umsetzen.
- Sie sollten abnehmbar sein, um das Umsetzen zu erleichtern.
- Desk-Armlehnen (*Abb. 12*) erleichtern das Unterfahren von Tischen (auch in Schule oder Beruf nützlich).
- Höhenverstellbare Armlehnen ermöglichen eine individuelle Anpassung, da sie sich auf mindestens 17 cm absenken lassen (sinnvoll bei regelmäßiger Benutzung von Sitzkissen).

Fußstützen

- Sie sollten abnehmbar und schwenkbar sein und somit dichtes Heranfahren an das Bett oder die Toilette ermöglichen und das Umsetzen erleichtern.
- Sie sollten in der Länge und Höhe verstellbar und mit Wadenpelotten versehen sein (*Abb. 13*).
- Das Fußbrett sollte u. U. winkelverstellbar sein, um einer Spitzfußstellung entgegenzuwirken.
- Bei reduzierter Rumpf- und Armbeweglichkeit lassen sich zweiteilige Fußstützen leichter bedienen als durchgängige Fußbretter.

Bremsen

- Die gängigen Rollstühle sind meist mit einfachen Feststellbremsen ausgerüstet, die auf die Antriebsräder wirken. Die Bremswirkung ist vom Luftdruck des Reifens abhängig, der zwischen 2,5 und 3,5 bar liegt.
- Trommelbremsen wirken luftdruckunabhängig, erhöhen jedoch das Gesamtgewicht des Rollstuhles. Hier kann zusätzlich eine Handbremse für eine Begleit-

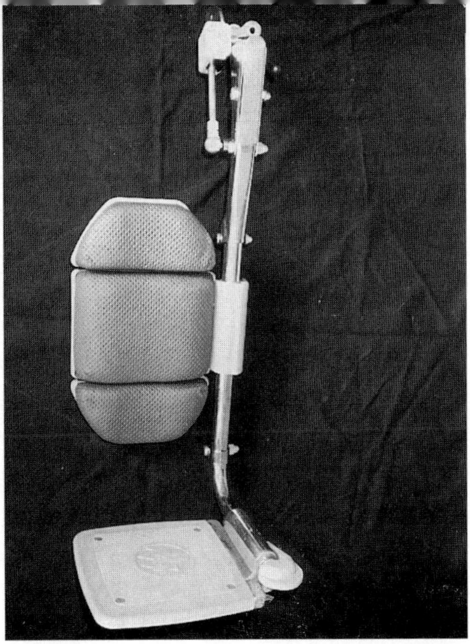

Abb. 13: Höhenverstellbare Fußstütze mit Wadenpelotte für Rollstuhl (Fa. Meyra).

person angebracht werden. Trommelbremsen sind in bergigen Wohngebieten zu empfehlen, da die Bremswirkung sicherer ist.

Rollstuhlzubehör

Greifreifen

Faltrollstühle sind in der Regel mit Metall-Greifreifen ausgerüstet. Soll ein Abrutschen der Hände vermieden werden, empfiehlt sich die Benutzung von Greifreifen-Überzügen aus Gummi oder auch das Anbringen von Kunststoff-Greifreifen. Bei Arm- bzw. Handmuskelschwächen können Greifreifen, die mit Nocken, Drehgriffen oder Kugeln bestückt werden, das Fahren wesentlich erleichtern. Nachteilig ist allerdings, daß dadurch die Gesamtbreite des Rollstuhles zunimmt.

Kopfstütze

Bei einer Halteschwäche des Kopfes kann an jeden Rollstuhl eine geeignete gepolsterte Kopfstütze angebracht werden.

Rollstuhltisch

Bei geringer Armkraft dient ein aufsteckbarer Rollstuhltisch als körpernahe Arbeitsfläche. Die aufrechte Körperhaltung kann dadurch unterstützt werden.

Spezialmodelle

Leichtgewichtstühle sind ca. 18 kg schwer und sind somit etwa 4–6 kg leichter als ein Standard-Rollstuhl.

Aktiv- und Sport-Rollstühle sind aufgrund ihrer Konstruktion sehr wendig. Sie

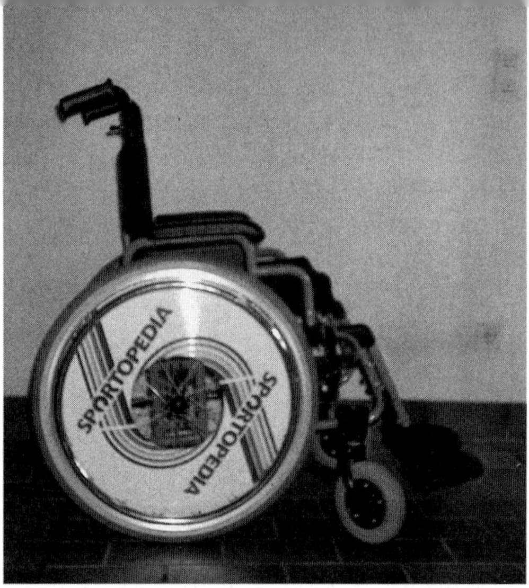

Abb. 14: Sport-Rollstuhl (Fa. Orthopedia).

wiegen ca. 14–18 kg. Die Fahreigenschaften sind durch den verkürzten Radstand, verlagerten Schwerpunkt und den negativen Radsturz bestimmt. (*Abb. 14*).
Für Behinderte mit neuromuskulären Erkrankungen sind derartige Stühle nicht immer geeignet, da stützende Elemente wie Armlehne, Rückenlehne und Fußstützen bei ihnen verkleinert sind. Muskelkranke der Gliedergürtelform mit bevorzugtem Befall der Schulter- und Beckenmuskulatur können in der Regel auf diese Stützfunktionen nicht verzichten.

Elektro-Rollstühle

Bei fortschreitender Behinderung der Arme wird der Faltrollstuhl durch die Anschaffung eines Elektro-Rollstuhles ergänzt werden müssen. Dadurch wird eine Teilnahme am Verkehr möglich und die Selbständigkeit erhalten bzw. vergrößert.

Zimmer-Elektro-Rollstühle

Zimmer-Elektro-Rollstühle verfügen über zwei große hintere Antriebsräder und sind dadurch auch auf engem Raum sehr wendig (*Abb. 15*). Im Freien können diese Stühle nur auf ebenen, festen Wegen benutzt werden, da schon das Überwinden von Bordsteinkanten Schwierigkeiten bereitet. Wird der Stuhl im Freien benutzt, sollte eine zusätzliche Magnetsicherheitsbremse vorhanden sein. Die technischen Grundvoraussetzungen sind identisch mit denen des Faltfahrers. Grundsätzliche Anforderungen sind:
- leichte, überschaubare Bedienungselemente,
- größtmögliche Wendigkeit,

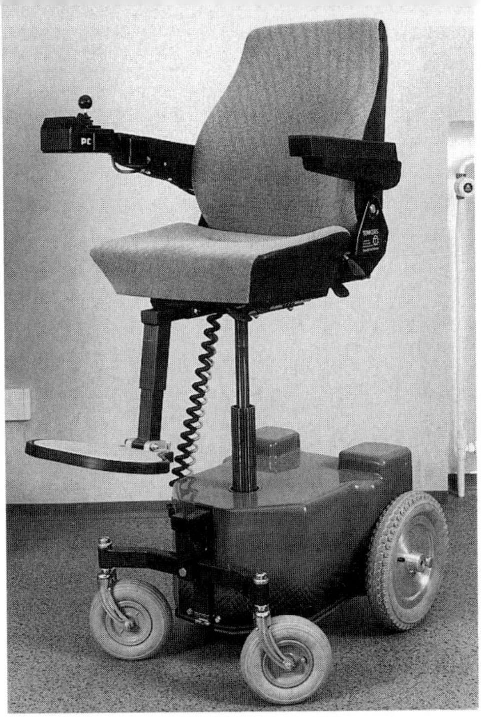

Abb. 15: Höhenverstellbarer Elektro-Rollstuhl für Zimmerbenutzung (Fa. Tünker).

- leicht demontierbar,
- kleine Abmessungen,
- pflegeleicht,
- transportabel.

Im Wohnbereich sollten auslaufsichere und wartungsfreie Batterien mit Ladegerät benutzt werden. Sie haben zwar eine geringere Reichweite als Bleiakkumulatoren, genügen jedoch für den Wohnbereich. Säurehaltige Bleiakkumulatoren dürfen wegen Explosionsgefahr in geschlossenen Räumen nicht aufgeladen werden.

Straßen-Elektro-Rollstühle

Elektro-Rollstühle mit großen vorderen Antriebsrädern sind für das Fahren im Freien konzipiert. Das Überfahren von Hindernissen ist damit möglich. Diese Stühle sind für die Teilnahme am Straßenverkehr gedacht, ihre Abmessungen sind im allgemeinen nicht für die Innenraumbenutzung geeignet. Bei ihrer Anschaffung sind die Voraussetzungen für Falt- bzw. Zimmer-Elektro-Rollstühle zu beachten und anzuwenden.

Alle Elektro-Rollstühle sind grundsätzlich auch mit »Recaro«-Sitzen auszustatten. Diese Sitze sind körpergerecht geformt, und durch seitliche Polsterung an Sitz und Rückenlehne ist eine ausreichende Seitenstabilität des Körpers gewährleistet (*Abb. 16*).

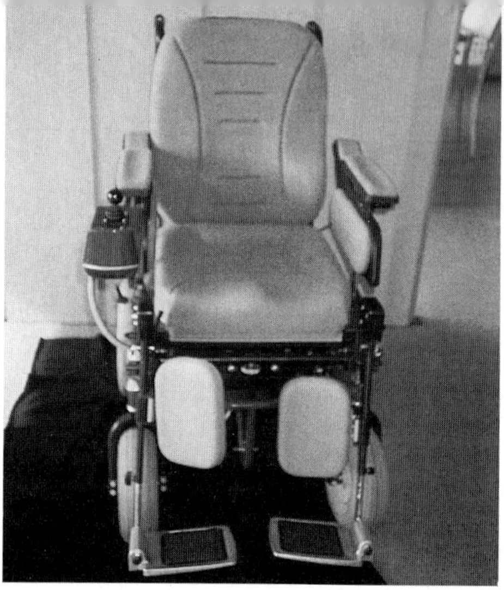

Abb. 16: Elektro-Rollstuhl mit körpergerecht geformtem »Recaro-Sitz« für Straßenbenutzung (Fa. Invacare Deutschland GmbH »Serie Garant«).

Wegen seines Gewichtes kann der Straßen-Elektro-Rollstuhl nur mit säurehaltigen Bleiakkumulatoren betrieben werden. Seine Reichweite ist dadurch entsprechend höher.
Schwerstbehinderte Kranke, die vollständig auf eine Rollstuhlbenutzung angewiesen sind, können bei Bedarf beispielsweise für den häuslichen und/oder außerhäuslichen Bereich mit einem zweiten Elektro-Rollstuhl bzw. einem zweiten Krankenfahrzeug, dessen Kosten die Krankenkasse übernimmt, versorgt werden.

Sondermodelle

Zu den Sondermodellen zählen z. B. Elektromobile, die sowohl im Innen- als auch im Außenbereich eingesetzt werden können. Sie bieten einige Vorzüge:
- Ihre Hochleistungsmotoren haben Reichweiten bis zu 50 km.
- Sie können teilweise zusammengelegt und auf Reisen mitgenommen werden.
- Sie meistern Steigungen bis zu 25°.
- Sie können von Behinderten durch eine variable Bedienung selbst in ein Transportmittel verladen werden etc..

Das Angebot an Elektro-Rollstühlen ist sehr groß und erlaubt bei der Vielfalt der auf dem Markt befindlichen Modelle eine individuelle Anpassung. Für die Versorgung von Patienten mit neuromuskulären Erkrankungen gibt es keine verbindlichen Richtlinien. Bei ihrer Anschaffung sind die aufgeführten Auswahlkriterien wie Art des Einsatzes, Steuerung, Instandhaltungs- und Unterbringungsmöglichkeiten u. a. zu berücksichtigen.

Weitere Modelle

Für Behinderte, die nicht selbständig stehen können und bis zu 90 kg schwer sind, gibt es *Rollstühle mit einer Vorrichtung zum Stehen*. Die Betätigung erfolgt elektrisch oder bei genügender Armkraft auch mechanisch. Sie erlauben dem Patienten ein unkompliziertes Stehen, das so wichtig ist, weil auf diese Weise die statische Muskulatur, das Gleichgewichtsgefühl, Kreislauf und Durchblutung sowie andere vitale Funktionen erhalten und gefördert werden.

Handhebel-Rollstühle sind für Patienten mit neuromuskulären Erkrankungen wegen der aufzubringenden Armkraft nicht geeignet.

Schiebe- oder Transit-Rollstühle werden nicht vom Kranken selbst, sondern von anderen Personen geführt. Sie werden von Patienten mit neuromuskulären Krankheiten nur in Ausnahmefällen benötigt.

8.2.8 PKW-Benutzung

Die Teilnahme am Straßenverkehr erweitert den Aktionsradius der Behinderten und ermöglicht es ihnen, vermehrt am öffentlichen Leben teilzuhaben. Das selbständige Benutzen und Führen eines PKW ist für diese Kranken ein wichtiges Anliegen.
Für viele Schwerbehinderte ist das Umsteigen vom Rollstuhl in den PKW und die danach erforderliche Unterbringung des Rollstuhles im Fahrzeug ein großes Problem. Hier bieten einige Firmen, die sich auf behindertengerechte Umrüstung von Fahrzeugen spezialisiert haben, Hilfe an.

Ein- und Ausstieghilfen

Rutschbrett

Bei ausreichender Kraft der Armextensoren und -flexoren sowie genügender Rumpfstabilität kann ein Rutschbrett als Überbrückungshilfe für den Wechsel vom Rollstuhl auf den Autositz bzw. umgekehrt dienen. Das Rutschbrett kann getrennt hinter dem Autositz aufbewahrt und bei Bedarf hervorgeholt werden. Eine andere Möglichkeit besteht im fest installierten Auto-Rutschbrett, es wird neben dem Autositz angebracht und zur Benutzung heruntergeklappt.

Schwenk- und drehbare Autositze

Eine weitere Ein- und Ausstieghilfe bietet der schwenk- und drehbare Autositz. Er hat einen Schwenkbereich von 90°–180° und kann vollständig aus dem Kraftfahrzeug herausgefahren werden. Bei ausreichender Armkraft und Rumpfstabilität kann der Sitz manuell über Rasterschienen bedient werden. Es besteht aber auch die Möglichkeit, den Sitz mit einem elektro-hydraulischen Antrieb auszurüsten. Ein Vorteil dieses Sitzes besteht darin, daß bei der Umrüstung der Originalsitz jedes Fahrzeuges Verwendung finden kann.

Aufstehhilfen

Für geh- und stehfähige Patienten, die mangels extensorischer Muskelkraft der Beine und des Rumpfes nicht in den Stand gelangen können, bieten einige Firmen sog. Aufstehhilfen an. Ist ein entsprechender Platz zwischen Autotür und Sitz vorhanden, kann eine Aufstehhilfe in Form eines Steges angebracht werden. Diese Aufstehhilfe eignet sich nicht für schwergewichtige Personen.
Bewährt haben sich Aufstehhilfen, bei denen die Sitzfläche oder ein Teil von ihr angehoben und gleichzeitig rechtwinkelig zum Wagen geschwenkt wird. Die maximale Hubhöhe beträgt vom Boden aus gemessen ca. 90 cm. Die Patienten können in Stehhöhe aufgerichtet werden. Die maximale Tragfähigkeit beträgt 100 kg.

Rollstuhlunterbringung

Auch hierbei bestehen verschiedene individuelle Möglichkeiten. Für steh- und gehfähige Patienten gibt es elektrische Rollstuhl-Einladevorrichtungen, um den Rollstuhl ohne große Kraftanstrengung in den Kofferraum oder hinter die Vordersitze seitlich in den Wagen zu heben.

Dachladesysteme: Für Behinderte, die ihren Rollstuhl vom Fahrersitz aus verladen möchten, gibt es die Dachladesysteme. Der Rollstuhl wird vom Fahrersitz aus zusammengeklappt und in die seitlich am Fahrzeug befindliche Halterung gedrückt. Durch einen Elektromotor wird die Hebevorrichtung in Bewegung gesetzt, und der Rollstuhl gelangt unter eine angehobene Abdeckung auf das Autodach. Derartige Rollstuhllifter können auf jeden PKW montiert werden. Bei Schnee und Eis kann die Benutzung des Lifters problematisch sein, da die Funktionsabläufe u. U. behindert werden.

Rollstuhllifter: Bei allen viertürigen Fahrzeugen, bei denen der Einbau einer Schiebetür möglich ist, läßt sich der Rollstuhl in Kombination mit einem kleinen Rollstuhllifter hinter die Vordersitze bringen (sog. Rollstuhl-Einzugssystem). Die Betätigung des gesamten Ablaufes geschieht voll elektrisch mittels eines Schalters.

Rollstuhlbenutzung im Kraftwagen: Für Schwerbehinderte, für die ein Wechsel vom Rollstuhl auf den Autositz schwierig oder überhaupt nicht möglich ist, bestehen die folgenden Möglichkeiten: Einen PKW im Rollstuhl sitzend zu fahren oder im Kraftwagen aus einem Rollstuhl in den Fahrersitz umzusteigen.

Zum Einsteigen öffnen sich wahlweise automatisch, z. B. durch Infrarotfernbedienung, die beiden Hecktüren, die Seitenschiebetür oder die Heckschwingtür. Mit Knopfdruck wird ein elektrohydraulischer Hublifter bis auf den Boden gesenkt, auf dessen Hubplatte nun der Rollstuhl gefahren werden kann. Ein weiterer Knopfdruck bringt den Rollstuhlfahrer auf die Höhe des Fahrzeugbodens, und er kann nun in das Fahrzeug hineingerollt werden. Bei nochmaliger Betätigung des Knopfes stellt sich die Hubplattform senkrecht, und die Hecktür schließt sich.
Zur Betätigung des Fahrzeuges wird der Rollstuhl in einer elektromechanischen Rollstuhlbefestigung automatisch verankert. Diese Konstruktion ist für Kombifahrzeuge geeignet. Alternativ besteht bei Fahrzeugen mit tieferliegendem Boden die Möglichkeit, mit Ein- und Ausfahrrampen in den Wagen zu gelangen. Es muß dann eine Vorrichtung zum Umsetzen vom Rollstuhl in den Fahrersitz vorhanden sein. Auf diese Weise lassen sich nur einige Fahrzeugtypen ausrüsten.

Umrüstungsmöglichkeiten

Hilfsmittelfirmen bieten zahlreiche Zusatzgeräte für behindertengerechte Umrüstung von Kraftfahrzeugen an:
- Handbedienungsgeräte ermöglichen eine Übernahme der Funktionen »Gasgeben« und »Bremsen« mit der Hand. Die Anlagen können an der linken oder rechten Lenkradseite installiert werden. Es gibt verschiedene Systeme zur Betätigung wie Schub-Zug-Prinzip, Drehgas, Zentralgas u. a.
- Eine automatische Kupplung in Kombination mit dem Handbedienungsgerät für Gas/Bremse ist eine weitere Erleichterung.

Bei Kranken mit stark geschwächten schulterblattführenden Muskeln können folgende Zusatzgeräte hilfreich sein:
- Zentralkommander aller Bedienungsfunktionen wie Licht, Blinker, Fensterheber usw. Sie können zentral von einer Stelle im oder am Lenkrad aus bedient werden;
- elektrische Handbremsbetätigung;
- Servolenkung, die extrem leichtgängig ist;
- Linear-Hebel-Lenkung. Hier werden durch eine Hebelwirkung über ein Hydrauliksystem die Räder eingeschlagen.

Dies sind nur einige Beispiele für die vielen angebotenen Zusatzgeräte.

In unserem Beitrag können wir nur Richtlinien und Anregungen zur Hilfsmittelversorgung von Behinderten mit neuromuskulären Erkrankungen geben. Das vielfältige Spektrum an Hilfsmitteln erlaubt es nicht, auf alle Möglichkeiten und Details einzugehen. Unsere Darstellung bleibt daher zwangsläufig unvollständig, soll aber beispielhafte und bewährte Hilfen aufzeigen.

Umfassende Darstellungen geeigneter Hilfsmittel für Behinderte, besonders für Menschen mit neuromuskulären Erkrankungen, sind uns nicht bekannt. Die Herstellerfirmen liefern vielfach geeignetes Prospektmaterial mit Informationen über die Einsatzmöglichkeiten ihrer Produkte (s. Literaturangaben).

8.3 Kostenübernahme durch Krankenkassen oder andere Leistungsträger

In der Regel werden die Kosten für Hilfsmittel von Krankenkassen übernommen. Die Spitzenverbände der Krankenkassen haben einen Hilfsmittelkatalog herausgegeben, der immer wieder aktualisiert wird. Dieser Katalog beinhaltet Heilmittel, Körperersatzstücke, orthopädische Heilmittel und andere Hilfsmittel sowie sonstige technische und allgemeine Hilfen für Kranke und Behinderte. Er dient zur Klärung, welche Heilmittel und Hilfsmittel vergütet werden.
Für Hilfsmittel, die dieser Katalog enthält, besteht für Pflichtversicherte ein Rechtsanspruch. Für Privatversicherte gelten – abhängig von der Art ihrer Versicherung – unterschiedliche Bedingungen.
In jedem Falle muß der Patient die Kostenübernahme durch die Krankenkasse oder einen anderen Träger beantragen. Hierzu ist immer eine ärztliche Verordnung in Form eines Rezeptes, das die Indikationsstellung enthält, notwendig. Bei einer aufwendigen Hilfsmittelausstattung kann die Krankenkasse auch einen Sachverständigen zu Rate ziehen. Ein derartiges Rezept muß vor der Anschaffung des Hilfsmittels vorgelegt, geprüft und genehmigt werden.
Kranke, die im Berufsleben stehen, benötigen oft Hilfen zum Zweck der Arbeits- und Berufsförderung. Sie ermöglichen den Betroffenen eine geeignete und angemessene Berufstätigkeit, eine Erwerbstätigkeit auf dem allgemeinen Arbeitsmarkt oder in einer Werkstatt für Behinderte. In all diesen Fällen können die Kosten für die notwendigen Hilfsmittel von den Rentenversicherungsträgern oder der Bundesanstalt für Arbeit gewährt werden.

Literatur

1. *Aalam, M., K. F. Schlegel:* Massage, Orthopädie-Technik, Beschäftigungstherapie. Bd. 3. In Physikalische Medizin hrsg. v. H. Drexel, G. Hildebrandt, K. F. Schlegel u. G. Weimann. Hippokrates, Stuttgart 1990.

2. *Gerlach, W.:* Therapien und technische Hilfen. Aktuelles Lexikon für Ärzte und Krankenkassen. Jüngling GmbH & Co. KG, Karlsfeld.
3. *Meier, S., U. Krtsch, M. Stürmer:* Der Rollstuhl – Hilfsmittel zur Alltagsbewältigung. MS-Info 3.4 Informationsschrift der »Deutsche Multiple Sklerose Gesellschaft Bundesverband e.V.«, München 1986.

9 Massage

G. Weimann

Während Krankengymnastik bei neuromuskulären Erkrankungen den Behandlungschwerpunkt bildet, sind geeignete Massageformen unterstützende bzw. flankierende Maßnahmen.

9.1 Behandlungsziele

Massagen können mit dem Ziel eingesetzt werden, die Spannung der Muskulatur durch geeignete Griffe wie »Klopf-Druck-Behandlungen« bzw. »Unterhauttechniken« anzuregen oder die Durchblutung und den Stoffwechsel zu steigern.
Eine Verbesserung der Durchblutung und des Stoffwechsels erfolgt vor allem durch Bewegung und Krankengymnastik. Bei ungenügenden oder fehlenden Eigenbewegungen infolge von Muskelschwäche oder Paresen ist die Durchblutung in dieser Region zumeist gemindert und der Stoffwechsel herabgesetzt. Häufig empfinden die Kranken hierbei ein Kältegefühl, besonders an den Akren. Durch geeignete, vorsichtig durchgeführte klassische Massagen kann eine Zunahme der lokalen Durchblutung und des Stoffwechsels mit einer günstigen Wirkung auf die Muskelzelle erreicht werden. Besonders bei immobilen Patienten mit statischen Ödemen und einem schlechten venösen und lymphatischen Rückfluß in den paretischen unteren Extremitäten kann durch klassische zentripetale Streichmassagen mit leichtem Druck der Rückfluß gebessert bzw. unterstützt und die Ödembildung gemindert werden. Zur Förderung des venösen Rückflusses und Ödembesserung können auch apparative Druckbehandlungen wie z. B. mittels Lymphapress u. a. eingesetzt werden.
Da eine Massagewirkung im Bereich bereits erfolgten bindegewebigen Umbaues und Degeneration der Muskulatur jedoch nicht zu erwarten ist, zielt diese – wie

bei der Krankengymnastik – auf erhaltene, gesunde Muskelfasern und Muskelanteile. Massagen sind bei entzündlichen Muskelerkrankungen, den Myositiden, kontraindiziert. Sie können nicht nur die hierbei bestehenden Muskelschmerzen verstärken, sondern auch den Entzündungsprozeß unterhalten bzw. steigern.
In Anbetracht der nachgeordneten Bedeutung der Massagebehandlung bei neuromuskulären Erkrankungen ist ihre Wirkung bei diesen Krankheiten unseres Wissens nicht genauer untersucht worden. Auch sind klinische Berichte diesbezüglich selten, besonders über die Anwendung klassischer Massageformen (*Kihn*, 1966).

9.2 Spezielle Massagetechniken

Klopf-Druck-Massage

Teirich-Leube hat in Verbindung mit isometrischen Übungen bei Kranken mit Muskeldystrophie eine »Klopf-Druck-Massage« entwickelt und empfohlen. Sie wird vor und zwischen den einzelnen Übungen durchgeführt und dient einer Stimulierung der Muskelspannung und damit der Muskelleistung. Sie ist nicht als eine selbständige, isolierte Therapieform konzipiert.
Ihre Technik wird wie folgt angegeben:
Mit geschlossenen und leicht gebeugten Fingern wird eine Hand auf die betreffenden Muskeln aufgesetzt. Sie führt nur mit dem Handgelenk im Zweiertakt mehrmals (5–7mal) einen kräftigen Klopf-Druck aus. Diese Anwendung wird zwischen den isometrischen Übungen zwei- bis dreimal wiederholt, der Klopf-Druck soll nicht schmerzhaft sein.
Auf diese Weise soll die Spannungsleistung der Muskulatur erhöht werden, ohne Auftreten von Ermüdungserscheinungen (*Teirich-Leube, Stiefel*, 1980).

Unterhauttechnik

Die gleichen Autoren empfehlen bei spinalen und neuralen Atrophien eine »Unterhauttechnik«. Auch sie soll die Muskelspannung stimulieren bei gleichzeitiger Durchblutungssteigerung der Haut.
Sie wird folgendermaßen ausgeführt:
Die Finger beider Hände werden quer zum Muskelverlauf fest auf den Muskel aufgesetzt und führen mit den Fingerkuppen kleine gegenläufige Auf- und Abbewegungen der Haut auf der Muskelfläche aus. Hierbei rutschen die Fingerkuppen nicht, sondern werden stufenweise (2–3 cm) versetzt, bis die ganze Haut über der Muskelgruppe bearbeitet ist. Hierdurch wird die Haut stark durchblutet, warm und rot, oft kommt es zu einem Faszikulieren der Muskelfasern.

Die Unterhauttechnik kann auch als selbständige, isolierte Behandlung durchgeführt werden.
Auch diese Empfehlungen basieren auf klinischer Empirie. Sie werden vielfach übernommen, ohne auf ihre Wirkung überprüft worden zu sein. Nicht alle Beobachter bestätigen die stimulierende Wirkung einer Klopf-Druck-Behandlung auf die Muskulatur (*Kemper* u. Mitarb., 1991). Bis auf die bekannte Kontraindikation bei entzündlichen Erkrankungen, besonders Myositiden, bestehen gegen ihren Einsatz keine Bedenken. Wie bei allen Therapiemaßnahmen muß ihre Indikation, ebenso wie bei anderen Massageformen, von ihrer Wirkung im Einzelfall und der Beobachtung der Reaktion durch den Therapeuten abhängig gemacht werden.

Literatur

1. *Beckmann, R., H. Leube-Teirich*: Krankengymnastik bei progressiver Muskeldystrophie. Merkblatt 2, Deutsche Gesellschaft »Bekämpfung der Muskelkrankheiten e. V.«, Freiburg.

2. *Kemper, M., D. Niehoff, M. Schaper*: Krankengymnastik bei Muskeldystrophien Erwachsener. Z. Krankengymnastik 43 (1991), 8–17.

3. *Kihn, L.*: Die Bedeutung der Übungsbehandlung bei Erbscher Muskeldystrophie. Arch. Phys. Ther. 18 (1966), 309–311.

4. *Stiefel, M.*: Krankengymnastik bei Muskelkrankheiten nach Dr. Teirich-Leube. Z. Krankengymnastik 32(1980), 691–695.

5. *Stiefel, M.*: Krankengymnastik für Muskelkranke. Nr. 4 der Schriftenreihe der Deutschen Gesellschaft »Bekämpfung der Muskelkrankheiten e. V.«, Freiburg.

10 Wärmebehandlung

G. Weimann

Als unterstützende Maßnahme halten wir auch Wärmeanwendungen für sinnvoll und führen sie bei Patienten mit neuromuskulären Erkrankungen regelmäßig durch. Sie werden unter der Vorstellung eingesetzt, daß eine wärmeinduzierte Steigerung des Stoffwechsels und der Muskeldurchblutung sich auf die gestörte Muskelfunktion günstig auswirken und u. U. degenerativen Prozessen entgegenwirken kann. Hinzu kommt, daß neuromuskulär Erkrankte aufgrund der verminderten Muskelaktivität oft vermehrt kälteempfindlich sind und eine warme Umgebungstemperatur als wohltuend empfinden.

Darüber hinaus dient Wärme bei der Kontrakturbehandlung einer vorbereitenden Lockerung der zu dehnenden Gelenkstrukturen wie Kapsel, Sehnen, Bänder und Muskeln.

Maßnahmen hierzu sind eine warme Umgebungstemperatur, besonders auch im Bewegungsbad. Wir bevorzugen hierbei eine Wassertemperatur von 34–35° C. Außerdem verordnen wir milde Überwärmungsbäder, bei denen die Kerntemperatur um 1° C gesteigert wird. Diese Bäder werden in der üblichen Weise in geräumigen Wannen unter Zufließen von heißem Wasser von etwa 40° bei einer Ausgangstemperatur von 36–37° durchgeführt. Gleichzeitig wird die Kerntemperatur des in der Wanne liegenden Patienten mittels oraler Körpertemperaturmessungen (in den Mund eingeführtes Thermometer) laufend kontrolliert. Bei Erreichen der erwünschten Kerntemperatur wird die Wassertemperatur nicht weiter erhöht und das Bad bis zu einer Gesamtdauer von 20–30 Minuten fortgesetzt. Danach erfolgt eine Nachruhe, in der der Patient in Decken eingepackt ist und so seine Körpertemperatur noch eine Weile hält. Durch partielles Aufdecken erfolgt dann eine behutsame Wärmeabgabe und Abkühlung. Wenn möglich wird die Nachruhe im Bett fortgesetzt.

Bei Kranken mit Kardiomyopathien ist bei einer derartigen Behandlung aufgrund der wärmeinduzierten vermehrten Herzbelastung Vorsicht geboten, klinische Beobachtungen zeigen allerdings, daß sie in der Regel gut vertragen wird und komplikationslos bleibt. Bei stärkerer Ausprägung ist sie kontraindiziert. Bei der Kontrakturbehandlung können stets weniger belastende lokale Wärmemaßnahmen als Vorbereitung zu den Dehnübungen eingesetzt werden. Wir bevorzugen Wärmepackungen, Wickel oder Auflagen mit Peloiden (Heilerde, Fango oder Moor) in der üblichen Weise für die Dauer von etwa 20 Minuten. Tiefenwirkungen werden mittels Hochfrequenztherapie erzielt. Bei der Behandlung großer Gelenke mit einer sie stärker umgebenden Muskelmasse werden Bestrahlungen mit Dezimeterwellen oder Kurzwellendurchflutungen bevorzugt bei einer vorsichtigen Dosierung (Stufe 2 bzw. 3). Die geschilderten Wärmeapplikationen sollen den krankengymnastischen Dehnübungen zeitlich möglichst unmittelbar vorausgehen, damit die so erzielte Lockerung der das Gelenk umgebenden Strukturen bei der Therapie zum Tragen kommt und die Dehnübungen erleichtert.

11 Elektrotherapie

G. Weimann

Die bereits von *Duchenne* angeregte Frage, ob eine elektrische Stimulierung dystrophischer oder atrophischer Muskelgruppen bei hereditären neuromuskulären Erkrankungen sinnvoll und erfolgversprechend ist, ist in den letzten zehn Jahren von einigen Arbeitsgruppen untersucht worden. Nachdem erste Ergebnisse an dystrophischen Mäusen mit implantierten Elektroden günstig ausgefallen waren (*Dangain u. Vrbová*, 1986, 1988; *Vrbová u. Ward*, 1981), ist in den letzten Jahren über Beobachtungen an kleinen Patientenkollektiven, ganz überwiegend an Kindern mit Duchenne-Muskeldystrophie (DMD) (*Scott* u. Mitarb., 1990; *Dubowitz*, 1988, *Pothmann* u. Mitarb., 1989), aber auch Erwachsenen mit neuromuskulären Erkrankungen (*Milner-Brown u. Miller*, 1988), berichtet worden. Einige Kranke wurden bis zu zwei Jahren über Monate intermittierend behandelt und beobachtet (*Milner-Brown u. Miller,* 1988).
Die wesentlichen Ergebnisse wurden an der Universität London und an dem Hammersmith-Hospital erarbeitet. In Deutschland haben *Pothmann* und *Mortier* über ihre Erfahrungen an der Kinderklinik Wuppertal berichtet. Die Elektrostimulation erfolgt bevorzugt indirekt über Hautelektroden mit niedrigen Frequenzen von 8 Hz. Die Behandlungen wurden über mehrere Monate täglich an 5–6 Wochentagen für die Dauer von 3 Stunden durchgeführt. Hierzu wurden tragbare Geräte wie bei TENS (transkutane elektrische Nervenstimulation) benutzt, die eine ambulante Behandlung ermöglichen.
Hierbei hat sich gezeigt, daß nach etwa sieben- bis zehnwöchiger Therapie ein Kraftzuwachs der Muskeln möglich ist und auch in der Regel eintritt. Auffällig ist zudem, daß bei DMD-Knaben trotz einer im Vergleich zu Gesunden geringeren Kraft und Kontraktionsfähigkeit ihrer dystrophisch veränderten Muskeln Ermüdungszeichen in entsprechenden Tests ausblieben oder geringer waren als

bei gesunden Probanden. Die Erfolge fielen dann besser aus, wenn der Funktionszustand der behandelten Muskelgruppen besser war und je geringer die Atrophie bzw. je größer die erhaltene Muskelsubstanz waren (*Scott* u. Mitarb., 1990; *Pothmann* u. Mitarb., 1989). Bei stark betroffenen Muskeln und progredientem Verlauf blieben Therapieerfolge aus. Auch soll eine Behandlung mit schnelleren Frequenzen von 30 Hz bei DMD-Knaben Verschlechterungen bewirkt haben (*Dubowitz,* 1988), nicht jedoch bei erwachsenen Kranken mit anderen Myopathieformen (*Milner-Brown u. Miller,* 1988). Nach Absetzen der Therapie wurde ein erneutes Nachlassen der Muskelkraft beschrieben.

Bisher ist der Wirkungsmechanismus der Besserungen nicht geklärt. Diskutiert werden folgende Möglichkeiten:

Die Besserungen sind Folge einer vermehrten Muskelaktivität, die einerseits unmittelbar durch die Elektrostimulierung gesteigert wird, andererseits aber spontan zunimmt, da durch die Elektrotherapie der Patient auf seine Muskelfunktion hingelenkt wird und sie infolge seiner erhöhten Aufmerksamkeit mehr betätigt. Elektrostimulierung und Kraftzuwachs verbessern das krankheitsbedingt gestörte Zusammenspiel von Antagonisten und Agonisten (besonders beim Gehen).

Die erhöhte Muskelaktivität bessert die Durchblutung und den oxydativen Stoffwechsel der degenerierenden Muskulatur. Sie reduziert so möglicherweise die Bindegewebsproliferation des erkrankten Muskels und verlangsamt damit den Verschlechterungsprozeß.

Bei jüngeren an DMD erkrankten Kindern vermag Elektrostimulation möglicherweise wachsende Muskelfasern besser und schneller zu regenerieren (*Scott* u. Mitarb., 1990).

Schließlich kann die Besserung auf einer Hypertrophie noch weitgehend gesunder Muskelfasern beruhen.

Ungeklärt ist auch die therapeutische Wirkung schneller Frequenzen von etwa 30 Hz, durch die schnelle, phasische Muskelfasern (Typ II) erregt werden. Die eingesetzten langsamen Frequenzen von 8 Hz erregen langsame, tonische Muskelfasern (Typ I). Diese langsamen Frequenzen sollen – wie das in Tierversuchen gezeigt werden konnte – schnelle, phasische Muskelfasern in langsame, tonische umwandeln. So berichten *Dubowitz* (1988) und *Scott* und Mitarbeiter (1990) über eine nachteilige Wirkung auf die Muskelfunktion bei DMD-Knaben, wenn die Elektrostimulierung mit höheren Frequenzen von 30 Hz durchgeführt wurde. *Milner-Brown* und *Miller* (1988) fanden hingegen unter einer Therapie mit entsprechenden Frequenzen bei Erwachsenen mit verschiedenen neuromuskulären Erkrankungen eine Zunahme der Muskelkraft. Es ist auch denkbar, daß unterschiedlich geschädigte Muskeln und Muskelgruppen in unterschiedlichen

Reifungsstadien verschieden auf eine Elektrostimulation mit schnellen Frequenzen reagieren.
Klinisch bedeutsam ist zudem die Klärung folgender Fragen: Wieweit darf ein Muskel verändert oder geschwächt sein, um erfolgversprechend mit Elektrostimulation behandelt zu werden?
Reagieren noch wachsende Muskeln auf Elektrotherapie anders als »ausgewachsene«?
Bestehen derartige Unterschiede auch im Ansprechen zwischen dystrophischen und atrophischen Muskeln, die durch spinale bzw. neurale Erkrankungen betroffen sind?
Wie sind die Langzeiterfolge, und bestehen auch hier Unterschiede bei den verschiedenen Erkrankungsformen?
Da viele Fragen bezüglich einer Indikation für eine Elektrostimulierung offen sind, kann derzeit eine derartige Therapie nur versuchsweise unter ständiger Kontrolle der Wirkung durchgeführt werden. Sie kann nur eine unterstützende Maßnahme sein und darf nicht falsche Erwartungen wecken, vor allem vermag sie nicht entlastende Operationen und Krankengymnastik zu ersetzen. Diese Therapiemaßnahmen dürfen unter keinen Umständen zugunsten einer Elektrostimulation hinausgeschoben oder vernachlässigt werden.
Derzeit zeichnet sich ab, daß eine Elektrotherapie mit niedrigen Frequenzen in frühen Stadien von DMD und neuromuskulären Erkrankungen mit geringer Progredienz bzw. an gering progredienten Muskelgruppen eingesetzt werden kann, ebenso bei Kindern und Erwachsenen mit spinalen und neuralen neuromuskulären Leiden. Bei Kindern mit DMD kann die Muskelkraft in den ersten 3 Monaten gesteigert werden, dann wird der weitere Krankheitsverlauf von der Progredienz der Erkrankung bestimmt. Bei Kindern mit spinalen und neuralen Muskelatrophien ist eine längerfristige Therapie möglich und ein längerfristiges Ansprechen zu beobachten (*Pothmann* u. Mitarb., 1989).
Über Therapieversuche mit mittelfrequenten Strömen und einer direkten Reizung betroffener Muskeln und Muskelgruppen, wie sie zum Beispiel bei Inaktivitätsatrophien eingesetzt wird, ist bislang bei neuromuskulär Erkrankten nicht berichtet worden. Auch sie wäre ein denkbarer therapeutischer Ansatz.
Andere Maßnahmen wie Hochfrequenztherapie oder Ultraschall dienen der Erzeugung einer verstärkten Wärmewirkung und sind eine Wärmebehandlung. Ihr unterstützender Einsatz ist dann möglich und sinnvoll, wenn eine umschriebene Wärmebehandlung am Gelenk oder an der Muskulatur angestrebt wird, wie zum Beispiel bei Kontrakturen oder schmerzhaften Zuständen an den Bewegungsorganen.

Literatur

1. *Dangain, J., G. Vrbová*: Response of normal and dystrophic muscles to increased functional demand. Exp Neurol 94 (1986), 796–801.

2. *Dangain, J., G. Vrbová*: Response of dystrophic muscles to reduced load. J Neurol Sci 88 (1988), 277–285.

3. *Dubowitz, V.*: Responses of diseased muscle to electrical and mechanical intervention. In: Plasticity of the nervous system. Ciba Foundation Symposium, Wiley, Chichester (1988) 138, 240–255. Zitiert nach *Scott, O. M.* et al. 1990.

4. *Milner-Brown, H. S., R. G. Miller*: Muscle strengthening through electric stimulation combined with low-resistance weights in patients with neuromuscular disorders. Arch Phys Med Rehabil 69 (1988), 20–24.

5. *Pothmann, R., C. Nopperney C., K. Winter, M. Rieke, M., Laumann, W., Mortier*: Elektrostimulation bei Myopathien im Kindesalter. Muskelreport (1989) Heft 4, 9–10.

6. *Scott, O. M., S. A. Hyde, G. Vrbová, V. Dubowitz*: Therapeutic possibilities of chronic low frequency electrical stimulation on children with Duchenne muscular dystrophy. J Neurol Sci 95 (1990), 171–182.

7. *Vrbová, G., K. Ward*: Observations on the effects of low frequency electrical stimulation on fast muscles of dystrophic mice. J Neurol Neurosurg Psychiatry 44 (1981), 1002–1006.

12 Atemtherapie

G. Weimann

Da bei neuromuskulären Erkrankungen vielfach die Atemmuskulatur bzw. ihre Innervation mitbetroffen sein können, zählt Atemtherapie zu einem festen und wichtigen Bestandteil der Behandlung. Hier sind in den letzten Jahren durch eine verbesserte Diagnostik und verbesserte Beatmungsverfahren Fortschritte erreicht worden.

Der Befall der Atemmuskulatur (Zwischenrippenmuskeln und Zwerchfell) führt bei einer Anzahl von Erkrankungen, vor allem der Duchenne-Muskeldystrophie (DMD), aber auch spinalen Atrophien und der amyotrophen Lateralsklerose sowie anderen Formen wie der myotonen Dystrophie zunächst zu einer schnellen Ermüdung der Muskulatur bei noch vollem Ventilationsvermögen, später jedoch zu einer zunehmenden Einschränkung der Ventilation in der Art einer restriktiven Ventilationsstörung. Hauptkennzeichen ist eine Erniedrigung der Vitalkapazität (VK) und der maximalen voluntären Ventilation. Bei weiterem Fortschreiten kann die alveoläre Ventilation so stark beeinträchtigt werden, daß die Sauerstoffversorgung der Organe herabgesetzt wird. Der Sauerstoffgehalt im arteriellen Blut ist hierbei erniedrigt (= Hypoxämie); es besteht eine Partialinsuffizienz. Kann bei schweren Atemstörungen auch das Kohlendioxyd nicht genügend abgeatmet werden, so steigt sein Gehalt im arteriellen Blut an (Hyperkapnie), und es resultiert hieraus eine Globalinsuffizienz mit einer respiratorischen Azidose.

Derartige Insuffizienzgrade der Atmung werden u. U. lebensbedrohlich, da bei schweren Störungen wie einer Globalinsuffizienz die Sauerstoffaufnahme und -verwertung in den Organen ungenügend werden können. Das Atemzentrum reagiert auf derartige Veränderungen der arteriellen Blutgase mit verstärkten

Atemimpulsen, die jedoch das Zielorgan, die geschwächte und ermüdete Atemmuskulatur, nicht genügend zu beantworten vermag. Hinzu kommt, daß durch das herabgesetzte Ventilationsvermögen Bronchitiden mit Sekretbildung vermehrt auftreten und die Atmung in der Art einer obstruktiven Ventilationsstörung weiter verschlechtern. Verschlimmernd wirken sich zudem Thoraxdeformitäten aus wie eine krankheitsbedingte Kyphoskoliose. Diese Konstellation tritt in fortgeschrittenen Stadien der DMD häufig, fast regelhaft ein. Bei einer akuten Infektion der Luftwege entsteht dann nicht selten eine lebensbedrohliche Ateminsuffizienz, die mitunter trotz einer künstlichen Beatmung, die eingeleitet werden muß, tödlich endet.
Behandlungsziel ist es daher, solange wie möglich eine ausreichende Ventilation zu erhalten und zusätzlichen Komplikationen vorzubeugen. Wann und wie muß damit begonnen werden?

12.1 Beatmungsverfahren

Ärztlicherseits sind Kontrolluntersuchungen der Ventilation und der arteriellen Blutgase erforderlich. Zeichnen sich Verschlechterungen der VK ab, wird das Allgemeinbefinden des Kranken beeinträchtigt oder treten häufige Infektionen des Respirationstraktes auf, so ist Vorsicht geboten und eine eingehende Untersuchung notwendig. Es hat sich gezeigt, daß die ersten Erscheinungen einer Ateminsuffizienz nachts im Schlaf auftreten. Während tagsüber die Ventilation ausreichend und die arteriellen Blutgase noch normal sind, tritt u. U. nachts bei vermindertem Atemantrieb eine Verringerung der Ventilation mit einer Hypoxämie, u. U. auch Hyperkapnie ein (*Heckmatt, J. Z.* u. Mitarb., 1990; *Smith, P. E.* u. Mitarb., 1988). Folge hiervon können Befindlichkeitsstörungen wie Müdigkeit und Leistungsminderung am Tage sein. Derartige Störungen werden mittels einer Atemanalyse während des Schlafes, im sog. Schlaflabor, erfaßt.
Besteht nachts eine ungenügende Ventilation mit einer herabgesetzten Sauerstoffaufnahme, vor allem aber mit einer Hyperkapnie, so sollte die Atmung nachts apparativ über eine Nasenbeatmung mit entsprechender Maske und Überdruck eingeleitet werden. Derartige Geräte haben in den letzten Jahren zunehmend Verbreitung gefunden und werden von den Patienten zumeist gut toleriert.
Die Einstellung und Eingewöhnung erfolgt in der Regel stationär. Eine Nasenmaske wird individuell angepaßt und auf geeignete Überdruckwerte, mit denen normale Außenluft in die Lungen geleitet wird, eingestellt. Die ventilierte Luftmenge wird größer, pathologische Blutgase müssen sich normalisieren. Eine

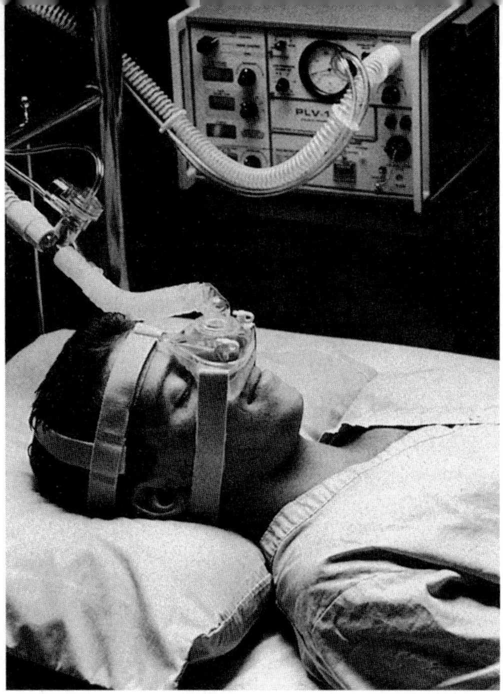

a)

Abb. 1a: Am Respirator angeschlossene Patientin mit einer kommerziell erhältlichen Nasenmaske.

derartige assistierte Beatmung über eine Atemmaske erfolgt etwa 8 Stunden lang, gegebenenfalls auch länger.
Die Atemmuskulatur wird auf diese Weise entlastet und erholt sich, so daß tagsüber eine normale Ventilation mit einem normalen Gasaustausch möglich wird.
Ist der alveoläre Gasaustausch, kenntlich an den arteriellen Blutgaswerten, bereits tagsüber beeinträchtigt, so ist eine assistierte Beatmung unbedingt einzuleiten. Dabei zeigt es sich oft, daß auch hierbei eine begrenzte nächtliche Beatmungszeit ausreicht, um die Spontanatmung tagsüber wieder zu normalisieren. Dies ist ein Zeichen dafür, daß sich die Atemmuskulatur unter diesen Maßnahmen erholt und ein funktioneller Zugewinn erzielt wird. Schreitet der Krankheitsprozeß, wie das bei der DMD zu erwarten ist, fort, so müssen die assistierten Beatmungszeiten um Stunden verlängert werden. Bei Kranken in fortgeschrittenen Stadien und mit sehr niedriger VK (300–200 ml) ist eine ganztägige maschinell assistierte Beatmung notwendig (*Bach, J. R.* u. Mitarb., 1987; *Curran, F. J. u. Colbert, A. P.*, 1989).
Es gibt verschiedene Möglichkeiten, die Atmung apparativ mit Respiratoren zu unterstützen. Die Respiratoren können nichtinvasiv über Nasen- und/oder Mundmasken angeschlossen sein (*Abb. 1*) oder in schwereren Fällen über ein Tracheostoma (Luftröhrenkanüle) bzw. durch äußeren Über- und Unterdruck auf die Atmungsorgane nach Art der Eisernen Lunge wirksam werden. Es hat

sich gezeigt, daß die Nasenatmung von den Kranken am besten toleriert wird und von ihnen daheim als Heimbeatmung ohne größeren Aufwand und Belästigung bei guter Wirksamkeit durchgeführt wird (*Heckmatt, J. Z.* u. Mitarb., 1990; *Laier-Groeneveld, G. u. Criée, L. P.*, 1991). Selbstverständlich sind eine ärztliche Überwachung und Kontrollen notwendig.
Auf diesem Wege gelingt es, über längere Zeit eine normale Ventilation mit einem normalen Gasaustausch aufrechtzuerhalten. Das bedeutet einen Gewinn an Lebensqualität und Lebenszeit (*Curran, F. J. u. Colbert, A. P.*, 1989; *Miller, J. R.* u. Mitarb., 1988). Auch sind beim Auftreten interkurrenter bedrohlicher Infektionen des Respirationstraktes die funktionellen Voraussetzungen ungleich besser, und intensive Behandlungsmaßnahmen haben sehr viel bessere Chancen, derart lebensbedrohliche Zustände zu beheben, als ohne eine vorausgegangene assistierte Beatmung. Diese Möglichkeit, die Atemfunktion zu bessern, sollte heute jedem Therapeuten bekannt sein.

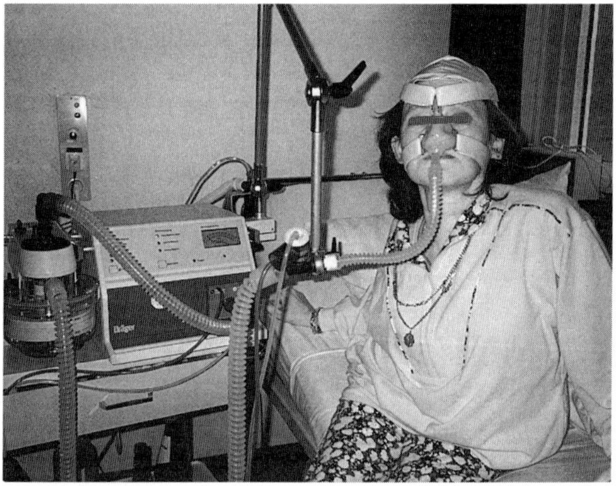

b)

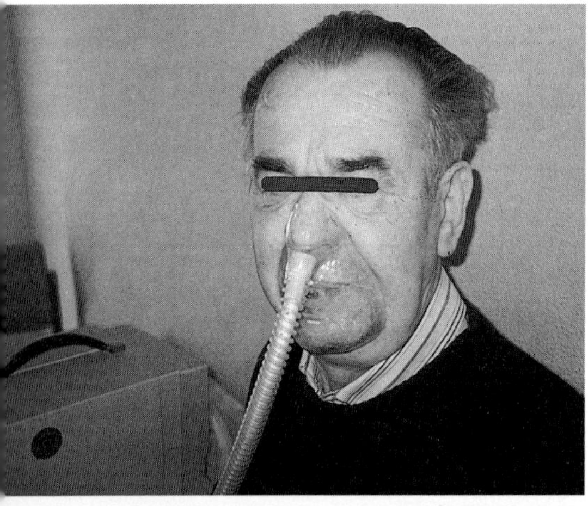

c)

Abb. 1 b u. 1 c: Patientin und Patient, die mit individuell angefertigten Nasenmasken an den Respirator angeschlossen sind.

12.2 Atemgymnastik

Die Atemgymnastik hat zwei vordringliche Aufgaben:

1. Das jeweils bestmögliche Ventilationsvermögen ist zu erhalten, d.h. bei einsetzender Einschränkung der Atemvolumina (VK) ist dieser Tendenz entgegenzuarbeiten. Hierfür dienen die bekannten Techniken, wie sie auch von der Arbeitsgemeinschaft Atemtherapie im Deutschen Verband für Physiotherapie/Zentralverband der Krankengymnasten ZVK e. V. erarbeitet werden (1991) (*Bühner, R. u. Eberspächer, T.*, 1984; *Conze, I.*, 1989; *Edel, H. u. Knauth, K.*, 1984; *Weimann, G.*, 1989):

- Unter allen Umständen sollen Thorax- und Zwerchfellatmung koordiniert erfolgen, um alle verfügbaren Atemräume ökonomisch zu nutzen. Die Übungen erfolgen mittels Handkontrolle durch den Therapeuten, später durch den Patienten selbst. Eine Hand kontrolliert das Zwerchfell und liegt auf den Bauchdecken, die andere am seitlichen vorderen Thorax.
- Ventilationsübungen zur Vergrößerung des Atemvolumens wie bei Pneumonieprophylaxe, z. B. schnüffelndes Einatmen, Aufblasen von Luftballons u. a., bei Kindern vor allem spielerische Atemübungen.
- Reizgriffe zur Anregung umschriebener Thoraxabschnitte.
- Lagerungen wie Seiten- und Dreh-Dehn-Lagerungen etc.
- Hockergymnastik mit Dehnübungen des Thorax, Haltungsübungen zur Skoliosebehandlung.

Vielfach werden im Anfangsstadium einfache Ventilationsübungen bereits ausreichen.

2. Mit Fortschreiten der Erkrankung gewinnt die Bronchialtoilette, das Abhusten von Sekret und Schleim, an Bedeutung. Als Techniken bieten sich an:

- geeignete Lagerungen wie Tieflagerungen des Oberkörpers, wenn möglich Quincke-Hängelage;
- Vibrationsübungen wie Summübungen oder Vibrationen durch den Therapeuten bzw. apparativ (Gerät: VRP 1/Flutter), Vibrationsmassagen;
- Erlernen und Üben von produktiven Hustentechniken.

Ärztlicherseits kann eine Sekretolyse medikamentös und mittels Inhalationen unterstützt werden.

Gezielte Kräftigungsübungen der Atemmuskulatur, z.B. mittels des Triflow-Gerätes entsprechend einer Kräftigungsbehandlung der Skelettmuskeln, sind nicht erfolgversprechend (*Martin, A. J.* u. Mitarb., 1986; *Rodillo, E.* u. Mitarb., 1989). Die Atemmuskulatur wird durch das Atemzentrum gesteuert und stimuliert, bei einer respiratorischen Insuffizienz erfolgt dieses verstärkt. Eine Inaktivitätsatrophie ist daher nicht zu erwarten. Es ist vielmehr damit zu rechnen, daß

das mögliche Maximum an Ventilation spontan geleistet wird bis zur Übermüdung. Daher führt auch eine mehrstündige Entlastung der Atemmuskulatur durch maschinelle assistierte Beatmung zu einer Erholung und Funktionsbesserung. *Sie ist also effektiver als Atemübungen und sollte rechtzeitig eingesetzt werden.*
Mit den atemgymnastischen Übungen sollte begonnen werden, sobald sich Funktionseinschränkungen abzeichnen oder bronchitische Symptome auftreten. Auch sollten die Patienten so weit wie möglich zu Selbstübungen angehalten, jedoch überwacht und in Abständen kontrolliert werden. Häufigkeit und Intensität der Therapie richten sich wie immer nach dem Schweregrad der jeweiligen Störung.

Literatur

1. Autorenreferate: Seminar der Arbeitsgemeinschaft Atemtherapie im Deutschen Verband für Physiotherapie/Zentralverband der Krankengymnasten ZVK e. V.. Atemw.-Lungenkrkh. 17 (1991), 205–214.

2. *Bach, J. R., J. O'Brien, R. Krotenberg, A. S. Alba*: Management of end stage respiratory failure in Duchenne muscular dystrophy. Muscle-Nerve 10 (1987), 177–182.

3. *Bühner, R., T. Eberspächer*: Erkrankungen der Atemwege und der Lungen. In: Krankengymnastik Bd. 8: Innere Medizin, hrsg. von *H. Cotta, W. Heipertz, A. Hüter-Becker u. G. Rompe*. Thieme, Stuttgart – New York 1984.

4. *Conze, I.*: Krankengymnastik bei Muskelkrankheiten. Informationen der Deutschen Gesellschaft Bekämpfung der Muskelkrankheiten. Bundesgeschäftsstelle, Freiburg 1989.

5. *Curran, F. J., A. P. Colbert*: Ventilator management in Duchenne muscular dystrophy and postpoliomyelitis syndrome: twelve years' experience. Arch Phys Med Rehabil 70 (1989), 180–185.

6. *Edel, H., K. Knauth*: Grundzüge der Atemtherapie. 4. Aufl., Müller u. Steinicke, München 1984.

7. *Heckmatt, J. Z., L. Loh, V. Dubowitz:* Night-time nasal ventilation in neuromuscular disease. Lancet 335 (1990), 579–582.

8. *Laier-Groeneveld, G., C.-P. Criée*: Die intermittierende Beatmung – eine neue Therapie der chronischen ventilatorischen Insuffizienz. Med. Klin. 86 (1991), 255–258.

9. *Laier-Groeneveld, G., U. Hüttemann, C.-P. Criée*: Die nichtinvasive intermittierende Selbstbeatmung (ISB) als Therapie der chronischen Ateminsuffizienz. Med. Klin. 86 (1991), 229–233.

10. *Martin, A. J., L. Stern, J. Yeates, D. Lepp, J. Little*: Respiratory muscle training in Duchenne muscular dystrophy. Dev Med Child Neurol 28 (1986), 314–318.

11. *Miller, J. R., A. P. Colbert, N. C., Schock*: Ventilator use in progressive neuromuscu-

lar disease: impact on patients and their families. Dev Med Child Neurol 30 (1988), 200–207.

12. *Rodillo, E., C. M. Noble-Jamieson, V. Aber, J. Z. Heckmatt, F. Muntoni, V. Dubowitz*: Respiratory muscle training in Duchenne muscular dystrophy. Arch Dis Child 64 (1989), 736–738.

13. *Smith, P. E., P. M. Calverley, R. H. Edwards*: Hypoxemia during sleep in Duchenne muscular dystrophy. Am Rev Respir Dis 137 (1988), 884–888.

14. *Weimann, G.*: Krankengymnastik und Bewegungstherapie. In: Physikalische Medizin, Bd. 2. hrsg. von *H. Drexel, G. Hildebrandt, K. F. Schlegel u. G. Weimann*. Hippokrates, Stuttgart 1989.

13 Ausblick

G. Weimann

Die Möglichkeiten einer Genforschung haben in den letzten Jahren das Interesse an hereditären Erkrankungen, ganz besonders den neuromuskulären, wesentlich belebt und Impulse für grundlegend neue Therapieansätze gegeben. Die Ergebnisse dieser weltweiten wissenschaftlichen Bemühungen sind nicht abzusehen. Sie versprechen neue Erkenntnisse der Ursachen und Pathomechanismen der verschiedenen Erkrankungen und Verlaufsformen, wie das für die Muskeldystrophien vom Typ Duchenne und Becker-Kiener bereits gelungen ist. Vor allem aber ist auf grundlegend neue Therapiemöglichkeiten zu hoffen, die entweder am Gendefekt selbst angreifen oder einen Mangel an Stoffen, die die Manifestation der Erkrankung hervorrufen, mittels Substitution zu beheben vermögen. In dieser Richtung werden Versuche in Form von Myoblastentransfer u. a. bereits durchgeführt. Hier wird der Schwerpunkt der künftigen Entwicklung liegen.

Ungeachtet dieser faszinierenden Perspektiven werden Krankengymnastik und physikalische Therapie als funktionsübende und funktionserhaltende Maßnahmen einen wichtigen Stellenwert in der Behandlung neuromuskulärer Erkrankungen behalten. Auch hier ist umfangreiche Forschungsarbeit zu leisten, ähnlich wie wir sie ansatzweise begonnen haben. Wünschenswert wären systematische Untersuchungen über den Einfluß verschiedener krankengymnastischer Behandlungsverfahren und anderer physikalischer Behandlungsmethoden wie beispielsweise der Elektrotherapie auf die Muskelkraft und -funktion bei den verschiedenen Erkrankungen wie den Myopathien sowie spinalen und neuralen Muskelatrophien, die u. U. unterschiedlich auf diese Therapieformen ansprechen. Die bisherigen Erfahrungen zeigen, daß offenbar dann mit besseren Ergebnissen der krankengymnastischen Therapie zu rechnen ist, wenn die

Krankheit langsam verläuft oder stationär ist, wie das für Erwachsene häufig zutrifft. Bei diesen Kranken scheint auch eine intensive Behandlung möglich und sinnvoll zu sein. Je schneller die Krankheit fortschreitet, desto problematischer wird eine aktivierende Physiotherapie. Trifft sie doch auf zunehmend mehr vom Krankheitsprozeß betroffene und geschädigte Muskelfasern mit der Gefahr einer Überbeanspruchung und u. U. weiteren Verschlechterung der beeinträchtigten Funktionen. Hinzu kommt, daß ohnehin nur langsam und in begrenztem Umfang zu erzielende Funktionsbesserungen angesichts der Krankheitsprogredienz irrelevant bleiben, ohne echte Chancen, den Krankheitsverlauf merklich zu verlangsamen. Bei all diesen Kranken sollten derzeit krankengymnastische Behandlungen und andere physikalische Therapieverfahren vorsichtig und unter Kontrolle ihrer Verträglichkeit erfolgen. Übersteigen die Funktionsverschlechterungen hierbei das für den Kranken bisherige Ausmaß, sollte die Therapie vorübergehend ausgesetzt oder die Behandlungsintensität verringert werden.
Von großem praktischen Interesse sind nach wie vor folgende Fragen:
Sprechen die verschiedenen Erkrankungen auf Krankengymnastik und ihre verschiedenen Formen sowie auf andere physikalische Verfahren unterschiedlich an?
Bestehen derartige Unterschiede bei den verschiedenen Erkrankungen auch für unterschiedliche Funktionen, d. h. sind bei bestimmten Kranken bestimmte Funktionen mehr bzw. weniger besserbar als andere?
Wann und bei welchen Krankheiten besteht die Gefahr einer Verschlechterung durch physikalische Therapie und durch welche Maßnahmen?
Können für die einzelnen Erkrankungen und ihre Stadien optimale physikalische Therapieprogramme entwickelt werden?
Diese Fragen können nur an Zentren bearbeitet werden, in denen genügend Kranke behandelt werden und die personell und diagnostisch entsprechend eingerichtet sind. Von größter Wichtigkeit sind hierbei Informationen über den Funktionszustand mit quantifizierbaren Funktionsmessungen und über die Struktur der durch die Therapie beanspruchten Muskulatur. Nur auf der Basis derart fundierter Kenntnisse können die aufgeworfenen Fragen verbindlich beantwortet werden.
Weitere Entwicklungen sind durch operative Techniken sowie durch technische Verbesserungen von Hilfsmitteln und Orthesen, eventuell auch der Beatmungsverfahren zu erwarten.
Verbesserungen sind auch in der Organisation der Therapie sowie der allgemeinen Beratung und Betreuung dieser Kranken anzustreben. Die Aufgaben hierbei sind vielfältig. In erster Linie geht es darum, die derzeitigen Kenntnisse und Erfahrungen an weite Kreise von Ärzten, Behandlern, aber auch an die Betroffenen selbst und ihre Angehörigen zu vermitteln. Obwohl z. Z. eine Heilung von

diesen Krankheiten nicht möglich ist und auch für die nähere Zukunft nicht versprochen werden kann, ist eine resignative Haltung angesichts einer Anzahl von wirksamen Hilfs- und Behandlungsmöglichkeiten unberechtigt. Beratungen sind nötig bezüglich der Lebensplanung wie Familiengründung (genetische Beratung), der Berufsausübung und -wahl sowie von Hilfsmöglichkeiten im weitesten Sinne. Hierzu sind erfahrene und engagierte Ärzte, Therapeuten, Sozialarbeiter und gegebenenfalls Psychologen notwendig.
In der Bundesrepublik sind vor allem in den alten Bundesländern Zentren für Muskelkranke entstanden, bevorzugt an Universitätskliniken, die zumeist von Neurologen oder Pädiatern geleitet werden. Hier sind eine subtile Diagnostik, aber auch eine Beratung hinsichtlich der einzuschlagenden Therapie möglich. Allerdings darf nicht verschwiegen werden, daß der Wert physkalischer und besonders fachkundiger krankengymnastischer Behandlungsmöglichkeiten nicht selten unterschätzt wird und ergotherapeutische Erfahrungen nicht immer präsent sind.
All diese angesprochenen Aufgaben werden gesehen, und es bestehen Institutionen, die um entsprechende und geeignete Hilfen bemüht sind. In ihnen werden von Ärzten, Therapeuten und Kranken gemeinsam eine Unterstützung und Verbesserung der Forschungsarbeit sowie praktische Hilfen und eine Informationsvermittlung angestrebt. In der Bundesrepublik sind die »Deutsche Gesellschaft Bekämpfung der Muskelkrankheiten e. V.«, Freiburg, die »Deutsche Muskelschwund-Hilfe e. V.«, Hamburg, der »Selbsthilfeverband Muskelkranker e. V. in Baden-Württemberg« und der »Selbsthilfeverband Muskelkranker e. V. in Hessen« auf diese Weise tätig. International werden diese Bemühungen durch die EAMDA (European Alliance of Muscular Dystrophy Associations), London, wahrgenommen.
Die Entwicklung ist auf allen Gebieten im Fluß. Wer Menschen mit neuromuskulären Erkrankungen behandelt, sollte sich laufend über den derzeitigen Entwicklungsstand informieren oder/und Kontakt zu Gruppen mit entsprechenden Erfahrungen halten. Die Hoffnung auf eine wirksamere Hilfe als sie bisher möglich ist, ist berechtigt.

Sachregister*

* **Geräte**, die nicht alphabetisch aufgeführt sind, finden sich unter dem Begriff »Geräte«.

Krankengymnastik – Übungen – Methoden – Maßnahmen, die nicht alphabetisch aufgeführt sind, finden sich zusammengefaßt unter dem Begriff »Krankengymnastik«.

I

K